科学出版社"十四五"普通高等教育研究生规划教材

医学文献信息检索

主　　编　周芙玲
副主编　吕　军　毛　智　张永刚
编　　者（按姓氏笔画排序）
马　彬（兰州大学）
毛　智（解放军总医院第一医学中心）
吕　军（暨南大学附属第一医院）
李　涓（成都中医药大学）
杨　旻（安徽医科大学第二附属医院）
吴家园（广东医科大学附属医院）
张　岘（武汉大学中南医院）
张永刚（四川大学华西医院）
张谞丰（西安交通大学第一附属医院）
金艳霞（湖北师范大学）
周旭毓（中山大学）
周芙玲（武汉大学中南医院）
孟玲慧（首都医科大学附属北京安定医院）
黄裕立（南方医科大学顺德医院）
曹世义（华中科技大学）
章仲恒（浙江大学医学院附属邵逸夫医院）

科　学　出　版　社
北　京

内 容 简 介

本教材由医学文献信息检索理论和医学文献信息检索实践两大部分组成，系统介绍了如何查询和获取医学文献信息和知识，这是深化医教协同推进教育改革发展的要求，也是开设医学文献检索课程的目的所在，更是培养学生独立学习能力和科学研究素养的途径。本教材是由国内知名教授、专家、资深医务工作者等共同编写，作者参考国内外最新文献，结合自身丰富的医学教学和科研经验，系统阐述了医学文献阅读、医学文献检索、医学论文写作的基本知识和方法技巧。

本教材可供临床、护理、预防、检验、药学、基础及口腔等专业研究生使用，亦可作为各类医学科技人员的参考用书。

图书在版编目（CIP）数据

医学文献信息检索/周芙玲主编. —北京：科学出版社，2024.3
科学出版社"十四五"普通高等教育研究生规划教材
ISBN 978-7-03-078094-2

Ⅰ.①医… Ⅱ.①周… Ⅲ.①医药学-情报检索-高等学校-教材 Ⅳ.① G252.7

中国国家版本馆 CIP 数据核字 (2024) 第 043698 号

责任编辑：胡治国/责任校对：宁辉彩
责任印制：张　伟/封面设计：陈　敬

科学出版社 出版

北京东黄城根北街 16 号
邮政编码：100717
http://www.sciencep.com

北京九州迅驰传媒文化有限公司印刷
科学出版社发行　各地新华书店经销
*

2024 年 3 月第 一 版　开本：787×1092　1/16
2024 年 3 月第一次印刷　印张：20
字数：505 000

定价：88.00 元
（如有印装质量问题，我社负责调换）

前　言

医学是一门实践科学，医学科研的目标是揭示生命现象的本质，阐明相关疾病的机制，为维护人类健康和提高疾病诊治水平提供理论和技术支撑。医学文献阅读是医学科学研究中重要的组成部分，也是研究生科研入门训练的重要环节。阅读文献是研究生认识本专业新进展，学习实验技术、拓展知识面和锻炼科研思维的最佳途径。

《医学文献信息检索》教材由医学文献信息检索理论及检索实践两大部分组成，系统介绍了如何查询和获取医学文献信息和知识，这是深化医教协同推进教育改革发展的要求，也是开设医学文献检索课程的目的所在，更是培养学生独立学习能力和科学研究素养的途径。编委专家深入学习领会党的二十大精神，将党的二十大精神及时准确融入本教材，充分体现中央新精神部署新要求。本教材由国内知名教授、专家、资深医务工作者等共同编写，作者参考国内外最新文献，结合自身丰富的医学教学和科研经验，系统阐述了医学文献阅读、医学文献检索、医学论文写作的基本知识和方法技巧。《医学文献信息检索》教材是科学出版社"十四五"普通高等教育研究生规划教材，本教材内容新颖，结构严谨，突出实用性、针对性和新颖性，与时俱进又力求创新发展。

因编者水平有限，书中难免存在疏漏和不足之处，敬请同行专家及师生不吝赐教和指正，以供修订时参考。

周芙玲

2023 年 11 月

目　　录

第一部分　医学文献信息检索理论

第二部分　医学文献信息检索实践

第一部分　医学文献信息检索理论

第一章　医学文献信息检索的概论

科学技术的发展，离不开有效的文字记录。医学科学发展的壮丽星河，更是由璀璨的医学文献信息群星所点缀构成。无论是西方的《希波克拉底誓言》还是中国的《黄帝内经》，无论是外科的"李斯特消毒法"，还是青霉素的广泛使用，医学文献信息不仅记录了科学的发展历史，更为后来的科技人员提供了有效的循迹、追踪、查新、进步的根据。本章从发展历史、信息素养、课程目的、学习内容和学习方法等方面对医学文献信息检索进行概述。

第一节　医学文献信息检索的发展历史

一、文献信息检索的概念

（一）文献的定义

文献（literature，document）是指通过一定的方法和手段，运用一定的意义表达和记录体系记录在一定载体上的有历史价值和研究价值的知识。国家标准化管理委员会现行的《信息与文献　术语》（GB/T 4894—2009）中将文献定义为："在文献工作过程中作为一个单位处理的记录信息或实物对象。"

文献具有知识性、记录性和物质性的基本属性，其定义中包含四个基本要素：①具备历史价值和研究价值；②需要载体；③包含特定的方法和手段；④遵循特定的表达记录体系。文献是人类社会活动中获取和传播信息的最基本手段，是知识得以记录、积累、继承并传播的基础。由此可见，人类积累创造的知识，用文字、图形、符号、音频、视频等手段记录保存下来并用以交流传播的一切物质形态的载体，都称为文献。记录医学知识的文献即称为医学文献。

在查找和阅读文献时，人们关注的不只是文献的载体和形态，更注重文献中所传递的知识和信息。文献因载有知识和信息才有其存在的价值和意义，而知识和信息因附着于文献这一载体之上，才得以超越时空地保存传递。

（二）文献信息检索的定义

文献信息检索（document retrieval）包含广义和狭义两种定义。广义的文献信息检索是指按照既定标准将文献分类存储起来，并在用户提出需求时能够找出相关文献，即文献信息检索是一种有目的和组织化的信息存取活动，包括"存"和"取"两个基本环节。狭义的文献信息检索则是指通过某种方法或技术，从检索系统中对所需文献进行查找、识别和获取的过程，仅包括"取"这一个基本环节。换句话说，从用户需求出发，对一定的检索系统采用一定的技术手段，根据一定的线索与准则找出命中文献的过程，就是文献检索。

二、医学文献信息检索的发展阶段

根据检索工具和检索手段的不同，文献信息检索的发展可以分为三个阶段：手工检索、机械检索和计算机检索。

（一）手工检索

在 20 世纪 40 年代以前，信息检索的主要方式是手工检索，即利用一些按分类、主题词、著者等文献属性而编排的书本或卡片等检索工具（如目录、索引、文摘等）查找所需文献。美国国立医学图书馆于 1879 年编辑出版的《医学索引》是世界上产生较早、较具有影响力的医学索引，但《医学索引》并不是文摘型检索工具，仅为读者提供题录，文献的详细信息或全文需要读者另行查找。医学文摘类的检索工具则首推 1947 年由荷兰阿姆斯特丹的爱思唯尔（Elsevier）出版的《医学文摘》。

手工检索方式虽然方便、灵活，便于使用和掌握，但检索速度慢、可靠性差，检索效率易受外界影响，且不能同时进行多途径、多角度的文献查找，所以手工检索的服务质量效率较低。为了消除手工检索的局限性，机械检索方式在 20 世纪 50～60 年代逐渐产生。

（二）机械检索

机械检索主要是借助于力学、光学、电子学等技术手段和机械设备等进行的信息检索，包括机器穿孔卡片检索和缩微文献检索。

（1）机器穿孔卡片检索是手工检索到机械检索发展的中间过程，也叫半机械检索。使用这类检索工具能完成一定程度的多元检索和主题概念组配检索，与完全手工检索方式相比，检索效率和检索时间虽然有所改善，但其检索过程主要靠手工操作，实际检索速度仍然不高。

（2）在缩微文献检索中，信息载体是原始资料缩微品和计算机输出缩微品，前者用照相技术把原始资料拍摄缩微在胶卷或胶片上，后者把计算机处理的数字化数据转变为胶卷或胶片上的图像，检索时利用一定的微缩阅读设备通过光电源而实现检索。一张缩微平片可以缩微储存几十页至几千页文献，且存储时间较长，适合对珍贵文献进行复制保存，但它无法随时增减款目，更改时需要进行全套更新，成本较高且使用不便。随着计算机输入胶片装置的产生和发展，计算机技术和缩微技术相结合，信息检索迎来了计算机检索新篇章。

（三）计算机检索

计算机检索大体上分为三个阶段：脱机检索阶段、联机检索阶段、网络检索阶段。

1. 脱机检索阶段　脱机检索首创于 1954 年，美国海军部门应用 IBM-701 型计算机建立了世界上第一个科技文献检索系统，该系统可以完成单元词组配检索，但在检索的广泛性和易用性上存在较大的局限，例如，检索逻辑只采用逻辑"与"，检索结果只输出文献号等。在这一系统的基础上，1958 年美国通用电气公司为检索输出结果增加了篇名、作者和文献摘要等文摘条目，1964 年美国化学文摘服务社实现了编著文摘的自动化。美国国立医学图书馆建立的医学文献分析与检索系统（MEDLARS）不仅可以进行多种逻辑运算，还可以通过多种途径进行检索。

脱机检索的检索效率不够理想，无法立即回答用户的检索提问，而是收集大批提问后进行集中处理，存在处理的时间较长、人机不能对话等局限。但脱机检索中的定题服务对于科研人员却非常有用。应用定题服务时，用户先将自己的研究主题编制成提问档存入计算机中，每当新的数据进入数据库时，符合用户提问的最新文献就会被分拣并提交给用户，使用户可以随时了解课题的进展情况。

2. 联机检索阶段　通信技术的飞速进步和计算机检索软件的开发应用给了检索用户通过终端设备与检索系统进行人机交互的机会，远距离数据库检索成为可能，计算机检索进入联机检索时代。联机检索时期的计算机运算能力相对于脱机检索时期大幅提高，数据存储容量明显扩大，磁盘机、光盘等设备的应用为建立大型文献数据库提供了条件。

1970 年 MEDLARS 完成了从脱机到联机的转变，生成了 MEDLINE 系统。MEDLINE 系统收录了 70 多个国家 4800 多种生物医学期刊，总收录量超过 1200 万条。MEDLINE 以题录和文摘的形式收录生物医学文献，约 80% 的文献包含英文文摘，为用户提供作者、主题、自由词、语种、索引、期刊名、篇名等多种检索途径，但并不提供文献全文。

联机检索是科技工作、计算机、通信技术三者结合的产物，它标志着 20 世纪 70 年代计算机检索的最高水平。这一时期联机检索的检索指令复杂，限制了非专业检索人员的使用，且检索费用昂贵，但和其他检索方式相比，联机检索系统更加安全，获取的信息质量更好，更新相对较快，能覆盖 90% 以上的公开出版发行文献，查准率、查全率更高。

3. 网络检索阶段　进入 20 世纪 90 年代，由于网络技术的迅速发展，美国国立生物技术信息中心在 MEDLINE 的基础之上开发了网上免费生物医学数据库 PubMed，并于 1997 年 6 月 26 日开始提供免费服务。

目前，PubMed 收录文献总量已超过千万，更着眼于为一般用户提供检索服务，其检索系统提供词语自动转换功能，可将输入的自然语言自动转换为相应的索引词进行检索，并提供全文服务，用户体验更友好。与 MEDLINE 相比，PubMed 收录范围更广，数据更新更快，不仅包含 MEDLINE 的全部内容，还包括 OLDMEDLINE 数据库、未及加工或标引的新收文献以及由出版商直接传输的电子型文献。

和联机检索相比，网络检索存在信息质量良莠不齐，查准率不高等局限性，但网络检索系统更方便易得、公开透明，检索空间更加广阔，文献信息更新周期更短，特性检索功能更强，是目前教学科研中应用最广泛的检索方式。

（四）我国的医学文献信息检索发展历程

我国的医学文献信息检索发展也经历了从手工检索到机械检索再到计算机检索的三阶段跨越。

第一阶段：早在 20 世纪初，我国各省、县相继设立图书馆，编制馆藏目录供查阅检索。新文化运动后，西学新派从西方世界把卡片式目录引入国内，我国图书馆逐渐从使用书本式目录转向使用卡片式目录。

第二阶段：20 世纪 70 年代后期，手工检索查找文献资料变得愈加困难，我国开始探索新型文献检索技术。1982 年全国 10 余所高等医学院校合作编写出我国的第一部医学文献检索教材。20 世纪 80 年代，我国研发出计算机可读目录的检索系统，到 90 年代末，机读目录逐渐实现了对手工卡片目录的全面替代。

第三阶段：1992 年中国科技信息研究所重庆分所首次推出中文只读光盘《中文科技期刊篇名数据库》。由于通信领域相对落后和国际联机检索费用昂贵，以光盘为主的脱机检索成为 90 年代我国计算机检索的主流。进入 21 世纪以来，科技文献出版速度日新月异，计算机通信技术应用得到稳步推进，图书馆间合作得以跨越地区甚至国家间隔，馆际交流越来越频繁。美国开发的公共联机书目查询系统（online public access catalogue system，OPAC）和"九五"建设期间我国自主研制的中国高等教育文献保障系统（CALIS）联合目录数据库在我国得到了广泛应用，取代了小范围使用的单机检索系统，我国的医学文献检索由此进入联机检索阶段。

随着互联网在个体研究人员中的普及，超文本传输技术将我国的文献检索带入计算机检索的第三阶段，即网络化信息检索阶段。目前我国已建立国家科技图书文献中心、中国学术期刊数据库、万方数据库、重庆维普数据库、中国专利文献数据库、中国标准数据库、超星数字图书馆等多个中文数据库。

三、医学文献信息检索的发展趋势

随着现代信息技术的飞速发展，信息检索技术的软硬件环境有了很大的改善，医学文献信息检索呈现出越来越注重语义检索、智能检索、可视化检索和跨语种检索的发展趋势。

（一）语义检索

揭示文献内部的语义需要对内容进行细粒度挖掘，而现有检索系统一般只能在整篇文献层面对粗粒度知识进行分类归纳。应用人工智能、数据挖掘等技术手段进行语义索引是揭示文献内部细粒度知识的主要方向。目前基于词表和知识管理技术、隐语义索引和自然语言处理技术的语义索引构建研究正在同步推进，为实现语义检索提供技术支持。

（二）智能检索

智能检索基于自然语言的检索形式，运用智能代理技术实现对研究者查询计划、意图和兴趣方向的推理，可以自动完成信息过滤并提交精准的检索结果。使用智能检索时，用户可以和系统使用自然语言进行人机交互，检索系统还可以在主题词、上下位词和相关同级词组成知识体系或概念网络，在知识层面上辅助用户进行查询。除此之外，面对包含歧义的信息，智能检索可以体察用户的言外之意，最大限度地做到精准检索。

（三）可视化检索

可视化检索可以理解数据库内部不可见的语义关系，通过图像形式为用户提供更直观丰富的可视化信息。在可视化检索中，为了最大程度便于理解检索结果，用户可以自行修改数据的显示方式，系统允许检索结果的空间动态移动，并对相关信息进行聚类反馈，人机交互性大大提高。

（四）跨语种检索

跨语种检索是指用户使用自己的母语或熟悉的第二外语（源语言）构建并提交检索式，系统检索并提供包含多个目标语种的检索结果。如何在检索系统中构建语言和目标语言之间的逻辑联系是当前跨语种检索发展的核心问题，目前跨语种检索仍以英语为核心，已实现与汉语、西班牙语、德语、法语、意大利语、荷兰语等多语种之间的互译。

第二节　医学生的信息素养

一、信息素养的概念

信息时代飞速发展，浩如烟海的信息充斥人们的生活，获取、鉴别和利用信息的能力成为21世纪人才必备的素养。要适应信息时代发展，则需要不断提高对待信息的正确认识、学会评判信息的价值、改进利用信息工具和信息资源的技能以及解决实际问题的能力，培养信息素养（information literacy）。

随着时代的发展和研究的深入，人们对信息素养的理解也不断发展完善。最早提出信息素养概念的美国信息产业协会主席保罗·车可斯基（Paul G. Zurkowski）称："信息素养是利用大量的信息工具及主要信息资源使问题得到解答的技术和技能。"目前，信息素养较多地被定义为：从各种信息源中检索、评价和使用信息的能力，是信息社会公民必须掌握的终身技能。《"十四五"国家信息化规划》中提出搭建全民数字技能教育资源体系的要求，信息素养尤其是数字素养在我国国家政策制定、学校课程安排、学生能力培养等方面，起到不可或缺的作用。

二、信息素养的内涵

21世纪面临信息泛滥的问题，医学作为发展进步最迅速的学科之一，每年新增的知识和信息呈指数型增长，同时医学知识更新迭代也不断加快，每个医务工作者都面临知识"老化"的考验。在日渐扩大的研究领域和日益复杂的临床科研工作环境下，医生与研究人员必须快速适应并熟练应用信息技术，提高自身的信息素养，走在知识信息更迭的前沿。

最新修订的《中国本科医学教育标准——临床医学专业（2022版）》中，对临床医学本科毕业生做出了科学和学术、临床能力、健康与社会、职业素养四个领域的基本信息素养要求，包括获取、甄别、理解并应用医学等科学文献中的证据，在临床数据系统中有效地检索、解读和记录信息，认识到持续自我完善的重要性，树立终身学习理念，不断追求卓越等。

结合医学教育的基本要求，医学生的信息素养应该包括以下四个方面的内容。

（一）信息意识

信息意识，即主观上对信息具有强烈的知情愿望和高度敏感性。医学生应该充分认识信息技术在临床、科研和管理中的重要作用，培养对医学信息的敏感性和洞察性，在获取、分析、判断医学知识的信息实践中逐渐养成良好的信息习惯。医学生的信息意识可以具体划分为三个方面：领地意识、前沿意识和线索意识。①领地意识是医学生对其所从事的学科或专业领域的信息关注；②前沿意识是对学科或专业领域及其相关领域发展前沿的关注程度；③线索意识是对学科或专业领域的再现事件保持记忆、及时关联和发现线索的敏感度。

（二）信息知识

信息知识是指与信息和信息获取有关的理论和方法，医学生需要掌握的信息知识一般包括：①掌握医学信息基础知识的内涵和特征，熟悉医学教学科研中常用的文献数据库、网络医学资源、患者病历记录、专家诊断系统等不同信息源的特点和适用性；②了解现代信息技术的原理、发展和在医学领域的应用，掌握医院信息系统、电子病历、现代医疗技术等医疗、科研中涉及的信息技术知识；③教学科研中必备的医学专业外语知识。

（三）信息能力

信息能力，即有效利用信息技术获取信息资源，对获取到的信息进行加工处理和再创造，并能交流传播新信息的能力。信息能力是信息素养的核心，培养学生的信息能力至关重要，医学生的信息能力主要体现在以下几个方面：①使用浏览器和搜索引擎、医学信息交流论坛、医学信息数据库等常用信息工具解决临床、科研的问题的能力；②运用恰当的检索方法和技巧，排除干扰信息，快速识别并获取自己所需信息的能力；③鉴别筛选所获取的信息，并以适当方式进行整合存储的能力；④在临床科研实践中应用并交流信息的能力；⑤持续关注专业领域的最新进展，保持长期主动学习的能力。

（四）信息道德

信息道德，即个体在信息活动中遵守的道德规范，包括在信息活动中不得违背的法律法规和道德准则，获取和传播信息时不得侵犯知识产权，使用信息技术时不忘责任，自觉抵制信息活动中违法行为等。对医学生来说，信息道德主要包括：①了解与信息相关的伦理、法律和社会经济问题；②在信息获取、应用的全过程遵守相关法律和道德规范，注重保护患者隐私、尊重知识产权权益；③遵守学术研究、学术引用、学术评价规范，避免学术不端和学术腐败行为。

信息意识、信息知识、信息能力和信息道德四者相辅相成，互为补充。信息意识是前提，对信息素养起着决定性作用，启发和调控信息行为的发生。信息知识是基础，掌握充足的信息知识是开展信息行为的土壤和源泉。信息能力是核心，加强信息能力，才能更好地掌握信息检索技能，提高查找信息的效率，充分发挥信息创造力。信息道德是保障，它保证个体的信息行为遵循学术规范和社会共识，从而维护信息社会的正常秩序。

三、信息素养的评价

评价医学生信息素养需要有具体细化的评估指标。在缺乏针对医学生开发的信息素养评价标准或指标体系情况下，以高等教育的信息素养能力标准与全球医学教育最基本要求中的信息管理能力相结合的评价模式在国内外得到广泛应用，其主要内容如下。

（一）高等教育信息素养能力标准

美国大学和研究型图书馆协会（Association of College and Research Libraries，ACRL）于 2000 年 1 月 18 日通过的《高等教育信息素养能力标准》（ACRL 标准）是目前国际社会公认的最具影响力的信息素养能力评估标准，被多种信息素养评价工具作为编制和修订的参考标准。ACRL 标准共分为 5 项一级指标、22 项执行指标和 87 项参考指标，其细则如表 1-1-1。

表 1-1-1　高等教育信息素养能力标准（ACRL 标准）

一级指标	执行指标
明确所需信息的性质和范围	①清晰详细地描述信息需求 ②找到多种类型和格式的潜在信息源 ③权衡获取信息的成本和效益 ④重新评估所需信息的性质和范围
高效获取所需信息	①选用最恰当的检索方法或系统 ②构建和实施有效的检索策略 ③线上检索与线下检索相结合 ④不断改进检索策略 ⑤及时摘录并管理信息及信息源
结合原有知识背景评价信息及来源	①概括提炼所收集信息的中心思想与观点 ②明确信息评价标准，并对信息及信息源进行评价 ③能够综合所收集信息的主要思想构建新概念 ④能比较新旧知识的异同，确定新知识的含义和特点 ⑤能判断新知识对其观念的影响，并逐步调和冲突 ⑥通过与他人、专家或实践者的讨论来验证对信息的理解 ⑦能够确定是否确证原有的观点
利用信息达成特定目的	①能应用新旧信息创造新产出 ②能修正原先指定的工作 ③能与他人有效沟通，实现目标
懂得与信息获取有关的经济、法律和社会问题，并合理合法获取信息	①了解与信息技术有关的伦理、法律和社会经济问题 ②在信息资源获取和使用的全过程遵守相关法律规定和礼节 ③能正确地引用信息来源

（二）全球医学教育最基本要求

医学教育具有区别于普通高等教育的特殊性，仅利用 ACRL 标准等进行评价不能很好地反映医学生信息素养教育的特点。1999 年 6 月 9 日，美国纽约中华医学基金会资助成立了国际医学教育组织，为定义"全球医学教育最基本要求"提供指导，并于 2001 年 11 月由国际医学教育专门委员会整合出台《全球医学教育最基本要求》（GMER 要求），囊括医学知识、临床技能、职业态度、行为和价值观等世界各国培养医生都必须具备的基本素质，为各国搭建了一个国际性医学教育标准互认平台。在 GMER 要求中与医学生信息素养评价相关的内容主要在信息管理领域，其主要内容为：① 不同生物医学数据库和信息源的检索利用；② 患者信息的归纳和提取；③运用信息和通信技术辅助疾病预防和诊疗，对重点人群进行长期随访和健康监测；④了解当前信息技术存在的局限性并在工作中尽量避免其不利影响；⑤医疗工作做到留痕记录，以便于进行后续分析和改进。

（三）我国的信息素养评价指标

与国外相比，我国的信息素养评估工具建设起步较晚，2005 年颁布的《北京地区高校信息素质能力指标体系》是我国首个比较完整的信息素养评估指标体系。在随后开展的医学生信息素养能力指标体系研究中，中国医学科学院调查了我国医学生信息素养能力现状，吸收借鉴 ACRL 标准和 GMER 要求，结合我国国情和社会对医学生的具体要求，于 2008 年初步建立了《医学生信息素养能力指标体系（修订稿）》，其一级指标和表现指标如表 1-1-2。

表 1-1-2　医学生信息素养能力指标体系

一级指标	表现指标
明确所需信息的性质和范围	①明确表述信息需求 ②熟悉各种类型的信息源及其特点 ③考虑影响信息获取的因素
能有效地获取所需信息	①选择最适合的信息获取方法或信息检索系统 ②组织和实施有效的检索策略 ③在必要时修正检索策略 ④根据需要，利用恰当的信息服务获取信息
能正确评价信息及其信息源	①从收集到的信息中总结要点 ②运用初步的标准评估信息及其出处 ③判断新知识是否影响个人整体价值体系，并于必要时采取措施消除分歧 ④通过与他人或专家讨论，有效诠释和理解信息
能管理、交流、表达获取的信息	①有效地管理和组织信息 ②有效地与他人交流信息
能将选择的信息融入自身的知识体系，并应用于医学科研与实践	①重构知识体系，综合主要观点形成新的概念 ②在临床、科研实践中应用并进一步验证信息
保持终身学习，持续关注专业领域的最新进展	①不断吸收和积累本领域知识 ②利用各种方法和技术把握本领域的发展趋势
能合理合法地检索和利用信息	①了解与信息相关的伦理、法律和社会经济问题 ②在获取、利用信息的全过程中的法律和道德规范

四、信息素养的发展趋势

随着信息技术的快速进步，信息素养内涵的不断演进，评价信息素养的指标也在不断改变，ACRL 在 2000 年《高等教育信息素养能力标准》的基础上经过三个版本的修订，于 2015 年发布了《高等教育信息素养框架》，拓展了信息素养的内涵与外延，界定了信息素养教育的核心内容，强调了学习者对自己认知过程的理解与反思，为高校信息素养教育提供了启示。

近年来，我国不断加强信息素养教育，着力提升全民数字素养与技能。2018 年，教育部高等学校图书情报工作指导委员会信息素养教育工作组发布了《关于进一步加强高等学校信息素养教育的指导意见》，明确指出"信息素养教育评估是高等学校实施信息素养教育过程中重要环节，应该根据办学目标和学科特点，拟定不同的评估方法和实施策略"。网络化、社会化、个体化成为数字时代信息交互的主流，全民数字素养有望大幅提高。2021 年中央网络安全和信息化委员会（以下简称中央网信委）办公室与中华人民共和国国家互联网信息办公室高规格发布《提升全民数字素养与技能行动纲要》，将全民数字素养与技能上升为国家战略。数字素养就是信息素养的"升级版"，中央网信委发布的《"十四五"国家信息化规划》将"全民数字素养与技能提升行动"作为十大优先行动之首。

医学是一门对信息依赖性极高的学科，要想成为一名合格的医务工作者，具备信息素养尤为重要，在信息技术日新月异的社会背景下，应该及时提高自身信息素养，更新信息知识、锻炼信息能力，为适应未来卫生服务发展需求、保障人民群众健康福祉做好准备。

第三节　医学文献信息检索的课程目的

医学文献信息检索课程旨在培养学生的信息意识、信息能力和信息道德，不仅在理论上了解如何检索医学文献信息，而且在实际操作中掌握检索文献信息的知识和技能。熟悉并掌握各种医学及相关学科专业文献信息素养，以及检索、分析、评价管理和综合利用能力、创新能力、自学及终身学习的能力，达到基于医学文献信息检索开展科学研究的水准。学生通过此课程学习各类检索工具，从而举一反三达到获取与利用文献情报的目的。在教学中，把分析与利用信息贯穿于信息检索技能之中，从而提升学生研究能力。通过对外文数据库的介绍，让学生善于利用外文数据库，提升自学能力并且树立国际化的学术意识。

一、对医学生进行信息素养教育

当前的时代是信息飞速发展的时代，收集、筛选、加工以及利用信息成为当代大学生必不可少的技能储备。大学生作为青年群体，通过对各种信息媒介及渠道传播的信息进行分析利用，将信息资源转化为社会生产力的基本要素，从而促进社会向前向好发展。因此对医学生进行信息素质教育就显得尤为重要。医学文献信息检索课程不仅仅限于教授医学生如何利用图书馆、如何获取所需要的信息，更重要的目的在于承担全面培养大学生信息素养的责任。"信息素养"被美国图书馆协会定义为"知道何时需要信息、需要何种信息并能够有效地利用所需信息的能力"，因此仅教授学生基本检索技能是远远不够的。对于以往的文献检索与利用，也要通过对其深化来提升学生对于现代信息环境的理解，从而培养运用信息的自觉性、提升理解能力与应变能力。通过扩展既往的文献检索来培养主动、独立地运用信息的能力。要加强自主独立、有目的性地检索文献并且深化与扩展文献价值的能力，从而培养学生较为全面的信息素养。

二、医学文献信息检索相关内容的含义及其相互关系

知识（knowledge）是人类主观世界对客观世界的认识、概括和如实的反映，是对社会生活和生产实践概括的总和。人类在认识世界和改造世界的过程中，不断地将感性认识总结成知识，也就是说将所获得的信息加工、升华成知识。后人利用前人积累的知识来指导科学研究，指导生产实践，又创造新信息，获得新知识，这种在更高形式上的循环，使信息越来越丰富、越来越深化，认识越来越提高，知识越来越全面，从而推动社会不断向前发展。

情报（information）是关于某种情况的消息和报告，特定的情报接收者通过情报可以有所产出。而情报的传递是通过一定的形式，比如书籍等。知识通过传递（如文献资料）被"激活"，被利用才是情报，这也体现了情报的知识性、传递性以及效用性。

信息（information）一词最早出自拉丁语，意思是通知、报道和消息。通信领域最早将信息作为科学术语。1950年后哲学、信息论、系统论、控制论、情报学、经济学、管理学、计算机等领域也逐步将信息作为科学术语引入。

文献（literature，document）是指记录了人类知识的一切载体，即用文字、图形、符号、声频等方式记录下来的知识统称为文献。人类在漫长的生产、科学和社会实践中逐步认识客观世界，从而产生了大量有用的知识，为了把积累起来的知识传播下去，人们就把这些知识或信息用一定的符号、文字、图像记录在一定载体上。如古代把知识记录在龟甲、兽骨上，成为甲骨文；春秋时期记录在竹木锦帛、金石陶土上；造纸术发明后，记录在纸上；随着科技的发展，胶卷、胶片、磁带、磁盘、光盘等都成为载体。

由此可得，知识、信息、情报和文献彼此依赖，密不可分。人们之所以能利用信息、知识、情报，是因为它们依附在一些物质载体上形成文献，并且通过媒介被感知。情报可以由经过筛选的信息提炼，知识也是通过系统化、理论化的信息组成，知识和信息通过形成情报，经过媒介传递给情报接收者，情报接收者接收去粗取精、去伪存真、由此及彼的信息或知识，可以在一定的时间内产生效用。可见，文献因有知识和信息才有其存在的价值和意义，而知识和信息因附着于文献这一主要载体之上，才得以超越时空地保存和传递。人类社会利用文献进行交流，实质上是

利用和交流文献中记录的信息和知识。

三、信息资源的分辨和基本特征

信息资源有许多区别于物质、能源等实体资源的特征。随着时代的发展，社会的进步越来越依赖于信息资源。面对各种信息媒介和渠道传播的各类信息，目标人群需要对其筛选，选取所需要的信息资源来指导社会生产。分辨信息资源的前提就是了解信息资源的时效性、依附性、具有开发利用和价值转化性、可传播性、共享性、可增长性以及综合性。信息资源的时效性，就启示要善于把握时机，争取掌握最新的信息资源从而做出新颖的研究成果，推动社会发展的进步；信息资源的开发利用和价值转化性，要求去主动地赋予信息资源更高的价值，发散思维去进行学科交叉，从而充分开发利用信息，使信息资源进行价值转化，在更广阔的平台发挥更大的价值；信息资源的可传播性就要求将信息资源的价值在传播中得到实现，信息在发现者到广大的信息接受者之间进行传播，就实现了对社会的影响作用；信息资源的综合性就表明信息资源是各种类资源的联系关系，它并非单一存在，而是需要与其他信息源进行交互融合，从而在不同学科、不同社会层面、不同技术层面等实现巨大社会价值。

第四节　医学文献信息检索的学习内容

一、图书馆的文献利用及网上图书馆的利用

图书馆文献包括印刷型文献、电子文献、多媒体资源等。图书馆通过其馆藏资源为读者提供借阅图书、浏览报刊、检索或获取电子资源的服务，不仅提供纸质或电子版图书资源，同时还有工作人员针对读者的特异性需求提供参考咨询、教学培训以及科技查新服务，以达到为不同读者提供多方位服务的目的。随着电子信息技术的飞速发展，网上图书馆因其不受时空限制的特点，被越来越普遍地使用，医学文献信息检索技能的培养就显得尤为重要。

二、学习医学文献信息检索的工具和能力

(一)学习使用经典检索工具和参考工具书

学生想要达到快速准确地获取目标信息的目的，就需要善于选取搜索引擎及检索工具。选取搜索引擎和合适的检索工具就离不开对现代信息检索技术的了解。信息存储及检索任务是通过硬件设备实现的，包括服务器、存储器、网络、计算机终端等，要根据不同的硬件设备选择与之匹配的检索技术，比如：光盘数据库检索、国内外联机检索、多媒体检索及各种网络检索技术。同时要明确目标信息的类型，比如是文摘还是全文，是国内信息还是国外信息等，根据信息的类型、结构、分布等特征选取不同的信息资源系统，比如各种大型数据库等。

(二)运用信息解决问题的能力

在进行各种专业学习与任务决策的过程中有信息需求的敏感性，有利用信息寻求支持的能力。在寻求信息支持的时候，要学会筛选与鉴别，在自己的知识基础上辨别检出的信息；对初步筛选的信息进行进一步的加工，比如：存储管理与归纳分析；在充分筛选与加工信息后得到有效信息，并选择科研项目，在完善项目的过程中进行知识比较与引证，把信息的可靠性、权威性、时效性综合考虑并形成自己的观点，从而培养文献综述能力。同时培养利用信息进行自我独立学习的能力，在学习的过程中遇到问题可以自主地去选择文献来获取答案，从而弥补知识的局限性，提高自主学习能力。

三、信息道德教育

海量的信息资源往往鱼龙混杂，错误的或者有害的信息不可避免地掺杂其中。学生需要识别出这些错误的或者有害的信息并且自律自控，从而抵御这些信息的干扰，保持自身的理智，维护自身人生观与价值观。因此在教授信息技能的同时也需要对信息道德进行教育。学生在面对海量的信息资源时，首先要勾勒自己的知识结构框架，明白自己的学习需要，对于学习什么、从哪里学、怎么学有清晰的认知，这样不仅可以提升学生的检索效率，还可以使他们面对繁杂的信息资源时不至于迷失方向，同时也是对学生网络思维能力的训练。除对信息道德主观方面的教育外，教师还应该教授信息获取与利用方面的相关法律法规、政策、伦理道德等，从而使学生遵守著作权法，保护知识产权，维护国家信息安全。在利用信息资源带来效用的同时，避免错误信息的干扰，抵制不良信息，共同遵循信息道德，培养良好信息素养。

四、计算机文献检索的基本框架

（一）计算机文献检索的基本原理

存储和检索是所有信息检索系统的基本功能。用户通过输入检索标识使计算机从数据库中检索与之对应的文献标识。当检索标识和计算机存储的文献标识达到一致时，计算机便会把这些配对成功的文献以检索结果的形式展现。用户通过检索结果有效地获取目标文献。

（二）文献数据库的结构

1. 文献数据库（document database） 文献主要存储于文献数据库。文献的详略程度不同其数据库也不同。比如收录文献文摘的 PubMed 数据库属于书目文献库，其具有回溯期长、收录期刊量多等优点；收录全文的全文型数据库如中国学术期刊网络出版总库，其存储的是原始文献的全文，读者可阅读更为详细的文献信息。由于文献数据库往往包含数以万计的文献记录，为便于选择检索，常被划分为若干个文档。

2. 文档（file） 是数据库一部分记录的集合，大型的数据库由于收录了海量的信息，为了便于读者检索其目标文献，将数据库根据不同的依据分为不同的文档。比如根据时间划分不同文档。或者根据学科专业划分不同的文档。

3. 记录（record） 是构成文献数据库的基本信息单元。一个原始信息的特征，包括内部特征和外部特征，比如主题、作者等；在书目数据库中一条记录代表一条文献，在全文型数据库中一条记录则代表某种信息单元。

4. 字段（field） 是比记录更小的单位。将记录细化为字段，有助于准确地检索目标信息。常见的字段包括篇名、著者、文献出处、机构等字段。不同的数据库有不同数量的字段，字段标识符也不尽相同。用户可以在字段内输入相应信息达到检索的目的。

（三）计算机检索功能

1. 布尔（Boolean）逻辑检索功能 只用一个检索词进行检索，会导致检索结果宽泛而不精确，因此需要采用一些方法来规定各个检索词之间的关系，达到精确检索的目的。布尔逻辑检索是一种常用的检索技术，用"AND"（和）、"OR"（或）、"NOT"（非）来表示检索词之间的关系，比如想同时检索包含 A 和包含 B 的文献，则检索表达式为"A and B"，同理可构建"或"与"非"的检索表达式。有的检索系统中"AND""OR""NOT"运算符可分别用"*""+""-"代替。

2. 词位限定（proximity）检索功能 限定了词与词之间的位置，限定运算符两侧的检索词必须在指定的字段结果中同时出现。位置运算符本身即包含了"AND"的布尔逻辑关系。不同的检索系统有不同的位置运算符，具体的运算符可根据数据库的介绍进行选择。比如：（W）-With 表示运算符两侧的检索词在结果中必须按相应的顺序同时出现，而且两个词之间不允许有字母或其他的词；（N）-Near 表示运算符两侧的检索词在结果中必须相邻，但位置可以互换。其他的位置运算符还有（nW）-nWords、（nN）-nNear 等。通过采用词位限定检索功能，可以固定检索词的顺序，提高检索的准确度，特别是在外文中，可以减少两个分开的检索词被识别为一个检索词的可能性，从而精简检索结果，得到准确的检索结果，获取目标文献。

3. 截词（wildcard）检索功能　截词检索也是一种常用的检索技术。由于外文单词常有不同的词性和形式，因此可以用截词把检索词从某处截断，用一个特定的符号来替代被截去的字符。根据检索词被截去的位置不同，可分为不同的截断类型：前截断、中截断、后截断。不同的数据库有不同的截词符号，常用的有"？""＊""＄""！"等。前截断是使结果显示出和检索词后方一致的文献；后截断是使结果显示出和检索词前方一致的文献；中截断是使结果显示出与检索词前后一致的文献，用户可根据自己的需要选择合适的截断方法。运用截词检索功能可以增大检索范围，提高检索结果的查全率，防止漏检。

4. 短语（phrase）检索功能　也称精确检索功能，常用" "表示。把检索词当作一个短语进行检索，可以避免数据库将其分开作为两个检索词，从而提高了检索效率和准确度。比如输入检索词：青少年高血压，如果不加" "，则结果会显示所有包含青少年和包含高血压的文献，而通过使用短语检索功能，输入检索词"青少年高血压"作为一个整体进行检索时，结果会显示青少年高血压作为一个检索词的所有检索结果。

5. 限定字段（field）检索功能　限定字段检索是指限定检索词在数据库包含的字段范围内进行检索的方法。多个代表不同信息内容的字段通常称为数据库的记录。将检索词在限定的字段内进行检索时，系统将查找范围局限在对应字段的数据库中，因此可以缩小检索范围，使检索效率提高。不同的数据库有各自的字段，字段的种类和数量也依据数据库而定。用户在进行检索时，可以先熟悉数据库的运行方式，了解数据库的字段设置，根据自己的需求选择合适的数据库，从而提高文献检索的准确性。使用限定字段检索功能时，可以直接选择系统提供的字段，也可以利用字段标识符和限定符自己组合检索表达式。

第五节　医学文献信息检索的学习方法

医学文献信息检索在医学研究中是非常重要的一个步骤，文献检索是否系统全面关系到后续开展研究的先进性和创新性。一个训练有素的检索者能在短时间内迅速获得某一研究方向的系统全面的文献，为后续的研究打下扎实的基础。然而，文献检索方法是一项与时俱进的技能，随着检索工具的不断优化改进，会有很多新的检索工具被开发出来，这就要求掌握一种好的医学文献信息检索的学习方法，来适应不断变化的检索技术和各类检索工具。

一、学会检索原则

医学文献信息检索的几个重要原则包括检索文献的精准性、时效性和全面性。其中检索文献的精准性包含特异性和敏感性两层含义。前者要求制定的关键词要有较好的特异性，即尽量使检索出来的文献是目标文献，这通常可以采用增加检索关键词的方式来实现，如检索脓毒症病死率相关的研究文献，可以联合"脓毒症"和"病死率"进行检索，如果只用关键词"病死率"则缺乏特异性，检索返回的结果可能包含海量文献，导致后期结果分析难以开展。精准性的另外一方面就是需要有一定的敏感性，即尽量不遗漏相关的重要文献，这就是文献检索的全面性。通常可以增加检索关键词并用逻辑词"OR"连接。如脓毒症其他可能的关键词可能是"败血症""脓毒血症""脓毒性休克"等，如果只检索其中一种，可能导致文献覆盖不全面。但现在大部分检索平台都提供智能化的主题词扩张，也就是说，当用户检索"脓毒症"的时候，系统后台自动进行主题词匹配，返回包含了所有可能的主题词合并后的结果。敏感性和特异性其实是两个矛盾的两个方面，在实际的操作过程中一般会反复尝试各种关键词的组合，使最后输出的结果达到一个精确性的平衡，在尽量少的文献条目下能做到对目标文献的全面覆盖。

二、学会检索路径

现在的检索工具一般提供多种检索路径，包括分类、主题、著者、题名、代码、机构和其他路径。①使用检索工具中的分类索引并按照文献资料所属的学科（专业）类别进行检索的途径即分类路径。②主题路径的检索方法是检索者使用检索工具中的主题索引或关键词索引通过文献资料的主题确定检索词进行检索。其关键是分析项目、提炼主旨、运用词语，是一种主要的检索路径。③著者路径的检索方法和原则是依据著者索引，通过已知文献的著者，包括个人著者索引和机关团体索引，来搜索相关文献。④题名路径是通过搜索文献的题名来获取文献的一种路径。题名的主要内容包括文献的书名、篇名、刊号、标准号、数据库名等，检索时可以利用书名索引、刊名索引、会议论文索引等检索工具进行搜索。⑤代码路径是指通过某种信息代码来检索信息的路径。例如，图书的 ISBN 号、期刊的 ISSN 号、专利号、报告号、合同号、索书号等。⑥机构路径是通过机构名称获取其相关信息来了解该机构基本情况的一种常用路径。以机构路径检索文献，通常使用的是计算机检索工具，手工检索的使用较少。⑦其他路径也是通过使用检索工具中各种索引来检索文献的。也有一些包括各种号码的专用索引。

三、了解数据库

数据库是进行文献检索的必要工具，一般数据库收录了期刊、图书、会议论文、学位论文等内容。目前国内外有较多的数据库可供选择。选择何种数据库一般根据图书馆是否订购、付费情况、目标文献的范围来决定。一般而言，如果想要对某一特定领域的文献进行系统性检索，一般推荐进行多个数据库的检索，去重后获得想要的目标文献。

了解一个数据库的最好方法就是进入数据库网络平台，上面有用户手册、指导教程，这些都是了解某个数据库的权威参考资料，另外大部分数据库也提供了详细的检索教程及检索策略。另外，很多数据库也会不断开发新的文献分析服务，这就需要对重要的数据库进行持续的关注和学习，才能与时俱进，始终站在知识的最前沿。

目前有几个重要的数据库：①国内有中国生物医学文献数据库（CBM），这是一个同时具有检索功能、个性化定题服务功能、全文传递服务功能可免费获取信息资源的整合生物医学中外文献服务系统，是由中国医学科学院医学信息研究所开发支持的。收录了 1978 年以来的中国生物医学期刊 1600 余种，其中还包括汇编、会议论文的文献题录等内容，年增长量超 40 万篇，数据总量达 350 余万篇。学科范围涉及基础、临床、预防医学等生物医学的各个领域。② MEDLINE 是当今世界上最权威的文摘类医学文献数据库之一，1996 年起向公众开放。③ PubMed 是互联网上使用最广泛的免费 MEDLINE 检索工具，是美国国家医学图书馆（NLM）所属的国家生物技术信息中心（NCBI）于 2000 年 4 月开发的一个基于 WEB 的生物医学信息检索系统，也是 NCBI Entrez 数据库查询系统中的一个。④来自欧洲的 Embase 是另外一个重要的外文文献数据库，囊括了 2000 余种 MEDLINE 以外的专有期刊，1100 多万条记录，疾病和药物的信息覆盖面广泛，是功能强大的欧洲、亚洲文献汇总数据库，使用 EMTREE 主题词表（包含了所有 MeSH 词）。检索内容除了文章外，还支持药物和疾病检索。

四、了解检索语言

检索语言是依据信息检索需要创造的，是能够概括和表达文献内容，能够显示各种名词、概念之间的联系，能够进行系统排列，能够方便将标引语言和检索用语进行相关性比较的一种人工语言。信息存储过程中，检索语言可以形成检索标识并描述信息的内容和外部特征；检索过程中，检索语言可以描述检索提问，从而形成提问标识。当提问标识和检索标识完全匹配或部分匹配时，其结果即呈现出需要的检索文件。

根据不同的分类方法和不同的类型，当前世界上人们使用的检索语言有几千种。目前主要包括分类语言、主题语言、代码语言。分类语言是采用数字或字母分类法来表达类别从属关系的语言，其中国内广泛使用的有《中国图书馆分类法》，如 R 代表医药卫生；R1 代表预防医学，R2 代表中国医学；R24 代表中医临床医学；而 R2-42 代表中医治疗学。为了保证检索质量，常使用主题语言和主题词，其中主题词是经过同义规范和词义规范的人工语言，以解决自然语言中的一词多义、多词一义的现象。例如，在 PubMed 中就定义了很多主题词，避免利用自然语言在检索中造成一词多义的不便。如"伤寒"在中医有特定的含义，而西医中的"伤寒沙门菌"又是另外一种含义。

五、掌握检索工具

检索工具的基本功能包括报道、存储、查找文献信息。常见的检索工具包括：电子计算机检索用的文献数据库、期刊索引、图书馆目录等。检索工具根据其方式不同可分为手工检索工具和机械检索工具两种。手工检索工具包括目录、索引、文摘等印刷型的二次文献。机械检索工具是指电子计算机情报检索系统的技术设备。目前由于计算机网络的飞速发展和普及，大多数学者均采用计算机检索方式。

六、分析检索结果

文献检索的结果分析是指对检索获得的文献进行系统性计算分析，得出新知识，并指导后续的科学研究。其中文献结果的分析包括了根据文献的类型、发表时间、作者、机构、关键词等特征进行聚类或排序，从而了解了发表的趋势，合作者之间的关系，文献之间相似度等。很多检索平台都提供了较为先进的检索结果分析算法，并同时提供了一些优秀的可视化技术，使用户能非常轻松地从海量检索结果中提取所需的知识，了解学科发展趋势，这有助于进一步提出研究方向。

一些常用的分析方法包括：①检索结果的排序，例如，用户可以按照发表年份排序、被引频次排序或者下载次数排序，这有助于从不同维度快速查找相应的文献。②年度发表文献数量趋势分析，并进行可视化展现。这种趋势图能帮助用户快速了解某一研究领域近些年来的热度和发展趋势。③关键词共现网络，即通过可视化的方式帮助用户分析文章的主题，以及各个主题之间的关系。④研究层次分布，即分析目标文献在各个学科中的分布情况，从而有利于研究者了解该研究领域的学科交叉情况。⑤通过饼图描绘文献在不同机构、作者、基金项目等维度的分布。

思　考　题

1. 文献检索的发展主要经历了哪些阶段？
2. 医学生应该具备哪些信息素养？
3. 医学文献信息检索要掌握哪些学习方法？

第二章 文献信息检索基础

千里之行，始于足下。医学文献检索的学习，重在打好基础。首先要全面了解医学文献信息检索的特点，其次要掌握文献信息检索的原则，再次要了解文献信息检索的语言，然后要掌握文献信息检索的技术，最后要知道文献检索的资源。

第一节 医学文献信息的特点

医学信息作为科技信息的重要组成部分，在临床和医疗科研工作中发挥着至关重要的作用。当前，大数据、云计算、人工智能等新技术飞速发展，科学文献信息也随之发生显著变化，随着生物医学和信息科技的快速发展，医学文献信息也呈现出许多新特点和发展趋势，主要表现在如下几个方面。

一、载体类型丰富多样

（一）按载体分类

根据载体的不同，常将文献信息划分为如下几种类型。

1. 印刷型 指以纸张为载体，以印刷技术为记录手段而产生的文献类型，如传统的图书、期刊等。印刷型文献便于直接阅读，符合传统阅读习惯，因此成为人们信息交流和知识传递最重要、最常用的媒介。

2. 微缩型 指以感光材料为存储介质，以微缩照相为记录手段而产生的一种文献信息，也称微缩复制品，包括微缩胶卷、微缩胶片等。

3. 声像型 又称声像资料或直感资料，指以磁性或感光材料为载体，以特殊方式直接记录声音和图像所产生的一种文献形式，包括录音带、录像带、电影胶片、幻灯片等。

4. 电子型 指采用电子手段，将文本、图像、声音等知识信息数字化，存储于磁盘、光盘等载体上，并借助于计算机及现代化通信手段传播利用的一种新的文献类型。电子图书、电子期刊与全文数据库已经成为文献信息的主要载体。

（二）按出版类型分类

按出版类型，又常将文献划分为如下几种类型。

1. 图书 是文献中最为古老的，至今仍被频繁使用着的一种文献类型，是传统图书馆最主要的馆藏内容。虽然图书的种类繁杂、形式多样、功能各异，但就学习与研究而言，常用的图书有教科书、专著、参考工具书等。

2. 期刊 指具有相对固定的刊名、编辑出版单位、出版周期及报道范围，旨在以分期形式报道最新知识信息且逐次刊行的连续出版物。以报道最新科技知识、揭示最新科研成果为主的即为科技期刊，是科研人员展示成果的园地和实现知识更新的源泉。

3. 会议文献 指在学术会议中产生的会议论文，其中医学领域内每年产出的会议论文数以万计。在会前、会后分别以不同的形式呈现，包括会前出版的预印版，会后出版的会议文集，有的将会议摘要结集以增刊或专集形式刊发于各种学（协）会刊物中，也有少部分会议文献后续正式发表于各种学术期刊上。学术会议是科研人员交流最新成果，尤其是一些阶段性成果的重要渠道，与会者不仅可以借此展示自己的成果，更可以通过互相交流，获取更多有价值的信息和有益的启示。

4. 学位论文 指根据国家标准《科学技术报告、学位论文和学术论文的编写格式》（GB/T 7713—1987），表明作者从事科学研究取得创新性成果或产生了新见解，并以此为内容撰写的学术论文，是提出申请授予相应的学位时的评审材料。学位论文包括学士学位论文、硕士学位论文、博士学位论文。

5. 科学技术报告 简称科技报告，是对某一科学技术研究成果、进展情况或某一技术开发试验、评价结果进行描述；或是对某一科学技术现存的问题、未来发展进行论述的文件。科技报告不以发表为目的，是科研历程及其成果的完整记载，目的在于提供系统、翔实的信息，具有保密性。

6. 专利文献 专利（patent）是指受到法律保护的技术发明，是知识产权的一种具体体现形式。专利文献记载着发明创造的详细内容及被保护的技术范围的说明书（亦称专利说明书），是集技术、法律、经济信息于一体的特殊类型的科技文献。

7. WHO 出版物 世界卫生组织（WHO）统筹、协调全球公共卫生事业，经常围绕全球公共卫生的重大问题或地区性的特殊事件，以学术文件的形式发布信息通报、传播科学知识、交流工作经验等，形成了一类具有独特学术价值的 WHO 出版物，主要涉及丛书和期刊两大系列。丛书为不定期出版，每种书作为一个独立的单元，其中专著单独出版，如"技术报告丛书"的每一种专著都是 WHO 专家委员会就某一特定卫生或医疗问题推荐的通用标准、指南或研究报告。WHO 出版的期刊，如 *Bulletin of WHO*（《世界卫生组织通报》）、*International Digest of Health Legislation*（《国际卫生法规文摘》）、*WHO Drug Information*（《WHO 药物信息》）、*Weekly Epidemiological Record*（《疫情周报》）等，刊载的文献多为国际著名的生物医学文献信息系统如 PubMed、Embase 等所收录。

二、医学文献信息的数量发展趋势

医学文献信息数量庞大、增长迅速。根据联合国教科文组织统计，近 30 年来人类所积累的科学知识占历史总积累的 90%；据英国技术预测专家詹姆斯·马丁估算：19 世纪人类的知识是每 50 年翻一倍，20 世纪初是每 10 年翻一倍，20 世纪中后期是每 5 年翻一倍，而近 10 年是大约每 3 年翻一倍，21 世纪成了信息泛滥的时代。

人类信息的迅速增长，导致科技文献数量激增，全世界平均每 2～3 秒就有一篇学术论文发表，其中医学文献的增长数量和增长速度居各学科之首。据报道，迄今在全世界范围内已出版的科技期刊约有 33 万种，年发行 80 多亿册，其中 38.35% 为生物、医学期刊。目前我国创办的科技期刊已超过 6000 种，年发表论文已超过 20 万篇。PubMed 收录的医学期刊超过 5000 种，国内出版的生物医学期刊超过 1000 种。除期刊以外，专利、会议文献、学位论文、科技报告等其他类型的医学文献的数量也呈迅猛增长趋势。

三、医学文献信息的学科发展趋势

现代科学技术发展呈现出学科的分化、专深化和学科的交叉融合、综合化两大趋势。根据国务院学位委员会、教育部印发的《学位授予和人才培养学科目录》（2018 年 4 月更新），医学包含 11 个一级学科：分别为基础医学、临床医学、口腔医学、公共卫生与预防医学、中医学、中西医结合、药学、中药学、特种医学、医学技术、护理学。随着学科分类的细化和专业化，诸多学科之间相互交叉和渗透，不断涌现出边缘学科和新兴学科，使得知识门类日益增多。由医学、计算机科学、人工智能、决策学、统计学和信息管理学等学科的交叉融合逐渐成为医学研究新范式。

第二次世界大战前，德文和法文是国际性科技交流的主要语言，但是在第二次世界大战后，美国逐渐成为世界科技发展的中心，英文开始成为国际交流的首选语言，自此国际上英文文献所占的比重呈直线上升趋势。在互联网广泛运用的基础上，随着国际合作加强，非英语国家的科学研究人员在英文期刊上发表生物医学论文的数量逐渐增加，进一步提升了医学文献的英文化，同时也得到了一些非英语国家的积极响应。

四、医学文献信息的出版发展趋势

随着大数据时代的到来，医学研究进程不断加快，医学信息资源呈现指数化增长，数字出版成为医学学术期刊的主要出版方式。由于医学各学科的专业化、综合化发展，在专业性医学期刊和综合性期刊上都刊载了大量的医学文献。许多期刊采取专题化或专集化形式出版，即在期刊的某一期以数篇，甚至数十篇文献集中讨论一个专题。在这方面最为突出的应属日本出版的医学期刊，如专科性期刊《内科》《高血压》等，综合性期刊《日本临床》等，也大多以专集化形式出版。

医学专题数据库是由各类医学文献、医学相关样本的统计数据等经过合理组织后聚集而成的，有助于推动专业化、特色化的医学理论学习和研究实践，其中丰富的高价值医学特色资源是医学文献信息资源保障体系中重要的组成部分。此外，由于医学文献和期刊的数量骤增，与某一专题有关的医学文献往往分散在众多期刊上，而同一文献往往同时被多个数据库收录。

五、医学文献信息的更新传播发展趋势

随着科学技术的飞速发展，新知识的产生也日益加快。根据 Scopus 数据库的统计，2019 年我国各学科论文产出总量为 684 048 篇，首次超过美国（678 197 篇），位居世界第一。文献发表之后，其内容日益陈旧，文献的使用寿命逐步缩短。为了跟上时代发展的步伐，人体大脑中掌握的知识也需要不断更新，这也是当今倡导继续教育、终身学习以及构建学习型社会的根本原因。

随着信息时代的到来，文献的编辑、印刷、出版、发行等多个环节都可以借助于网络，论文内容可以通过印刷本期刊、文献数据库、网络期刊等多种载体获取，与传统期刊印刷发行模式相比，医学文献信息的传播速度进一步加快，交流与传递形式亦呈现多样化趋势。

第二节 文献信息检索的原则

文献信息检索是学习、工作、医学研究中必不可少的技能与内容之一。然而，医学知识的海洋无比宽阔，内容无比丰富，如何在这海量的文献数据中找到符合当前需求的内容，是文献信息检索的一项重要任务。对应不同的目的，文献信息检索需要不同的策略和原则，有针对性地进行检索，方能事半功倍。我们根据长期临床、科研实践，参考其他学者的经验，对文献信息检索的基本原则进行了以下梳理。

一、兼顾查全与查准

查全指的是找到与检索主题相关的所有文献，查准则是指只检索到文献主题与检索主题相同的文献。查全与查准与多个因素有关。

（一）确定检索主题

明确的检索主题应在每次文献信息检索实践之前确定好，并依据此主题确定检索策略，每个主题都会有大量的相关文献。因此，在检索之前，应当进行主题分析。例如，临床上有部分患者在髋关节置换手术之后，有发生下肢深静脉血栓的风险。针对这个问题，应进一步分析：哪些人容易在髋关节置换术后发生下肢深静脉血栓？为什么在髋关节术后发生下肢深静脉血栓？发生下肢深静脉血栓对患者有哪些影响？发生下肢深静脉血栓后，如何处理？如何预防患者发生下肢深静脉血栓？再具体化，主题可以提炼为：髋关节置换术后下肢深静脉血栓的危险因素（预测因素）、机制、预后、处理、预防等。确定研究主题后，就分解提炼出关于某个主题的关键词（主题词），例如，若想了解髋关节置换术后下肢深静脉血栓的危险因素，则可以分解出几个关键词：髋关节

置换术（hip replacement）、深静脉血栓（deep vein thrombosis）、危险因素（risk factor，或预测因素 predictor）。此时，仅仅是确定了主题及其表达的关键词，为了合理检索，还需要清楚目标文献的类型。

（二）明确目标文献类型

检索一般要了解与主题相关的知识，但一个主题相关的知识分为很多种。针对某主题的临床研究，可以分为原始研究和二次研究，原始研究中又可以进一步分为实验性研究、观察性研究等；检索结果可以是关于某一主题的介绍性文献、综述性文献，甚至是继续教育类文献，每一类的文献其所阐述的重点不同、面向的对象也不同。所以，实施文献检索前要明确想达到什么目的、获得哪一类文献。例如，对于髋关节置换术后下肢深静脉血栓的危险因素这一主题，我们希望了解已经被证明的危险因素有哪些，那么可以选择综述类文献；而如果想知道全身麻醉对髋关节置换术后深静脉血栓的形成有没有影响，则应该选择原始研究。

（三）查全与查准的平衡

在确定了主题和文献类型之后，就可以考虑与检索工作量和检索后阅读量直接相关的问题："查全"还是"查准"？查全，意味着与主题相关的文献，希望都能通过检索获得；而查准，则意味着只需要那些与主题和目的直接相关的文献。这时候，有几个问题需要思考：第一，当前的研究主题要不要查全？即使是查全，能否实现大量的文献阅读？例如，对于血管紧张素转换酶抑制剂治疗高血压的临床获益，仅检索综述类文献，特别是近几年综述类文献，可能更为合理。但是，如果是想要进行系统评价（systematic review）与荟萃分析（meta-analysis，meta 分析）或开展文献计量学研究（bibliometrics study），则需要针对这一主题进行查全，遗漏任何一个研究都有可能改变最终的结果。第二，当前的检索，有没有可能查全？一般来讲，主题越具体、涉及领域越窄，越可以查全，而主题越大、领域越宽，越难以查全。同时，查全对于检索词有较高的要求。在研究的逐渐发展过程中，与该研究相关的关键词也在变化，如果仅仅知道一个关键词，很有可能会遗漏一些研究，而如果采取模糊检索，则容易检索到过多的不相关文献。第三，针对当前的主题和目的，要不要查准？例如，当需要某一主题大致研究现状或基本知识时，只要能找到较新的文献综述（review）、继续教育文献（education）、专题讨论（seminar）等文献，根据阅读这些文献的结果，再决定进一步检索方案。第四，当前的检索，能不能查准？主题如果比较宽泛，则有可能涉及多种学科、多个领域，造成无法查准，例如，药物洗脱球囊治疗急性心肌梗死，这样的主题会导致检索结果涉及临床研究、基础研究、材料学研究、影像学研究等众多领域。

查全还是查准相互制约，研究人员需要结合研究目的、研究主题选择恰当的检索策略。针对不同研究情景我们提出以下建议。

（1）查全与查准并不矛盾，在工作、学习、研究的不同阶段，需要采取不同的策略，起始阶段对涉及的领域有一个大概的了解即可，此时可能既不需要查全，也不需要查准，不能因为查全而导致盲目阅读、浪费时间精力，也不能因为查准而限制了研究思路和知识面的拓展。

（2）针对某个具体问题的时候，可以根据研究本身的性质，决定查全还是查准。①系统评价和 meta 分析，既需要查全也需要查准。②某一主题的综述，需要相对查全和查准，相对查全指的是命中与主题相关的全部文献，相对查准指的是与此相关的重要文献，特别是近 3～5 年的重要文献。③文献计量学研究，在特定的条件下（如特定的时间范围、特定的排序规则、特定的语言等）确保查全。④原始研究的背景阐述，能够呈现背景、解释问题的提出即可。⑤方法学、判定标准、定义解释的依据等，则需要查准，从而获得或向读者提供准确的文献参考。⑥开展一项研究，需要充分论证创新性时，需要查全。

（3）查全与查准方法：需要反复检索，反复调整检索策略。

1）查全策略：首先应明确，查全只是一个相对的概念，即把与主题相关的重要文献尽可能检索出来。其次，不同检索平台覆盖的期刊不同，仅在一个检索平台进行检索，很可能会遗漏一部分文献。针对查全，应：①根据研究本身和未来的目标，决定是否多个平台检索，例如，如果属于纯临床研究，那么 PubMed 基本上足够，或者联合 Emabse、万方数据库等；但如果是系统评价，则需要在常用的几个检索平台检索，避免遗漏。②同一个名词，可能有多个检索词对应。③注意取消检索平台初始页面的默认限定条件。

2）查准策略：要明确检索策略各部分（主题词、自由词、文献类型、特殊字段、文献发表时间区间等）的明确定义范围。如果初步检索得出范围过大，解决办法是：一方面将结构化问题的各个部分进行概念的缩小，比如"脓毒症（sepsis）"缩小为"脓毒症休克（septic shock）"，即采用"下位词"来将概念具体化；另一方面，可以添加相应的检索条件限制，比如"脓毒症（sepsis）and 成人（adult）"。

二、综合运用检索方法

目前，绝大多数检索平台均提供模糊检索，研究人员只需在检索框内键入感兴趣词语，即可进行检索，但得到的检索结果往往数量庞大，其中有很多文献可能没有显著的相关性。但如果在检索框内键入过多的检索词，则可能由于运算规则的原因，导致检索不到目标文献。同时，不同的检索平台覆盖的文献范围存在一定差异，因此，建议检索者在检索的时候养成充分利用检索方法、资源、语言以及工具的习惯，从而达到高效检索的目的。

（一）检索方法

检索方法包含了几个方面的运用能力。首先是检索平台提供的运算规则，以 PubMed 为例，它在检索首页上提供了模糊检索，可以快速获得结果，其结果往往优先展示近几年重要的文献。其次，可以使用高级检索（"Advanced"）进行限定检索，从而使结果更接近目标。灵活运用高级检索中的限定条件和运算规则，可以快速准确地命中目标文献。此时，如果仅需要综述类文献，可以在检索结果页面左侧选择"Review"。PubMed 支持布尔运算，可以添加"AND""OR""NOT"对检索词进行组合。AND，指的是结果必须同时符合两个检索条件；OR，指的是结果只要符合几个检索条件中的一个即可；NOT，指的是检索结果符合第一个检索条件，同时排除 NOT 所指的检索条件。例如，我们要检索关于"慢性阻塞性肺疾病（chronic obstructive pulmonary disease）"的文献，但不想要"慢性阻塞性肺疾病急性加重（chronic obstructive pulmonary disease exacerbation）"的文献，就可以选择标题限定"chronic obstructive pulmonary disease"，第二次限定采用标题、AND with NOT "exacerbation"。简言之，采用限定、运算，可以更为高效地获取文献，后节将对检索技术进行详细阐述。

（二）检索语言

根据检索目的、研究和论文撰写的需要和自身阅读能力，决定检索何种语言的文献。接触研究主题的初始阶段，可以采用中文检索，获得相关综述类文献，对研究主题有一定了解后，改用英文检索，从而更为深入了解相关研究的现况和最新进展。中医药研究建议以中文检索为主，个别专业、学科、主题，可根据情况选择其他语种文献。例如，日本作为早期胃癌发现率最高的国家，在这方面研究较多而深入，可能有部分高质量的文献是以日语发表，因此，在对文献检索进行限定的时候，建议不要只选"English"。简言之，应该根据研究主题，确定语言的选择。

三、检索的持续性和时效性

检索文献的目的是获得知识。在信息大爆炸的年代，知识的更新速度很快，医学的进展日新月异。每年都有大量的指南发布、更新，其依据就是不断涌现的各种研究。因此，及时接触到最新的研究成果和循证医学证据，对于研究人员和临床医护人员具有重要的意义。这就对文献检索提出了持续性和时效性的要求。所谓持续性，其内涵包括：第一，检索时间范围的持续性。很多文献计量学结果都提示，大部分研究的数量和深度有一个随时间变化的过程，只截取某个时间段进行检索，可能会遗漏掉很多重要的文献，也不利于从整体上了解相关研究的发展过程，除非是对该研究的历史演变有清晰了解。第二，对于发展较快的研究主题或领域，建议定期进行检索，从而及时获得最新进展。

所谓时效性，指的是检索结果所能代表的时间维度。特别是在项目申报和立项的时候，检索结果的时效性尤为重要。一个项目在申请立项的时候是否具有创新性，对于是否准予立项起到关键作用，特别是在医学研究飞速发展的年代，通过检索最新的相关文献，证明所申报的研究具有一定的创新性，同时，也反映了该研究领域的前世今生，从而给评审专家提供该研究的来处与去处。检索结果在多长时间内被学术界认可，目前没有统一的标准，而且，每个研究领域各不相同。

第三节　文献信息检索的语言
一、检索语言概述
（一）检索语言的概念

文献信息检索语言，简称检索语言（retrieval language），是指根据检索需求而创建的统一文献标引用语和检索用语的一类人工语言，专用于文献检索领域内，以此描述文献特征和表达检索提问。

检索语言是文献信息检索的重要组成部分，检索效率在很大程度上取决于所采用的检索语言的质量以及对它的使用。因此，检索人员有必要学习其中的主要规则、基本原理，减少漏检和误检，提高检索效率。

检索词是检索语言的基本构成单元，包括索引词和标引词，以及名词术语、专业词汇、符号、代码等。除了表述事物的不同概念外，检索语言有时也会揭示概念之间的逻辑关系。

概念间的逻辑关系主要有以下几种：

1. 等同关系　指两个或两个以上的检索词所表达的概念完全相同或基本一致，既有同义关系，也有准同义关系。同义关系就是指完全相同，常用同义词表达，如规范词与俗称（如火柴与洋火）、全称与简称（如美利坚合众国与美国）、新词与旧词（如斯里兰卡与锡兰）等。准同义关系就是指基本相同，常用近义词表达，它们所表达的概念基本一致或相近，如实验与试验，法律制度与司法制度等。

2. 从属关系　指两个概念中，一个概念完全被包含在另一个概念的外延里，两者间是上、下位概念的关系，外延较大的是上位概念，较小的是下位概念。例如，医学—内科学，高血压—肾性高血压。

3. 相关关系　指概念间关系的密切程度不同于等同关系和从属关系的一种关系，如交叉关系、矛盾关系、对立关系、并列关系等。

（二）检索语言的功能

检索语言同时标识文献特征与检索提问，规定文献信息标引人员和检索人员都要用相同的语言来表达同一主题概念，排除了自然语言中不适用于检索的部分，从而使信息存储和查找两者之间所依据的规则保持一致，保证了信息检索全过程的顺利实现。

可见，检索语言是信息检索过程中的语言保障，是检索人员与检索系统之间，以及信息标引人员和检索人员之间的交流媒介和沟通桥梁，其功能主要表现为以下三个方面：

1. 信息描述与表达功能　存储信息时，分析信息内容，概括出代表核心信息的若干主题概念，并用检索语言标引，再存入信息系统中。检索信息时，形成若干能代表信息需求的语词，并根据检索语言转换成提问标识，再将标识匹配到文献信息系统中。

2. 词汇或术语控制功能　控制和管理标引和检索用词，对标引用语和检索用语的相符性进行比较，从而保证标引和检索用词的一致性。集中和揭示同一主题或与主题概念相关的信息，表述其同一性或相关性。

3. 信息组织功能　对大量文献信息加以系统化或组织化，形成各种标识系统或索引系统。

（三）检索语言的类别

全世界有数以千计的信息检索语言，但任何一种检索语言，都是表达一系列文献信息及其相互关系的概念标识系统，它们可用于对文献信息的内容进行主题标引、逻辑分类或特定信息的揭示与描述。因此，构成各种检索语言的基本原理是一致的，而不同类型的检索语言是指采用不同的方法去表达各类概念及其相互关系，并解决对它们提出的共同要求，构成了不同的标识系统和索引系统，从而提供了不同的检索途径。

文献信息检索语言按照不同的方式和标准划分，有以下多种类型。

1. 按照标识的组合方法划分　可分为先组式语言和后组式语言。

（1）先组式语言：指复杂主题的检索词在检索前就已经在检索系统中组配好的检索语言，如体系分类语言、主题词语言等。

（2）后组式语言：指在检索前检索系统中的检索词是独立的，实施检索后才根据检索需要对检索词进行组配的检索语言，如单元词语言、关键词语言等。

2. 按照检索语言规范化程度划分　可分为受控语言和非受控语言。

（1）受控语言（controlled language）：亦称人工语言（artificial language），是人为地对标引用词或检索用词加以控制和规范，使每一个词对应表达一个概念。这些语言经过规范化处理，词和概念之间具有一一对应的关系，排除了自然语言中同义词、多义词、近义词和同形异义词的现象。例如，"肿瘤"这一概念在英语中有多个表达方式：cancer，tumor，tumour，carcinoma，neoplasm等，但在规范化语言中，人为规定以 neoplasm 来表达"肿瘤"这一概念，无论在原始文献中使用哪一个词，只要使用 neoplasm 一词进行检索，在检索结果中将包括全部含有"肿瘤"概念的信息。

（2）非受控语言（uncontrolled language）：亦称自然语言（natural language），是以未经人工控制的、直接从原始文献信息中抽取出的自由词（语词或符号等）作为检索词。这些自由词具有较大的弹性和灵活性，能及时反映最新的概念和规范词难以表达的特定概念，检索人员可以自拟词语进行检索。主题语言中的关键词和单元词就属于此类。

3. 根据所描述的文献信息特征划分　可分为文献外表特征检索语言和文献内部特征检索语言。

（1）文献外表特征检索语言：是以文献外表特征作为存储标识，以文献检索提问的依据而设计的检索语言。主要包括以下4种：

1）以文献上记载的书名、刊名、篇名等作为检索标识的文献名称索引系统，如书刊目录等。

2）以文献中署名的著者、译者、编者等姓名或团体机构名称作为检索标识的著者索引系统，如著者索引等。

3）以文献特有的序号作为检索标识的文献序号索引系统，如专利号索引、科技报告号索引等。

4）以文献末尾所附的参考文献或引文的外表特征作为检索标识的引文索引系统，如引文索引等。

（2）文献内部特征检索语言：是以文献所论述的主题、观点、见解、结论以及构成原理作为存储标识，以文献检索提问的依据而设计的检索语言。主要包括以下3种：

1）分类检索语言：是指按所属学科范畴对各种主题概念进行分类以及系统地按层次排列的一种语言体系。

2）主题检索语言：是用语词作为检索标识来表达各种概念，并按字顺组织起来的一种检索语言，如关键词语言、主题词语言等。

3）代码检索语言：是针对文献所论述事物的某一方面特征，用某种代码系统加以标引和排列的一种检索语言，如美国《化学文摘》的化学物质分子式索引系统。

二、医学主题词表

（一）医学主题词表的概述

医学主题词表（medical subject headings，MeSH）是由美国国家医学图书馆（National Library of Medicine，NLM）研制的用于标引、编目和检索生物医学文献的英文受控词表。它是一部规范化的可扩充的动态性叙词表，是对生物医学文献进行主题标引以及检索生物医学文献数据库的指导性工具，对提高查全率及查准率意义重大。自 1963 年起，为了使 MeSH 能及时准确表达医学文献的内容，使其与医学文献发展水平保持同步，NLM 每年都要对词表内容进行修订、补充和调整，现已成为国际应用最广的医学主题词表。

目前 NLM 使用 MeSH 为 MEDLINE/PubMed 数据库的 5400 多种世界一流的生物医学期刊进行标引。同时，也对 NLM 包含图书目录、文档和视听资料的数据库进行标引。通常数据库中每条书目信息和一组描述其内容的 MeSH 词相连，因此可以使用这些 MeSH 词汇来查找这些特定主题的文献。另外，MeSH 在全世界其他多个国家也得到了广泛的应用。

（二）MeSH 的功能与特点

1. 保证文献的作者、标引者和检索者在用词上的一致性。
2. 对医学文献中的自然语言进行规范化处理，使概念和主题词单一对应。
3. 对主题词和副主题词进行组配，可提高主题标引和检索的专指性。
4. 可选择对主题词进行扩展检索或不扩展检索。
5. 可对主题词进行加权标引，以便实施加权检索。
6. MeSH 每年都有增删改变，可及时动态地反映生物医学领域的发展。
7. 具有编排组织检索工具的作用，如 PubMed 的文献标引。
8. 树状结构表列表详细，有助于从分类角度对主题词进行查找和使用。
9. 设计多种对照，全面建立了词间的语义关系，可以从多个角度入手进行查找，提高了查准率和查全率。

（三）在线 MeSH 的检索

NLM 提供 4 种方式联机免费获取其电子版及相关信息：① MeSH Browser；② UMLS（unified medical language system），是一体化医学语言系统；③ MeSH 网站（http://www.nlm.nih.gov/mesh），包括 MeSH 的全部内容及 MeSH 相关信息；④ MeSH database，为用户检索 MEDLINE/PubMed 提供帮助。

MeSH 提供的检索方式形式多样，主要包括主题词检索、副主题词检索、增补概念记录、入口词等。

1. 主题词 是用于描述主题事物或内容的，经过规范化处理的唯一具有独立检索意义的名词术语。主题词是随着医学科学的发展而不断修订和调整的，以求对医学科学的最新发展有一个及时的反映。经由著名的医学期刊编辑及图书馆方面专家等的推荐，MeSH 目前汇集了在生物医学领域内使用广泛且被认可的主题词逾 3 万个。

MeSH 的选词范围涵盖生物医学文献中表述与生命科学或医学相关的概念。MeSH 的常用词汇必须具有检索意义，通常以名词为主，可数名词一般采用复数形式，单数形式多用于表达不可数名词或具有抽象概念的名词。主题词可以是单个词或词组，如 liver 和 liver cancer。一般按自然语言的顺序排列词组形式的主题词；但是当一组主题词具有某些相同的概念时，则采用倒置形式排列，首先列出表述同一概念的词或者概念中的核心词，而把修饰、限定的词放在后面，如shock，cardiogenic。

2. 副主题词 又称限定词（qualifier），是对主题词所探讨的某一方面内容加以限定的词，其作用是增强主题词的专指性，通常用组配符"/"与主题词一起使用。例如，hypertension（高血压）/etiology（病因学）。但是，并非每个副主题词都能同任何主题词进行组配，每个副主题词都有特定的含义和适用范围，两者之间要有必然的逻辑关系，并按副主题词后所标明的组配限定及范围使用。检索时，一个主题词可组配一个或多个副主题词，需要时可选用全部副主题词，以防漏检。

3. 增补概念记录（supplementary concept record term，SCR） 每周更新，用于 MEDLINE 的化学、药物等概念的标引。SCR 没有树状结构，但可以与一个或多个主题词相连接。其内容将在下一年的修订中增补进入 MeSH。

4. 入口词（entry term） 亦称款目词，是指某些主题词的同义词、近义词或相关词，是链接自由词到主题词的桥梁。如"Vitamin C"是"Ascorbic Acid"的入口词，"弓形足"是"足畸形"的入口词。

（四）MeSH 的结构

MeSH 主要由字顺表（alphabetic list）和树状结构表（tree structure）两部分组成。

1. 字顺表 按主题词、入口词、副主题词的字母顺序排列，显示的是主题词的横向关系，适合于特性检索。其内容包括主题词、树状结构号、入口词、主题词参照、可组配的副主题词、历史注释、词义和范围注释等，以获得性免疫缺陷综合征（acquired immunodeficiency syndrome，AIDS）为例展示，如图 1-2-1。

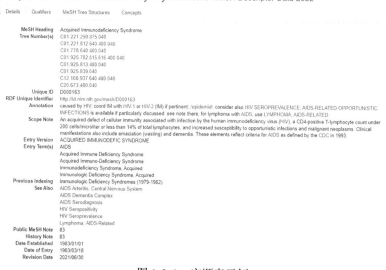

图 1-2-1 字顺表示例

2. 树状结构表 又称范畴表，是将全部主题词按其词义范畴和学科属性编排而成的一个分类体系表。该表共设有 16 个大类，依次用 A（解剖学）、B（有机体）、C（疾病）、D（化学品和药品）……N（卫生保健）、V（出版物特征）、Z（地理学）等区分，每个大类又从广义词（泛指词、上位词）向狭义词（专指词、下位词）展开，分为若干级小类，分类深度多达 11 级，每级类目用一组号码（树状结构号）标明，级与级之间用"."隔开，以示区别；同级类目下再按字顺编排，用分类号表示它们的上、下级关系。树状结构表实际上就是 MeSH 的分类表，依旧以 AIDS 为例展示（图 1-2-2）。

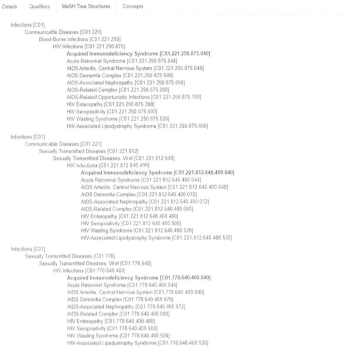

图 1-2-2　树状结构表示例

　　鉴于学科的分化与交叉，许多的概念可以分属在不同的大类之下，因而也就会有一个以上的树状结构号，如 AIDS 既属于感染类主题词，又属于泌尿生殖疾病和免疫系统疾病，因此有三个树状结构号。

三、中文医学主题词表

　　中文医学主题词表（Chinese medical subject headings，CMeSH）是 MeSH 词表的中译本，由中国医学科学院医学信息研究所翻译出版。中国生物医学文献数据库（CBM）依据 CMeSH 和中国中医药学主题词表进行主题标引和主题检索。CBM 主题导航将中文医学主题词分为包括生物医学、社会科学、信息科学、出版特征等方面的 15 个大类 117 个小类（表 1-2-1），在主题检索界面，可用同义词、中文主题词及英文主题词查找对应主题词，浏览主题词注释信息和树状结构后，选择合适的副主题词，设置是否加权、是否扩展，提高检索结果的查全率和查准率。CBM 主题词检索支持多个主题词的同时检索，可使用逻辑运算符 "AND"、"OR" 和 "NOT" 进行组配。

表 1-2-1　中文医学主题词表树形结构表大类

编号	类别	编号	类别
A	解剖学	I	社会科学
B	有机体	J	工艺学、工业及农业
C	疾病	K	人文科学
D	化学物质和药物	L	信息科学
E	诊疗技术及设备	N	医疗保健
F	心理学和精神病学	V	出版特征
G	生物科学	Z	地理名称
H	自然科学		

四、中国中医药学主题词表

中国中医药学主题词表第 1 版是由中国中医科学院中医药信息研究所于 1987 年编制完成的，目前使用的是 2016 年修订的网络版（http://tcmesh.org/）。

修订后的 2016 年版中国中医药学主题词表按中医学科范畴分为 15 个大类 72 个子类（表 1-2-2）。该词表类似于 MeSH，是一部规范化、动态的检索语言专用词表。它是为适应中医、中药学文献的特点，在借鉴 MeSH 的基础上编制的中医药学方面的主题词表。同时，MeSH 也参照本词表内容为新版 MeSH 增加了有关中医药及针灸方面的主题词。

该词表具有体系结构完整、收词完备、一表多用等特点，与 MeSH 有很强的兼容性，用于 CBM 中的中医药学文献的标引，同时也逐渐成为全球范围内医学界进行中医药文献标引的依据。该词表尽量收全中医药词汇，而对西医药名词一般不予收录。内容包括主题词树形结构表、副主题词表等。

表 1-2-2　中国中医药学主题词表树形结构表大类

编号	类别	编号	类别
TA	中医形态	TI	教育
TB	药用动植物	TJ	工艺学与中药技术
TC	中医病症	TK	人文科学
TD	中药和方剂	TL	信息科学
TE	中医诊断治疗技术和设备	TM	各种人和各种职业名称
TF	中医精神疾病和心理学	TN	保健
TG	中医药学及其相关学科	TZ	地理名称
TH	自然科学		

第四节　文献信息检索的技术

文献信息检索的最终目的是找到想要的合适文献信息，必要时获取到相关文献的全文。但在浩如烟海的文献中，如何找到数量合适、质量较高的文献，需要采取一定的策略和技巧，同时采用多种方法配合，最终获得目标文献的全文。由于绝大部分研究者都是通过网络检索平台进行检索，因此，本文中介绍的技巧举例主要基于 PubMed 和万方数据库，中国知网与万方数据库的检索类似。

一、检索策略与技巧

检索策略是指制定恰当的检索式，即数个不同的检索词通过一定的检索运算组成一个检索式。通过联合使用多个检索词，可以更为准确地检索到目标文献，特别是英文文献，在英语中，名词、形容词、动词等差异明显，如同样是老年，在英文中可以有：old, elderly, advanced age 等，以 PubMed 为例，如果用 old 检索，只有 900 多条检索结果，但如果用 elderly 检索，就有 2300 多条检索结果。

（一）检索词

任何词语都可以作为检索词，检索平台会通过模糊匹配产生检索结果，但检索结果与目标的相关性可能差异较大，使用恰当的检索词可以更为准确地得到检索结果。

1. 检索词属性　一般而言检索词均采用名词形式，或者包含其他词语限定的名词词组，单独使用形容词、动词等检索，很难得到准确的检索结果。

2. 检索词选择　　根据研究的主要内容进行选择。一个研究的主要内容可以通过 6W1H 来分解提炼。whom：研究对象是谁？ which part：哪部分研究对象？ what problem：研究什么？ what factor：采用何种因素？ where：哪里的患者？ when：什么时候？随访多久？ how：如何研究？对这6W1H 进行提炼，得到的关键性词语，就可以作为检索词。例如，近年的一篇研究：1991～2015年中国儿童青少年血压水平及高血压检出率的变化趋势，在这个题目中，有 when（1991～2015年），where（中国），who（儿童青少年），what problem（高血压）等几个要素，从中简单提取，即可获得检索词"中国""儿童（或）青少年""高血压"，在万方数据库中采用 AND（即"与"）运算，同时限定条件为"题名"，匹配方式选"精确"，即可准确检索到目标文献，以及少量的类似文献。

应当注意的是，由于很多名词无法完全统一，造成部分术语可能有多种表达方式。如恶性肿瘤，英文可以是 cancer，也可以是 malignancy，carcinoma，malignant tumor，在检索的时候就需要把这些不同的表达词语都考虑进去，特别是在进行系统评价及 meta 分析时。以肺癌举例来说，同样是肺恶性肿瘤，分别以 lung carcinoma，lung cancer，lung malignancy 为检索词得出的检索结果数量差异大。在中文检索中，分别以肺癌、肺恶性肿瘤、肺部恶性肿瘤为检索词也有类似情况。因此，在进行检索时，应考虑专有名词是否还有其他的表达方法。

（二）检索词的组合使用

检索词的组合使用即检索式的运算规则。目前绝大多数检索平台均提供检索词运算，从而一次性生成由检索词和运算规则组成的检索式，达到一次命中目标文献的目的，更为准确和高效，一般包括如前文所述的三个运算规则：AND，OR，NOT。例如，若只想检索关于小细胞肺癌的文章，不想要非小细胞肺癌的文章，可以采用运算"小细胞肺癌"NOT"非小细胞肺癌"进行检索。

使用运算规则形成检索式，需要对所关注的问题有一定的了解。例如，想了解免疫检查点抑制剂的不良反应，已知其常见的不良反应以心脏毒性和肾脏毒性为主，则可以通过组合使用检索词"免疫检查点抑制剂"AND"心脏"，直接检索专门针对免疫检查点抑制剂的心脏毒性进行研究的文章。

（三）限定条件的使用

很多检索页面提供了直接进行条件限定的选项，研究者可以在这些选项里选择自己需要的限定条件，通过这些限定条件，可以使检索更为高效。比较常用的是将检索词限定在文献的题目（或"题名"，title）里，因为绝大多数文献会在题目里体现文献的主要内容，或者文献的主要关注点，因此以题目为限定条件是一种较为高效的策略。注意，对国外作者进行检索的时候，尽量避免增加作者单位的限定，因为国外很多专家在文献中的署名，往往有很多个单位，在不同期刊、不同时间发表的不同文献里，同一个作者署名的单位可能并不一致。万方数据的限定条件选项里有"第一作者"选项，有利于对该作者的主要工作进行总结回顾和评价。有时候，限定题目检索可能会遗漏一些重要文献，此时可以选择限定摘要检索，这样的结果往往比限定题目的检索更多。例如，在万方数据库中，以题目限定，检索"高血压"，有 224 000 多条结果；以关键词限定，有 336 000 多条结果；以摘要限定，则有 410 716 条结果，可以想象，这里面很多文献与高血压本身可能没有太大关系。中国知网的高级检索页面有类似的功能。因此，只有当以题名限定，或以关键词限定得到的检索结果太少时，才可以考虑采用摘要限定。

另外，在万方数据、中国知网的检索初始页面，就已经提供了初步的范围限定选项，主要供研究者选择文献类型，包括期刊文献、学位论文、会议论文、专利文件、成果文件、行业标准以及法律法规等，一般初始默认在前三个范围内进行检索。事实上，很多学位论文和会议论文，最终会在正规期刊上发表，因此，可以考虑在初步检索的时候不选这两个范围。

二、文献追踪法

在实际工作与学习中，很难做到及时发现感兴趣领域的最新成果发表，通过另外一些方法获得文献的信息，即文献追踪。文献追踪有两方面的含义，第一，通过文献信息检索网页或者邮箱设置，及时获得文献发表的提醒，从而可以在第一时间获得感兴趣领域文献的信息；第二，从某一篇文献逆向寻找感兴趣的文献，特别是综述类文献，往往引用了大量的较新而重要的研究，根据参考文献目录，可以筛选出研究者感兴趣的文献。

（一）网络数据库订阅提醒

例如，在 PubMed 的初始检索页面，可以建立文献提醒（creat alert），在文献提醒服务里，可以设置研究者感兴趣的文献主题，然后通过电子邮箱获得提醒。

（二）订阅专业期刊的电子版

例如，若研究者关注 *Lancet* 上发表的文献，则可以订阅该杂志的电子版，虽然电子版杂志没有提供全部文献的全文，但题目信息和摘要信息已经足够研究者判断是否需要进一步获取全文。再例如，很多研究者关注 *Journal of clinical investigation* 这个杂志，那么可以在该杂志的初始页面左侧找到电子邮件提醒设置。特别是对于专科期刊，例如，肿瘤临床专业杂志 *Journal of clinical oncology*，在其初始页面的右侧，也有电子提醒设置。

（三）通过自媒体跟踪相关研究进展

目前几乎每个医学亚专业、亚专科都有大量的自媒体，其中不乏紧密跟进最新研究成果的内容，适当关注，可以及时掌握到较新的文献，但这只适用于平时的泛读积累，不适用于实际的研究过程。而且需要注意自媒体信息的质量和倾向性。

（四）参考文献逆向追踪

上述三种文献追踪仅适用于平时泛读、了解之用。在实际的研究工作中，更为实用的方法是参考文献逆向追踪。就是通过某个文献中使用的参考文献目录，查到研究者想要的文献。特别是高质量的综述性文献，其参考文献往往是该主题领域里的新近的而又重要的研究，在这些文献里选择感兴趣的内容往往具有较高的效率。

（五）文献引用前向追踪

在某些文献检索平台的具体文献页面，例如，在 PubMed，可以发现"Cited by"，即该文献被其他文献引用的情况，通过这个链接，可以找到与当前文献相关的、在当前文献发表之后的研究成果。在万方数据库中，检索结果页面可以看到"参考文献"和"引证文献"，点击"引证文献"，可以看到已经引用该文献的新的研究成果。在 Web of Science 等引文数据库中，引用追踪则更为方便。

（六）相似文献追踪

某些文献信息检索平台的检索结果页面，还提供相似文献的列表，例如，PubMed 检索结果页面，可以看到"Similar articles"，这些文献是检索平台根据主题词或关键词匹配后的结果。再如，在万方数据库检索结果页面，可以看到"相似文献"。另外，万方数据库在页面的最底端，还提供了"扩展文献"的列表，这些文献与"相似文献"相比，可能其相似性有所降低，但与当前结果文献存在一定的共同点。

三、全文获取方法

当研究者检索到重要的文献，常常需要获得该文献的全文，进一步深入阅读。目前，PubMed上很多文献可以免费获取，通过点击"Free article"链接即可获取全文。但也有很多文献需要付费方能获得全文。也有一些期刊已经开放免费获取，如 *Nature*。还有一些渠道可以获取到全文：

1. 各高校、研究机构订阅的期刊。
2. 文献互助渠道。
3. 一些免费文献提供网站。
4. 给文献的通讯作者发电子邮件索取。
5. 付费。
6. 学术搜索引擎，但获取全文的效率较低。

总之，文献信息检索是一项实践性很强的工作，每个专业和学科的检索经历和体验差别很大，只有多实践才能找到适合自己的检索技巧，不可照本宣科、一概而论。

第五节　文献信息检索的资源

当前，文献信息检索的资源丰富，对此有充分的了解，有助于研究者选择合适的资源进行检索，或可以多个资源联合使用。对中国研究者来说，文献信息检索资源主要分为两大类：一类是中文资源，另一类是英文资源，个别的情况下，少数研究者可能会涉及其他语种资源。下面对常用的文献信息检索资源进行介绍。

一、中文文献信息检索资源

（一）万方数据库

1993 年中国科学技术信息研究所创办万方数据公司，在此之前，即 1988 年，万方数据库由其所属的万方数据库中心专业组研发创建，该数据库为涵盖多个学科的综合数据库。目前已经发展为包含五大类、13 个系列的大型数据库，覆盖理工农医人文数据，总记录 600 多万条，而且仍在不断丰富积累。万方数据库收录了期刊、会议、学位论文、专利、研究成果等多个种类的数据。其中，万方期刊收录了 70 多个类目、7600 多种科技期刊的全文；万方会议论文收录 1998 年以来全国性学术论文；万方学位论文收录 1998 年以来的全国高校研究生毕业论文。

与医学研究相关的主要是万方医学网，收录 220 多种中文独家医学期刊全文、1000 多种中文医学期刊全文、4100 多种国外医学期刊文摘（全文可以通过电子邮件原文传递方式获得，核心期刊全部收齐），其中包括中华医学会、中国医师协会等独家合作期刊 220 余种；中文期刊论文近 360 万篇，外文期刊论文（主要是英文和日文）455 万余篇。在万方医学网的初始页面即可进行检索词模糊检索，也可以在检索框内输入检索式进行精确检索，或者选择高级检索进行更为精确的检索。同时，在初始页面还有文献类型的初步限定选项，可以根据研究者的需要，选择一类或者多类。也可以在检索框内输入检索式进行精确检索，或者选择高级检索进行更为精确的检索。

在初始页面的检索框内输入检索词，点击检索后，即可得到模糊检索的结果。模糊检索一般是基于检索词较长、可能包含组合、可拆解时的默认检索策略。当检索词不可拆解时，得出的结果往往为精确匹配的结果，但该结果可能是基于题名和摘要的匹配，并不仅限于题名匹配。

得到初步检索结果后，研究者可以在结果页面进一步选择二次检索，从而获得更为准确的结果。二次检索与高级检索的规则相同，可以在检索框的左侧选择限定条件，在检索框的右侧选择匹配规则（模糊，精确），还可以决定是在初次检索的结果里进一步检索，还是重新检索，若决定重新检索，则可以把检索框右下角的"在当前结果中检索"取消勾选。在此页面，仍然可以选择文献的类型（如选择"全部"）。同时，该页面还提供了是否有全文资源的选项，勾选"提供全文"，则得到的均为可以下载全文的结果。

检索的结果可以通过两种方式呈现，一种是"平铺式"，另一种是"列表式"。平铺式呈现，可以看到摘要的一部分内容；而列表式呈现，可以更为快速地浏览检索结果。在检索结果页面，万方数据库还提供了"检索历史"选项，在这里，研究者可以勾选近期曾经执行过的检索，特别是那些采用了多种运算的复杂的检索式，在检索历史中勾选更为便捷。

在初始检索结果页面的左侧，万方数据库还提供了筛选的选择。在这些条件中，研究者可以选择文献来源的类型、学科分类、文献发表的时间、选择相关的关键词、中文期刊的具体名称、外文期刊的文献类型、学位论文以及会议论文。勾选相应的条件之后，点击筛选即可获得目标结果。在页面左侧最底部，数据库还提供了整体定制检索筛选，点击后可在备选选项里勾选一个或多个选项，从而一次性筛选所需要的文献。

（二）中国知网

中国知网（CNKI），是由中国核工业集团资本控股有限公司控股的同方股份有限公司，于1999 年 6 月创建的学术平台，属于国家知识基础设施（national knowledge infrastructure，NKI）的范畴，由世界银行于 1998 年提出，在中国知网的初始页面，提供了直接检索的检索框、文献类型选择、学科门类选择、引文检索等各种选择，可以在检索框直接输入检索词进行默认的主题检索，也可以点击"医疗"进入中国知网旗下的中国医院数字图书馆，从而使检索结果局限于医疗行业。主题检索与题名检索的区别在于，前者以文献的内容主题为匹配规则，后者以文献的题目名称为匹配规则。一般而言，对于研究者实践，中国知网的题名检索可能更为准确。总体上，中国知网的检索方式与检索规则，与万方数据没有显著的区别，也可进行各种限定检索、运算检索以及筛选。两个数据库在大部分文献的收录方面存在重叠，少量期刊可能仅被其中一个数据库收录，总体来说，可以满足研究者使用，必要的时候需要两个数据库交叉使用，与使用者的习惯关系密切。

二、英文文献信息检索资源

（一）PubMed

PubMed 是 NLM 所属的 NCBI 于 2000 年 4 月开发的一个基于 WEB 的大型生物医学文摘信息检索系统，是一个面向全社会的、免费的 MEDLINE 数据库，提供生物医学和健康科学领域的文献搜索服务。MEDLINE 是目前全球范围内最权威的文摘类医学文献数据库，收录了 70 多个国家和地区、7000 多种重要的生物医学期刊、多种语言发表的医学文献（其他语种文献需要有英文题名、摘要、关键词），1996 年起向公众开放。而 PubMed 是互联网上使用最广泛的免费 MEDLINE 检索工具，也是 NCBI Entrez 数据库查询系统中的一个。PubMed 数据库包含超过 3400 万篇生物医学文献和摘要，提供原文获取服务，免费提供题录和文摘，可提供原文的网址链接，提供检索词自动转换匹配，操作简便、快捷。PubMed 系统的特征工具栏提供辅助检索功能，侧栏提供其他检索如期刊数据库检索、主题词数据库检索和特征文献检索。

PubMed 的初始页面简洁明了，可以直接进行模糊检索，也可以点击"Advanced"进行高级检索。关于 PubMed 的检索方法，前文已经基本述及。

（二）Embase

Embase 是由 Elsevier 出版集团创建的生物医学和药理研究文献数据库，收录 8600 多种生物医学期刊和 7000 多个会议发表的论文，特别是药物相关的研究成果。其收录的信息与 PubMed 有很大的重叠，一般在进行较为专业的检索（如准备系统评价和 meta 分析、进行课题论证、创新性检索）时，会在 PubMed 的基础上，补充进行 Embase 检索。其初始页面与 PubMed 有所不同，但基本的检索规则大同小异，同样可以进行条件限定。

（三）Web of Science

Web of Science（WOS）核心合集是一个包含多种数据库的文献和成果检索平台，其中主要的数据库有：① Science Citation Index 和 Science Citation Index-Expanded 数据库，收录 1957 年以来 170 多个自然科学领域的 8000 多种重要期刊的论文信息和被引用信息；② Social Science Citation Index 数据库，主要收录 2001 年至今的社会人文科学文献；③ Art & Humanities Citation Index 数据库，主要收录 2016 年至今的考古、建筑、艺术、文学等领域的期刊论文；④ Emerging Sources Citation Index 数据库，主要收录 2015 年至今的社会科学、临床医学、艺术人文等学科的论文。WOS 提供了引文检索、文献计量、科研评价的功能。首次检索，可以得到数据库收录的与检索词相关的所有文献。在结果页面中，可以看到每篇文献被引用的信息以及相关的筛选选项，可以选择被引频次、使用次数、第一作者姓名等多种排序规则对结果文献进行排序。

三、其他资源

上述四种中英文文献信息检索资源是实践中比较常用而且方便使用的数据库，实践中，有些研究者还可能使用其他一些资源，如维普生物医学期刊数据库，百度学术、Uptodate 等，这些检索平台都可以提供初步的检索，以便于初步了解某个主题。为了保证研究的严谨性、完整性，建议还是采用更为专业的数据资源进行检索。本教材在后续章节中详细介绍更多检索资源。

思　考　题

1. 概述医学文献信息的特点。
2. 如何确定查全和查准？
3. 浅谈对中英文检索资源的认识。

第三章　文摘型数据库资源

文摘是对一篇文献内容的简略而准确的描述，一般包含论文的目的、主要研究设计、研究方法、主要结果和重要结论。文摘型数据库是指由论文的摘要、题名、出版物来源及作者等题录信息所构成的数据库，通常以单篇文献为记录单元，对其收录的一次文献（期刊论文、会议论文、技术报告等）的外部特征（题名、作者、来源等）、内容特征（关键词、内容摘要等）进行著录和标引，通过它可以了解文献出版和原始文献全文的内容梗概。按照数据库收录的文献类型，一般可以分为期刊论文、会议论文、书及书的章节、学位论文等。

文摘型数据库有利于研究者全面掌握某一专题或研究领域文献状况及最新研究成果，获得更多准确检索结果、获得图书馆未收藏的全文文献信息及掌握本学科核心出版物。另外文摘型数据库通过对文献的被引、施引进行分析，从而对学科热点及未来研究趋势进行准确把握。近些年来，不同数据库也利用文献信息及其之间的引用关系，对研究者及单位机构进行了科研评价。例如，Elsevier 最近发布了 2021 "中国高被引学者"（highly cited Chinese researchers）榜单，最终得到 4701 名各学科最具全球影响力的中国学者。在选择文摘型数据库的过程中，一般推荐选择高质量的数据库，其判断标准包括广而全的专业覆盖、高质量的检索系统、内容的及时更新以及全文信息链接的提供。在本章后续的章节中将陆续介绍几个代表性的文摘型数据库，兼顾其可读性和实用性，在充分介绍数据库概况的基础上进行实操介绍，让读者在实际操作过程中掌握文摘型数据库的使用。

第一节　PubMed

PubMed 是一个免费的 MEDLINE 数据库，主要为研究者提供生物医学领域的文献检索服务，是当今世界上最权威的文摘型医学文献数据库之一，1996 年起向公众开放。PubMed 是当前互联网领域数据全面，面向大众，熟知程度最广泛的免费 MEDLINE 检索工具，是由美国 NLM 所属的 NCBI 于 2000 年 4 月开发的。其本质是一个基于 WEB 的生物医学信息检索系统，同时也组成了 NCBI Entrez 数据库查询系统的一部分。截至 2022 年 4 月，PubMed 数据库包含超过 3300 万篇生物医学文献和摘要。在 PubMed Central 中提供期刊文章的全文，通常也会附有指向全文的链接。PubMed 系统具有几个功能强大的工具栏。特征工具栏具有辅助检索功能、侧栏具有其他检索功能，如期刊数据库检索、主题词数据库检索和特征文献检索，并且 PubMed 同时提供获取原文服务，免费提供题录、作者和摘要，并且提供原文的网址链接，提供被引用情况，检索词自动转换匹配，使用者更加方便、快捷。

一、收录文献类型

PubMed 的信息来源主要包括 MEDLINE、PubMed Central（PMC）和 Bookshelf，其中 MEDLINE 是 PubMed 最主要的信息来源，其主要包括被收录期刊的文献，并且这些文献按照 MeSH（medical subject headings）进行检索，而且这些文献也根据基金来源、遗传特征、化学和其他元数据进行归档整理。PMC 是 PubMed 信息的第二大主要来源，是一个全文归档系统，主要包含的文献经过 NLM 的审查筛选，另外基金来源也是文献被 PMC 收录的重要依据。例如，有些期刊未被 MEDLINE 收录，但如果其中的某篇文章接受了美国国立卫生院（NIH）的赞助，则该文章会被 PMC 收录，也就能在 PubMed 上检索到。这就是为什么有些未被 MEDLINE 收录的杂志文章有时也会在 PubMed 中检索到。Bookshelf 包含了许多生物医学相关的书籍、报告、章节等，是 PubMed 数据的重要来源之一。

PubMed 收录的文献类型主要包括期刊论文、会议摘要、书籍、章节等。

二、检 索 规 则

PubMed 的检索方式有基本检索（basic search）、高级检索（advanced search）、主题词检索（MeSH search）、期刊检索（journal query）、临床查询（clinical queries）、单篇引文匹配（single citation matcher）等，最核心的检索技术是自动语词匹配。

基本检索方式支持的检索技术如下：

1. 布尔逻辑检索　主要使用的逻辑词包括 AND、OR、NOT。直接输入多个单词，默认空格为 AND，如输入"sepsis mortality"表示检索同时包含 sepsis 和 mortality 的文献。进行复杂运算时逻辑词 AND 不能省略，如（sepsis OR septicemia）AND mortality。运算符的大小写不敏感，默认顺序为从左到右顺序进行运算，可用括号改变顺序，如（sepsis OR septicemia）AND mortality 和（sepsis or septicemia）and mortality 的检索策略得到相同的结果。

2. 字段限定　字段限定的标准格式为：检索词 [字段名]，如 sepsis[TI] 表示在文献标题中出现 sepsis 这个词。而 Zhang San[AU] 则表示在作者中包含 Zhang San 的文献。一些常用的限定字段如表 1-3-1 所示，完整的限定字段可查阅 PubMed 官方使用说明（https://PubMed.ncbi.nlm.nih.gov/help/#search-tags）。

表 1-3-1　常用的字段限定举例

限定	解释	实例
Affiliation [ad]	作者所在机构	Zhejiang University[ad]
Author [au]	任意作者	Zhang[au]
Last Author Name [lastau]	最后一个作者	Zhang[lastau]
Full Author Name [fau]	作者全称	Zhang San[fau]
First Author Name [1au]	第一作者	Zhang[1au]
MeSH Terms [mh]	主题词	Sepsis[mh]
Title [ti]	题目	Sepsis[ti]
Title/Abstract [tiab]	题目或摘要	Sepsis[tiab]
All Fields [all]	所有部分	Sepsis[all]

3. 短语检索　可用" "来进行精确检索，不改变单词的顺序与位置，完全按" "内的内容检索。比如"sepsis mortality"就按照精确匹配，而没有" "则不考虑单词之间的位置和顺序。

4. 模糊检索　* 多放单词后方进行模糊匹配，如 retrie* 指包含 retrie 在内的所有单词，如 retrieve、retrieval。

5. 自动语词匹配　系统对输入的检索词，会进行自动语词匹配处理，努力实现检索词的最大语义转换，转换结果会在 Advanced Search 的 detail 中显示，转换遵循以下三个规则：

（1）对于输入检索框的检索词，系统首先在多个转换表（MeSH 主题词、刊名、作者转换表）中进行搜索比对，并自动转换为相应的主题词、著者、刊名。如输入 journal of the American medical association，将自动转换为如下检索策略："jama" [Journal] OR "j am med assoc" [Journal] OR（"journal" [All Fields] AND "of" [All Fields] AND "the" [All Fields] AND "American" [All Fields] AND "medical" [All Fields] AND "association" [All Fields]）OR "journal of the American medical association" [All Fields]。

（2）再将检索词在全部字段（All Fields）中进行检索，并执行 OR 布尔运算。如输入 vitamin H，将自动转换为"biotin"[MeSH Terms]OR"biotin"[All Fields] OR "vitamin H"[All Fields]。

（3）若输入多个检索词或短语词组，系统会继续将其拆分为单词后按照（1）和（2）分别进行检索，单词之间布尔运算为 AND。输入 single cell，将自动转换为（"single person"[MeSH Terms] OR "single"[All Fields] OR "person"[All Fields] OR "single person"[All Fields] OR "single"[All Fields]）AND（"cells"[MeSH Terms] OR "cells"[All Fields] OR "cells"[All Fields] OR "cell"[All Fields]）。

6. 主题检索　当在 PubMed 界面的搜索框中输入英文单词、短语（大写或小写均可）后，PubMed 便开始在其词汇自动转换功能下进行检索，并将检索结果呈现在主页下方。输入目标词汇后回车或点击"Go"，PubMed 便开始检索，检索结果就会呈现在 PubMed 界面。可以在主题词表中自行点选最符合要求的主题词，默认为第一个，还可设置副主题词和更多加权检索与扩展检索。

7. 著者检索　当所要检索的是著作者时，在搜索框中输入著者姓氏全称和名字的首字母缩写，正确格式为"著者姓 空格 名字首字母缩写"，例如："Zhang Z"，系统便会自动在作者字段进行检索，并将检索结果呈现在界面中。

8. 刊名检索　在搜索框中输入刊名全称或 MEDLINE 形式的简称、ISSN 号，均可以使用刊名检索功能进行检索。例如：Critical Care Medicine，或 Crit Care Med，或 0090-3493，系统将在刊名字段检索，将检索结果呈现。

9. 日期或日期范围检索　可以在搜索框中输入日期或日期范围，系统会按日期段检索，并将符合条件的记录予以呈现。日期正确的输入格式为 YYYY/MM/DD；如：2022/11/11。也可以不录月份和日子，例如：2022 或 2022/11。

三、检索界面

输入 https://PubMed.ncbi.nlm.nih.gov/网址后就能进入 PubMed 主页，目前主页的界面较为简洁（图 1-3-1）。左上角提示是美国国家医学图书馆，右上角是用户登录，如果用户已申请账号并登录，就显示如图 1-3-1 界面。中间是检索框，可输入要检索的内容。点击检索框右侧绿色的"Search"按钮就可以跳转进入检索结果页面。

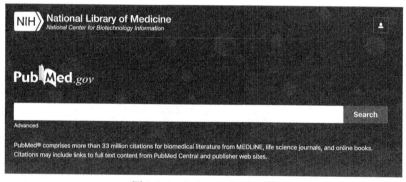

图 1-3-1　PubMed 主页界面

假设在标题中精确检索"sepsis mortality"[ti]，按 Search 按钮就进入图 1-3-2 的检索结果返回界面。

该界面最上面的检索框显示了本次检索的策略，下面就是内容，可以发现每条文献的题目都带有"sepsis mortality"两个连续的词，共得到 119 条检索结果。左侧显示检索结果的时间趋势，可以发现该类文献在近 10 年有显著增加趋势。在右侧"Display options"下拉框中还可以对文献的排序进行选择，默认是按照发表时间倒序排列。

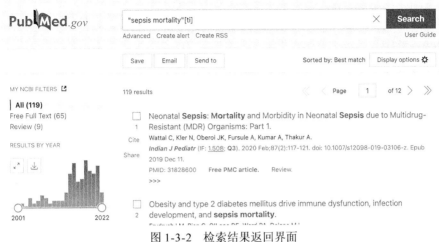

图 1-3-2　检索结果返回界面

PubMed 提供了检索结果的导出，在搜索条的下方有"Save"按钮，点击后即可进行导出文件的设定，但结果导出限制在 10 000 条文献以内，因此对于返回超过 10 000 条的检索策略可以做适当修改，或者分多次导出，之后进行数据合并。

四、结果处理及分析

检索获得的大量文献数据可以认为是一个大数据，包含几千甚至几万条文献及相关引用信息，可以通过一些先进的技术对检索后的结果进行后续的数据挖掘和分析，从而更加科学地从文献中提取新知识。R 语言是目前处理大数据较为通用的语言，以其语言简洁易懂、卓越的可视化性能及易于扩展性而备受推荐，因此，本节将基于 R 语言展示如何进行文献检索后的数据分析和处理。

（一）R 语言简介

R 语言是统计领域广泛使用的一种面向对象的编程语言，诞生于 1980 年左右，是囊括在 S 语言内的一个概念。S 语言是可以实现数据探索、统计分析和作图功能于一体的解释型语言，由 AT&A 贝尔实验室开发。最初 S 语言的版本主要是 S-PLUS。S-PLUS 是一个商业软件，它基于 S 语言，并由 MathSoft 公司的统计学部根据统计知识进一步开发完善，后在新西兰奥克兰大学的 Robert Gentleman 和 Ross Ihaka 及其同事与志愿者的共同努力下研发出 R 系统，由"R 开发核心团队"负责开发。R 语言的诞生是基于贝尔实验室（Bell Laboratory）的 Rick Becker、John Chambers 和 Allan Wilks 开发的 S 语言。同时，S 语言也是 S-Plus 的基础，两者在程序语法上可以说是大同小异，只是在各种不同函数方面有微小差别，R 语言程序可以轻而易举地移植到 S-Plus 中，而 S-Plus 的程序也只要稍加改动便能运用于 R 语言中。

在使用 R 语言之前需要进行运行环境的配置。可以从下面的网址中下载 R 语言软件：https://cran.r-project.org/。用户需要根据不同的操作系统选择合适的版本，目前官方提供的版本对 Linux、macOS 和 Windows 都兼容。下载安装完成后即可运行软件。另外，笔者推荐使用 Rstudio 来优化 R 语言的运行环境，其下载网址为：https://www.rstudio.com/products/rstudio/download/。按照说明书安装完成后即可使用。

（二）基于 bibliometrix 程辑包的文献分析

本次文献分析主要用到的程辑包为 bibliometrix，如果是第一次使用需要进行程辑包安装，可在 Rstudio 输入 install.packages（"bibliometrix"），并运行，软件自动下载并安装该程辑包。接着用 library（）函数加载程辑包，即完成了文献分析所需要的环境。

```
PubMed_result <- convert2df（
file = "/Users/zhangzhongheng/Documents/2022/ 普通高等教育规划教材 - 医学文献信息检索 /
PubMed-sepsis-set.txt",
dbsource = "PubMed" ,format = "plaintext"
）
##
## Converting your PubMed collection into a bibliographic dataframe##
## Done!
```

上面的语句将下载的 PubMed-sepsis-set.txt 文件读入 R 语言平台，并转化成 R 的数据框格式，便于后续进一步的文献学分析。其中 convert2df 为该语句的主要函数，其中有几个比较重要的参数：① file 表示从 PubMed 下载好的文件的本地位置，可以根据实际情况进行赋值，注意需要用双引号来表示字符串。②参数 dbsource 代表数据库来源，这里选择了"PubMed"。③ format 参数代表文件的格式，这里选择了文本格式。如果文件无损坏顺利导入的话，下面会显示成功导入的提示。

```
results <- biblioAnalysis（
    PubMed_result, sep = ";"）
```

接着对导入的 PubMed 数据再进一步处理，并进行标准格式化。返回的 results 对象是一个 bibliometrix 类，包含很多结构化的元数据。比如可以查看本次导入了多少条文献。

```
results$Articles
## [1] 10000
```

上面返回结果提示，本次共导入了 10 000 条文献。另外该程辑包也提供了 plot 方法来进行文献数据的可视化。下面的这条语句运行后可进行绘图。

```
plot（x = results，k = 10，pause = FALSE）
```

图 1-3-3 是对作者文献数量的一个排序，纵坐标代表不同的作者，横坐标代表该作者发表的文献数量，由图 1-3-3 可以发现，VINCENT JL 是发表文献数量最多的作者，超过了 75 篇。

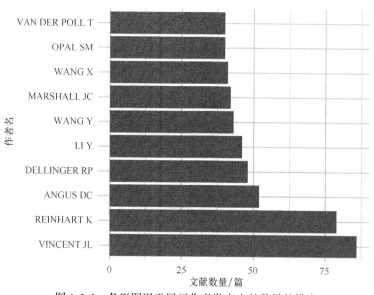

图 1-3-3　条形图用于展示作者发表文献数量的排序

第二节　Embase

Embase（Excerpt Medica Database）作为全球权威的生物医学与药理学文摘数据库，由荷兰的 Elsevier 运营，其前身为著名的"荷兰医学文摘"，Embase 覆盖各种疾病、药物和医疗器械信息，尤其涵盖了大量北美洲以外的（欧洲和亚洲）医学刊物，其中药学的收录是其他同类型数据库无法匹敌的，从而能够真正满足生物医学领域的用户对信息全面性的需求。

相比于其他类型的文摘型数据库，Embase 的一大突出特点是对循证医学系统评价的支持优势，具有定期更新的综合性循证内容与详细的生物医学索引，能辅助研究者在范围极其广泛的数据集中精准搜寻信息。Embase 的价值被考克兰协作网（Cochrane Collaboration）高度认可。此外，Embase 也与 Cochrane Collaboration、循证医学领域和图书馆界合作，以确保 Embase 的方向不会与生物医学使用者的需求偏离。Embase 将系统评价的"PICO"原则嵌入到平台，让用户更加快捷、简易地检索。

一、收录文献类型

Embase 包含了超过 8300 种期刊，3440 万条生物医学记录，其中 3000 种期刊在 MEDLINE 数据库上无法检索到。另外，Embase 还收录了大量的会议摘要，每年有来自 7000 个会议的超过 295 万条的会议摘要。Embase 数据库每天已增加超过 6000 条记录更新，内容的年增长率超过 6%。

二、检 索 规 则

Embase 主要的检索方式包括快速检索（Quick search）、PICO 检索、PV wizard、医疗器械检索（Medical device search）、高级检索（Advanced search）等方式。其中快速检索提供了较为便捷的交互式界面，用户可将检索关键词输入搜索框，并用不同的逻辑词将这些关键词连接。

（一）布尔逻辑检索

Embase 主要使用的逻辑词包括：AND、OR、NOT。直接输入多个单词，默认空格为 AND，如输入"sepsis mortality intensive"表示检索同时包含 sepsis、mortality 和 intensive 的文献，相当于（（'sepsis'/exp OR sepsis）AND（'mortality'/exp OR mortality）AND intensive）。进行复杂运算时逻辑词 AND 不能省略（sepsis OR septicemia）AND mortality AND intensive。运算符的大小写不敏感，默认顺序为从左到右顺序进行运算，可用括号改变顺序，如（sepsis OR septicemia）AND mortality 和（sepsis or septicemia）and mortality 的检索策略得到相同的结果。

（二）字段限定

字段限定的标准格式为：检索词：字段名，如 sepsis:ti 表示在文献标题中出现 sepsis 这个词。而 Zhang San:au 则表示在作者中包含 Zhang San 的文献。一些常用的限定字段如表 1-3-2 所示，完整的限定字段可查阅 Embase 官方使用说明（https://www.Embase.com/search/quick）。

表 1-3-2　常用的字段限定举例

限定	解释	实例
:ff	作者所在机构	Zhejiang University:ff
:au	任意作者	Zhang:au
:jt	杂志名称	Shock:jt
:it	出版物类型	Article:it
/de	Emtree 主题词-unexploded	Sepsis/de

续表

限定	解释	实例
/exp	主题词-exploded	Sepsis/exp
:ti	题目	Sepsis:ti
:ab,ti	题目或摘要	Sepsis:ab,ti
:kw	作者提供的关键词	Sepsis:kw

（三）短语检索

可用""来进行精确检索，不改变单词的顺序与位置，完全按""内的内容检索。比如"sepsis induced"就按照精确匹配，而没有""则不考虑单词之间的位置和顺序。

（四）模糊检索

*多放单词后方进行模糊匹配，如sep*指包含sep在内的所有单词，如sepsis、septic、separator、separation等。

三、检索界面

（一）快速检索界面

输入 https://www.Embase.com/search/quick 网址后就能进入 Embase 主页，如图 1-3-4 所示，左上显示 Embase 的标志，右上角是用户登录，如果用户已申请账号并登录，就显示如图 1-3-4 界面，需要注意的是 Embase 需要机构账号或个人购买才能使用。中间是检索框，可输入要检索的内容，输入内容后敲回车就能进入到检索结果页面。

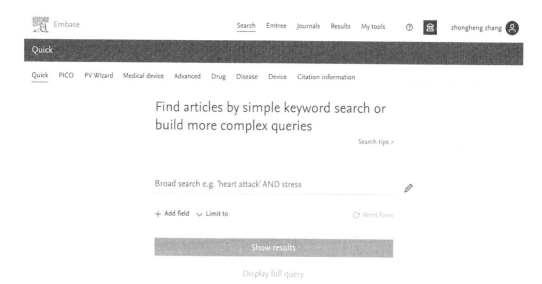

图 1-3-4　Embase 检索页面

例如，输入检索内容"sepsis:ti AND mortality:ti AND 'intensive care'"，回车后就会进入图 1-3-5 界面。

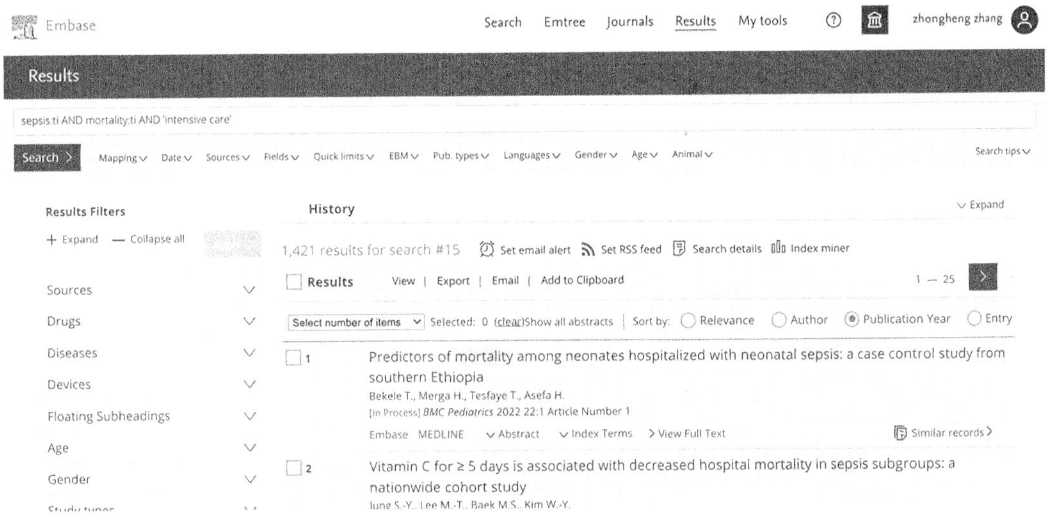

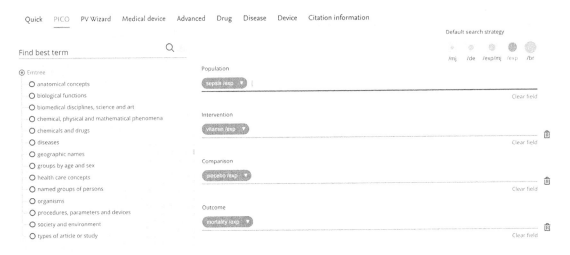

图 1-3-5 Embase 检索结果页面

由图 1-3-5 检索结果可知，一共检索到 1421 篇文献，其中检索的关键词标黄色，有助于用户的识别。页面左侧是筛选栏目，可根据不同需求进行精细化筛查。

（二）PICO 检索界面

进行系统评价时文献检索需要遵循 PICO 原则，即研究人群（population）、干预措施（intervention）、对照（comparison）和结局（outcome）。Embase 检索界面提供了这样的检索策略，如图 1-3-6 所示。

图 1-3-6 Embase 的 PICO 检索界面

四、结果处理及分析

获得文献检索结果后，可以进一步对数据进行文献学分析，这能够进一步发现新的文献之间的关系，以及热点问题。下面是利用 R 语言程辑包 bibliometrix 进行文献分析，同样先加载该程辑包。

```
library（bibliometrix）
Embase <- convert2df（
    "path to downloaded",
    format = "bibtex",
    dbsource = "scopus"
)
##
## Converting your scopus collection into a bibliographic dataframe
##
## Done!
##
##
## Generating affiliation field tag AU_UN from C1:    Done!
```

上面的语句将下载到的文件导入 R 语言平台。函数 convert2df 将下载到的相关文献转变成数据框格式，从而方便后续的分析。该函数首先需要指定一个路径，其文件路径名在双引号中"path to downloaded"指定，在 Embase 检索平台可以下载到各种不同的文件格式，其后缀可以有如下一些格式："ris"、".bib"、".txt"以及".csv"等。数据集载入成功后就能显示下面的一段提示语句。

```
results <- biblioAnalysis（Embase，sep = "；"）
plot（x = results，k = 5，pause = FALSE）
```

随后采用 biblioAnalysis 函数对获得的 Embase 数据框进行分析，该函数是一站式分析，可以得到各种不同的结果，这些结果保存在"results"对象里面。接下去就可以用 plot 函数来可视化展示各种分析结果（图 1-3-7）。

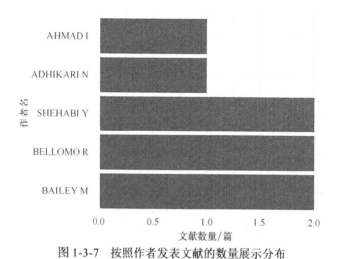

图 1-3-7　按照作者发表文献的数量展示分布

图 1-3-7 是按照作者发表文献的数量展示分布，其中 plot 函数中赋值"k = 5"表示展示前 5 位发表文献最多的作者。

第三节　BIOSIS Previews

美国生物学数据库（BIOSIS Previews，BP）由美国生物科学信息服务社（BIOSIS）出版，目前是互联网上内容最全面的有关生命科学的文摘索引数据库，其内容来源于 Biological Abstracts（生物学文摘，简称 BA）、Biological Abstracts/RRM（Reports，Review，Meetings）（生物学文摘——报告、综述、会议）和 BioResearch Index（生物研究索引），是目前世界上规模较大，内容较为全面，系统较完整，影响深远的著名检索渠道之一。

一、收录文献类型

BIOSIS Previews 收录内容囊括了生物学（植物学、生态学、动物学等）、解剖学、细菌学、行为科学、生物化学、生物工程、生物物理、生物技术、植物学、临床医学、实验医学、遗传学、免疫学、微生物学、营养学、职业健康、寄生虫学、病理学、公共卫生、药理学、生理学、毒理学、病毒学、农学、兽医学及交叉科学（生物化学、生物医学、生物技术等），还涵盖了诸如仪器的使用方法、注意事项等的广泛研究领域。其内容主要在基础和理论方法的研究方面，可以让用户在生命科学和生物医学文献领域有更加深刻的认识，进行更加深入的调研。BIOSIS Previews 涵盖了 100 多个国家 5500 余种生命科学期刊以及 1650 余种非期刊文献如学术会议论文、研讨会论文、评论文章、美国专利、书籍、书籍章节和软件评论等内容。

二、检 索 规 则

与大多数检索系统一样，基于 ISI Web of Knowledge 平台而建立的 BIOSIS Previews 支持各种逻辑词组合的检索规则，提供了简易检索和高级检索两大功能。可限定文献的不同部分进行检索，包括主题词、标题、作者、出版物标题、出版年等。

输入主题词，在记录中检索以下字段和表格："标题"字段、"原语种标题"字段、"摘要"字段、"主要概念"字段、"概念代码"字段、"分类数据"表、"疾病数据"表、"化学数据"表、"基因名称数据"表、"序列数据"表和"地理数据"表。

（1）检索文献标题：标题是指期刊文献、会议录论文、书籍或书籍章节的标题。要检索期刊标题，请选择"出版物标题"字段。

（2）输入作者姓名：可在记录中检索作者、书籍、团体作者字段。

（3）检索期刊标题、书籍标题、会议录标题等：也称为检索来源出版物名称。

（4）检索出版年字段：可检索某一年，也可检索某个范围内的多个年份。

（5）检索出版日期字段：月和日是可选的字段，但必须在开始日期和结束日期框中都输入或者都不输入。

（6）检索摘要字段

1）检索"入藏号"字段：入藏号即为目标内容中与各记录相关的唯一识别号码。

2）检索"地址"字段：从作者的地址中查找机构和/或位置的完整或部分名称。

（7）检索 Web of Science ResearcherID 和 ORCID ID 字段：这将返回研究人员使用该 Web of Science ResearcherID 或 ORCID ID 撰写的文献。示例：C-1205-20130000-0002-8214-5734。

（8）检索此文献的文献类型：单击检索框以从文献类型列表中选择。默认选择是"所有文献类型"。如果选择多种类型，则可找到其中任意类型的记录。

（9）输入识别码：在记录中检索以下字段，入藏号 ISSN ISBN 专利号（用于自 1986 年至今添加至数据库的记录），专利分类号（用于自 1986 年至今添加至数据库的记录），专利授权日期。

（10）主要概念：是来源文献中涵盖的广义学科类别。"主要概念"检索词共有 168 个，按照分层树结构排列。检索高层级的"主要概念"检索词时，系统将自动获取其低层级从属检索词标引的项目。示例：Agriculture。

（11）输入会议信息检索词：可在记录中检索以下会议信息字段，会议名称、会议地点、会议赞助方、会议日期。示例：Zoological AND Japan AND 1996。

（12）检索 PubMed ID 字段：PubMed ID 是分配给每个 MEDLINE 记录的唯一识别号。MEDLINE 中的 PubMed ID 也可以在其他数据库的对等记录中找到。示例：32142911。

三、检索界面

可通过 ISI Web of Knowledge 平台进入检索界面（网址 https://www.webofscience.com/wos/alldb/basic-search），该界面也支持简体中文。图 1-3-8 所示界面即是 ISI Web of Knowledge 平台，其"Search in"下拉菜单提供了不同数据库的选择，选择 BIOSIS Citation Index（图 1-3-8）。

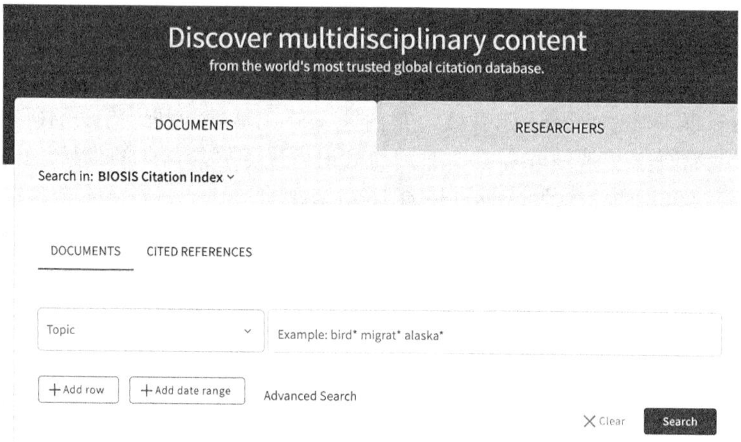

图 1-3-8　ISI Web of Knowledge 检索主界面

举例：在"主题"中检索包含 sepsis 和 mortality 关键词的文献，其检索式预览框可显示具体检索语句；在右下角可以查看到不同的字段标识。设定好检索规则后，点击" Search "按钮即可进入下一个检索结果展示界面（图 1-3-9）。

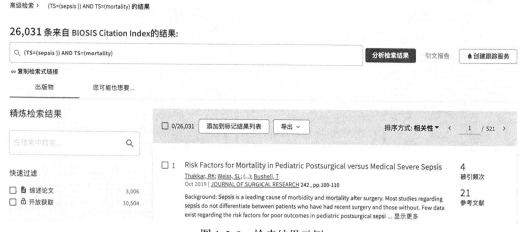

图 1-3-9　检索结果示例

由图 1-3-9 可以看到，一共获得了 26 031 条来自 BIOSIS Citation Index 的结果。该界面也运用了导出和精炼文献的功能。在"快速过滤"栏目下，可以选择"综述论文"或者"开放获取"的文献。该页面还可以找到更多的筛选功能。右侧的主界面显示了每条文献的基本信息，其排序方式多样，可以按不同的分类方法和个人需要进行检索结果分析，可以按照被引频次、最近添加、发表日期、使用次数、会议标题、第一作者姓名等进行排序。

四、结果处理及分析

ISI Web of Knowledge 平台系统文献检索结果有两种分析方式，一种可将文献导出，用 R 语言进行分析，分析步骤如上节所示，此处不再赘述。另外，ISI Web of Knowledge 平台系统自带了较为全面的文献分析功能。点击"分析检索结果"和"引文报告"就可以获得较为系统全面的分析报告。例如，可以用树状图形式展示检索文献所代表的研究方向（图 1-3-10）。

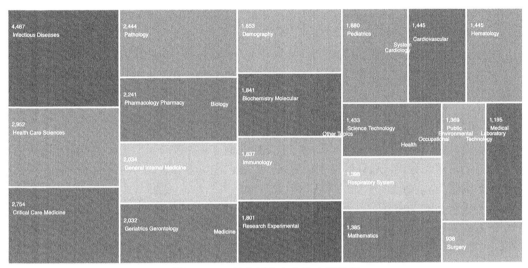

图 1-3-10　每个研究方向的文献数量

第四节　中国生物医学文献数据库

中国生物医学文献数据库（China Biology Medicine，CBM）是目前国内较为重要的综合性中文医学文献数据库。1994 年由中国医学科学院医学信息研究所研制开发，CBM 收录了从 1978 年起至今国内出版的生物医学学术期刊 2900 余种，其中 2019 年在版期刊 1890 余种，文献题录总量1080 余万篇。全部题录均支持主题标引、分类标引，同时系统会对作者、作者机构、发表期刊、所涉基金等信息进行规范化加工处理，使用更加简便。2019 年起，新增标识 2015 年以来发表文献的通讯作者，全面整合中文 DOI（数字对象唯一标识符）链接信息，以更好地支持文献发现与全文在线获取。

一、收录文献类型

CBM 学科涉及预防医学、药学、基础医学、临床医学、中医学以及中药学等生物医学领域的各个方面，其中文献类型包括了论著、综述、系统评价以及经验交流等。另外按照大类分，CBM包含了中文文献、西文文献、硕博论文和科普文献，是目前国内医学文献的重要检索工具。目前CBM 可在中国生物医学文献服务系统（SinoMed）进行检索（http://www.sinomed.ac.cn/index.jsp）。

二、检　索　规　则

CBM 有一定的检索规则，具体详细方法可以参考该数据库的帮助中心，本节仅选择一些常用且重要的功能进行介绍。

（一）主题检索

CBM 的全部题录均根据中国中医研究院图书情报研究所出版的中国中医药学主题词表和美国

国家医学图书馆的医学主题词表（MeSH）中译本进行了主题标引，并依据中国图书馆分类·医学专业分类表的标准进行了分类标引处理。

如在 CBM 的"主题检索"中查找"脓毒症病死率流行病学"方面的文献，可以进行如下操作：

第一步：进入 CBM 的主题检索页面，在检索框中输入"脓毒症"后，点击"查找"按钮。浏览查找结果，在列出的主题词中点击"病死率"。

第二步：在主题词注释详细页面，显示了该主题词可组配的副主题词、主题词的详细解释和所在的树形结构。可以根据检索需要，选择是否"加权检索""扩展检索"。

（二）分类检索

分类检索是从文献所属的学科角度进行查找，支持多个类目同时检索，能提高族性检索效果。可用类名查找或分类导航定位具体类目，通过选择是否扩展、是否复分，使检索结果更符合用户的需求。

（三）高级检索

高级检索具有同时进行多个检索入口、多个检索词之间的逻辑组配检索的功能，便于用户建成复杂检索的简单表达式。高级检索主要新增功能有：①检索表达式实时显示编辑以及可直接发送至"检索历史"；②构建检索表达式每次可允许输入多个检索词功能；③扩展 CBM 检索项，新增"核心字段"检索及通讯作者/通讯作者单位检索；④在中文资源库中，针对作者、作者单位、刊名、基金检索项增加智能提示功能；西文库中增加刊名智能提示功能。提示：CBM-核心字段：由最能体现文献内容的中文标题、关键词、主题词三部分组成，与"常用字段"相比，剔除了"摘要"项，以进一步提高检索准确度。

三、检索界面

登录网址（http://www.sinomed.ac.cn/index.jsp）后即可进入图 1-3-11 界面，同时需要机构账号进行授权才能进一步获取检索功能。

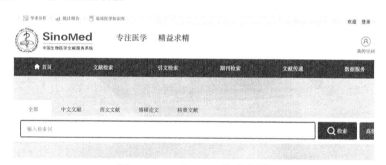

图 1-3-11　SinoMed 检索主页

由图 1-3-11 可以看到，SinoMed 提供了文献检索、引文检索、期刊检索、文献传递及数据服务等几大功能，检索的内容包含了中文文献、西文文献、博硕论文和科普文献。该搜索引擎同时提供了基本检索和高级检索功能。基本检索只需要输入检索词，系统即会进行相应的主题词匹配，并返回检索结果。而高级检索相对复杂，可以精确制定检索策略，这对于需要开展系统评价等对检索要求较高的科研工作提供了重要的保障。

四、结果处理及分析

CBM 具有较好的结果处理及分析服务的功能与界面，其中包括了检索结果展示、可获取全文的链接、检索结果的聚类筛选、分组的检索结果、检索结果的输出等功能，均可展示在 CBM 的界面中。这些功能在很大程度上满足用户对于文献检索结果的分析和处理，通过分析能使用户获得学科热点等有价值的信息。

（一）检索结果展示

点击检索按钮后，可跳转至文献检索结果概览页，此页面可以根据用户需求设置检出文献的显示格式（题录，文摘）、每页显示条数（如20、50或100条）、排序规则（入库、相关度、被引频次、年代、作者、期刊），并可以进行翻页和指定页数跳转操作。

在引文检索概览页也有类似的设置方式，例如，可以设置检出引用文献的显示格式，如"引文""引文（带机构）"。设定排序规则（如按第一作者、被引文献出处、相关度、文献发表年、被引频次等排序）。

通过鼠标点击检索结果概览页的文献标题，即可进入文献细览页，显示文献的详细信息。此外，中文文献细览页还显示其施引文献、共引相关文献、主题相关文献、作者相关文献等。

（二）全文链接展示

SinoMed整合了多种原文链接信息，包括中国医学科学院医学信息研究所/图书馆、国家科技图书文献中心（NSTL）、维普等数据。通过SinoMed，用户能在线阅读北京协和医学院硕博学位论文，直接链接维普、万方医学网/万方数据知识服务平台、编辑部、出版社等文献原文（含OA期刊），或通过申请付费方式进行文献传递。全文服务方式多样，快捷高效。

对于有全文链接的文献，用户在检索结果概览页和细览页均可以找到全文链接，在文献标题后或"原文链接"处显示全文链接图标：PDF图标、DOI链接图标或各数据库服务商图标。

（三）检索结果聚类筛选

SinoMed支持对检索结果进行多维度聚类筛选，不同资源库的聚类维度略有不同。目前本检索系统可根据主题、学科、时间、期刊、作者、机构、基金、地区、文献类型及期刊类型等维度进行筛选，点击每个维度右侧的"+"符号，即可展示具体的聚类结果，可勾选一个或多个项目进行过滤操作，根据需要对检索结果进行筛选精炼，从而获得用户想要的结果。

（四）检索结果分组

为方便进一步优化筛选检索结果，CBM支持按照核心期刊、中华医学会期刊及循证方面文献分组集中展示。其中，"中华医学会期刊"指由中华医学会编辑出版的医学期刊文献；"核心期刊"指被《中文核心期刊要目总览》或者《中国科技期刊引证报告》收录的期刊文献；"循证方面文献"则指系统对检索结果进行循证医学方面的策略限定结果。

（五）检索结果输出

检索结果可以按照不同的格式进行输出，便于后续进一步统计分析。目前系统支持的输出方式包括：SinoMed、NoteExpress、EndNote、RefWorld、NoteFirst。

思　考　题

1. 什么叫文摘型数据库？其中文摘一般包含论文的哪些部分？
2. 请列举国内外几个比较常用的文摘型数据库。
3. 布尔逻辑检索一般包含哪些词？
4. 请列举3~5个PubMed上常用的字段限定方法。

第四章 全文型数据库资源

第一节 期刊全文数据库

期刊文献是目前所有科研工作者知晓或者发表最新研究成果的重要方法之一，掌握期刊文献的检索方法、培养期刊文献的阅读能力，已经成为科研工作者的必经之路。全文型的期刊数据库收录了各个学科的各种期刊，以全文阅读的方式让读者获取有关信息。本节主要以中国学术期刊网络出版总库、万方数据库、维普中文期刊服务平台、龙源期刊数据库、中国科技论文在线这些中文数据库以及 Springer Link 全文电子期刊数据库、Science Direct 全文期刊数据库、ProQuest 全文数据库和 Wiley Online Library 这些外文数据库来简要介绍全文型数据库的常用检索方法、收录内容以及阅读方法等。掌握全文型数据库资源对于科研工作者的科学研究大有裨益。

一、中国学术期刊网络出版总库

（一）资源概述

中国学术期刊网络出版总库（China Academic Journal Network Publishing Database，CAJD），由中国学术期刊（光盘版）电子杂志社出版，是世界上最大的连续动态更新的中国学术期刊全文数据库，是 CNKI 中国知网子数据库之一。CAJD 出版内容以学术、技术、政策指导、高等科普及教育类期刊为主，内容覆盖自然科学、工程技术、农业、哲学、医学、人文社会科学等各个领域。对其中部分期刊回溯至创刊年，最早的回溯到 1915 年，目前全文文献总量约 5000 万篇。其产品分为十大专辑，且每个专辑下又分为若干个专题，共计 168 个专题。

（二）检索方法

通过中国知网主页（http://www.cnki.net）登录，如图 1-4-1 所示。购买了使用权的单位或

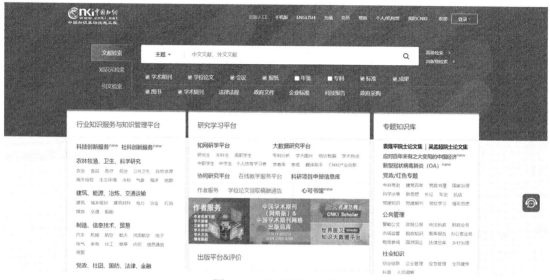

图 1-4-1 知网平台主页

高校，可直接登录使用。个人用户可以通过购买阅读卡，注册个人账号后检索和下载文献资源。其可提供高级检索、专业检索、作者发文检索、句子检索、一框式检索、引文检索及知识元检索等。

1. 高级检索　提供多种组合条件，如文献全文、篇名、主题、关键词、摘要等内容特征控制条件以及发表时间、支持基金、文献来源、作者等检索控制条件。高级检索支持使用运算符 *、+、−、""、() 进行同一检索项内多个检索词的组合运算。输入运算符 *（与）、+（或）、−（非）时，优先级需用英文半角括号确定。若检索词本身含空格或 *、+、−、()、/、%、= 等特殊符号，进行多词组合运算时，为避免歧义，须将检索词用英文半角单引号或英文半角双引号引起来。

例如：

（1）篇名检索项后输入：高血压 * 糖尿病，可以检索到篇名包含"高血压"及"糖尿病"的文献。

（2）主题检索项后输入：（高血压 + 糖尿病）* 心律不齐，可以检索到主题为"高血压"或"糖尿病"，且有关"心律不齐"的文献。

各项限定具体说明如下：

（1）基于文献内容特征的检索项：包括主题、篇名、关键词、摘要、全文、参考文献、小标题。选择限定的检索项，并在其后的输入框中输入一个检索词。

（2）作者限定：在作者限定下拉框中选择"作者"或"第一作者"或"通讯作者"，在其后输入框中输入作者姓名，并在作者单位限定框后输入作者单位名称，用于排除不同单位作者同名情况。

（3）文献来源限定：可直接在其后输入框中输入来源名称关键词。文献来源包括期刊来源、博士学位授予点、硕士学位授予点、报纸来源、年鉴来源和辑刊来源等。

2. 专业检索　是所有检索方式中较复杂的一种方法，用于图书情报专业人员查询、信息分析等工作，使用运算符和检索词构造检索式进行检索。专业检索的一般流程：确定检索字段构造一般检索式，借助字段间关系运算符和检索值限定运算符可以构造复杂的检索式。专业检索表达式的一般式：＜字段代码＞＜匹配运算符＞＜检索值＞。在文献总库中提供以下可检索字段及代码：SU= 主题，TI= 题名，KY= 关键词，AB= 摘要，FT= 全文，AU= 作者，FI= 第一责任人，RP= 通讯作者，AF= 机构，YE= 年，FU= 基金，CLC= 分类号，SN=ISSN，CN= 统一刊号，IB= ISBN，CF= 被引频次。可使用"*""+""-"等运算符构建检索表达式，并且可以使用"AND""NOT""OR"等逻辑运算符将表达式按照检索目标组合起来。

3. 一框式检索　根据不同检索项的需求特点采用不同的检索机制和匹配方式，体现智能检索优势，操作便捷，检索结果兼顾检全和检准。具体操作为：在平台首页选择检索范围，系统提供限定字段的选择，下拉选择检索项，在检索框内输入检索词，点击检索按钮或键盘回车，执行检索。

（三）检索结果

检索结果可按照主题、学科、发表年度、研究层次、文献类型、文献来源等方式进行分组浏览；检索结果排序：可设定相关度、发表时间、被引、下载进行排序。在检索结果列表中，勾选全部或部分题录，点击"导出与分析"选项框，选择"导出文献"，选择格式，再点击"导出"按钮，保存为文本文件（图 1-4-2）。

在检索结果显示的题录列表里，点击文献题目，可进入细览界面，点击全文下载即可下载保存全文。可提供 PDF 与 CAJ 两种全文显示格式。系统还提供本文相关知识点链接和知识网络。

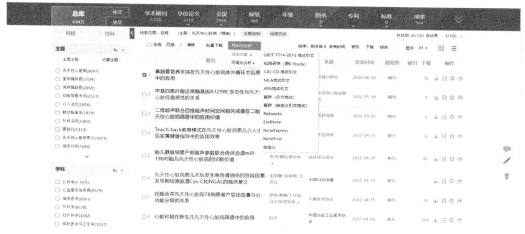

图 1-4-2　检索结果页面

二、数字化期刊全文数据库——万方数据库

（一）资源概述

万方数据库（http://www.wanfangdata.com.cn）是与中国知网齐名的大型网络版数据库检索系统。其内容包括创研平台、数字图书馆以及科研诚信三大板块。每个板块下又分属若干专题以提供不同的服务（图 1-4-3）。

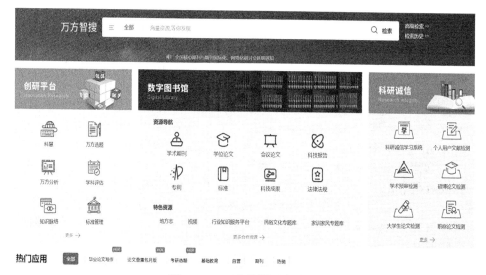

图 1-4-3　万方数据平台首页

创研平台包括科慧、万方选题、万方分析、学科评估等助力创新研究的服务。科慧收录了美、中、英、德、法、澳、加等国家的国家级科研基金资助机构所资助的科研项目 7 057 880 项，借此可探寻全球科研资助趋势，有利于科研创新；万方选题以 169 333 513 篇学术论文，6 964 920 项科研项目，43 066 450 位专家学者，423 820 770 次引文数据的海量资源，基于其算法模型和数据加工，下分为文献精读、选题发现、定题测评来助力科研选题。

数字图书馆是被使用最频繁的一个板块，它收录了和中国知网类似的学术期刊、学位论文、会议论文、专利、科技报告、法律法规等内容，也有其特色资源，包括地方志、视频、民俗文化专题库等资源。在万方数据库首页即可进行一框式检索。

（二）检索方法

检索方法包括简单的一框式检索以及通过限定条件使其更加精确的高级检索、专业检索和作者发文检索。

通过自己选择资源类型可进行单库检索或跨库检索。①单库检索即选择所列学术期刊、学位论文等资源库之一进行库内检索，其指向性更精确；②跨库检索即同时选择上述多个资源库进行检索，其检索结果比单库检索范围更广。

使用 PQ 表达式检索，"："分隔符左侧为检索字段，右侧为检索词。若在检索词部分用""或《》括起来表示精确匹配。例如，作者："李晓"表示作者检索字段含有且仅含有"李晓"的结果。

支持布尔运算符，运算符之间使用空格分隔且运算符之间有优先级关系即（）＞not＞and＞or。"（）"表示限定为一个整体，"not"表示逻辑关系"排除"，如"甲 not 乙"，表示"甲出现排除乙"；"and"表示逻辑关系"与"，如"甲 and 乙"，表示"甲和乙同时出现"；"or"表示逻辑关系"或者"，如"甲 or 乙"，表示"甲或者乙出现其一即可"。例如，题名："高血压"or（摘要："高血压"and 作者：李晓）可以检索到题名包含"高血压"的文献或摘要中包含"高血压"而且作者为李晓的文献。

1. 一框式检索 首页默认的检索框即为一框式检索。如图 1-4-4 所示。点击"全部"出现的下拉框，可以选择资源类型。如果希望检索词不被拆分，作为一个整体进行检索，可以使用短语检索，即对检索词加上""，常用于机构名称、地名、专有术语等检索场景，使检索结果更为精准。在检索结果的界面上，还可以根据自己所需选择"结果中检索"即二次检索。

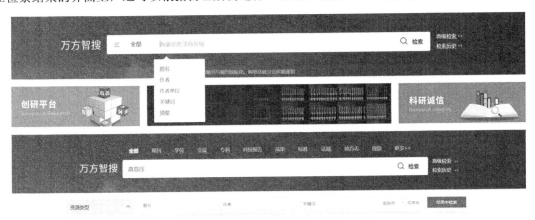

图 1-4-4 一框式检索页面

2. 高级检索 可以同时限定多个条件以及灵活运用逻辑关系来实现精准定位文献。根据自己所需最多可以限定五个字段，同时可以选择字段间的逻辑关系。如图 1-4-5 所示。

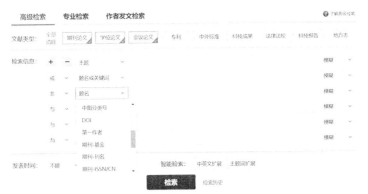

图 1-4-5 高级检索页面

3. 专业检索　适用于对检索表达式非常熟练且有自己明确检索目标时。进入专业检索页面后根据自己的检索要求输入准确的检索表达式即可精准检索。其中中英文扩展是基于中英文主题词典来拓展英文关键词检索，主题词扩展是基于超级主题词表来拓展同义词下位词检索从而使检索结果更加全面。

4. 作者发文检索　目的是更快更准确找到目标作者的文献用以区分题名相同的文章。其页面如图 1-4-6 所示。

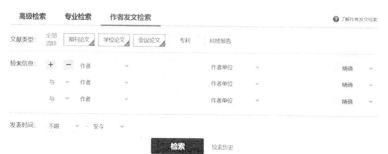

图 1-4-6　作者发文检索页面

（三）检索结果

检索结果可以根据相关度、出版时间、被引频次进行排序。根据被引频次可以发现认可度更高的文章。检索结果支持结果分析，即对检索结果按照年份、关键词、作者、机构、学科、期刊、基金、资源类型进行统计分析并将结果图表化，使得整体检索结果更为直观明确（图 1-4-7）。对于感兴趣的文献可以进行在线阅读、下载和引用。

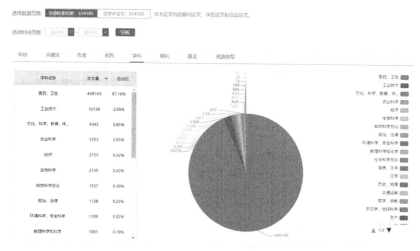

图 1-4-7　结果分析页面

1. 文献下载　直接点击下载按钮即可下载，文章输出为 PDF 格式。

2. 文献引用　先点击批量选择，选择目标文献，再点击批量引用，可显示有参考文献、查新格式、NoteExpress 等格式。选择期望的格式即可导出。例如，为了撰写论文和著作等引用的相关文献信息资源即可选择"参考文献"格式，输出即为目标格式。

三、中文科技期刊数据库——维普中文期刊服务平台

（一）资源概述

维普中文期刊服务平台（http://qikan.cqvip.com）是由重庆维普资讯有限公司开发的提供中文

期刊服务的一个大型数据库。其收录了我国自然科学、农业科学、工程技术、医药卫生、经济管理、教育科学和图书情报等学科文献的题录和全文。不仅可以检索期刊文献，还可以通过引文网络来获取课题研究发展脉络。

（二）检索方法

维普中文期刊服务平台的首页提供了一框式检索、高级检索、检索式检索、期刊导航、作者导航等检索方式（图1-4-8）。

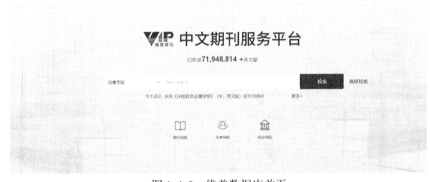

图1-4-8　维普数据库首页

1. 一框式检索　用户可以在文本框前选择限定字段，限定字段只能选择一个，然后在文本框内输入目标检索内容。在一框式检索中，只可以输入一个关键词且不支持逻辑运算符的使用。在结果显示页面的左侧，可以限定条件进行二次检索，也可以选择年份、学科、期刊收录等分类进一步缩小检索范围，使检索目标更为精确。

2. 高级检索　高级检索的限定检索字段上限为五个，下限为三个。检索字段用布尔运算符"与""或""非"连接。检索字段包括题名、关键词、作者、机构、摘要等内容，其中题名、关键词、题名与关键词支持同义词扩展，同义词扩展可以增大文章检索量，使得检索文献范围更广。比如输入"脑卒中"选择同义词扩展，可显示"高血压性脑出血""急性期脑梗死""脑血管疾病"等同义词，勾选出所需要的内容即可与"脑卒中"形成"与"的逻辑关系进行检索，使得检索结果更全面。还可以选择时间限定和期刊范围来进一步缩小检索范围。

3. 检索式检索　是比高级检索更为复杂也更为精确的检索方法。其需要用户自己使用布尔运算符对多个检索词进行组配构建检索式进而进行检索。其中检索式的构建规则如下。

（1）关于布尔运算符：布尔运算符 AND、OR、NOT 不区分大小写，其优先级为：（）＞NOT＞AND＞OR。若检索机构名称、地名、专有术语等为不能被拆分检索的短语，需要对检索词用英文半角""限定来表示作为整个词组进行精确检索，以提高准确性。

（2）关于字段标识符：字段标识符必须为大写字母，每种检索字段前，都须带有字段标识符，相同字段检索词可共用字段标识符，例如：K=高血压＋糖尿病。字段标识符对照表如表1-4-1所示。

表1-4-1　部分字段标识符

符号	字段
U	任意字段
M	题名或关键词
K	关键词
A	作者
T	题名
R	摘要

比如要检索摘要中含有高脂血症，并且关键词中含有高血压或糖尿病，或者题名中含有"冠心病"，但关键词不包含"心功能不全"的文献。其检索式应为 K=（高血压 OR 糖尿病）OR T= 冠心病 AND R= 高脂血症 NOT K= 心功能不全。

4. 期刊导航　该数据库累计收录期刊 15 000 余种，现刊 9000 余种。其页面也提供了丰富的检索方法。比如期刊导航页面的左侧可根据刊名、issn、cn 等限定字段进行期刊检索，也可以通过选择数据库自身对核心期刊、国内外数据库收录、地区、主题的分类进行精确检索。页面右侧可以根据学科分类及学科分类下的细分类进行学科内期刊的选择。同时也支持首字母查找目标期刊。

5. 作者导航　从每一位作者的作品集合出发，聚类分析该作者的研究领域、研究主题、供职机构、基金资助、合作作者、发文期刊等信息，揭示出作者的学术研究概貌。其页面也提供了丰富的检索方式：既可以通过机构、地区、职称、基金等缩小检索范围，也可以根据目标作者的研究学科从学科分类中筛选。多种限定条件叠加，可以有效地区分不同领域、不同供职机构的重名作者。

（三）结果显示

检索结果不仅提供文献的阅读、引用、下载等基本功能，还提供了引用分析和统计分析功能。

1. 引用分析　包括对参考文献和引证文献的分析。可以批量选择若干篇文献，也可以只选择一篇文献进行引用分析（图 1-4-9）。点击"引用分析—参考文献"或者"引用分析—引证文献"即可显示参考文献或引证文献的数量以及各文献的详细信息。这项功能可以有效帮助我们了解该篇文献资源的写作背景以及后续研究，为我们展现了一个科研问题的研究思路。

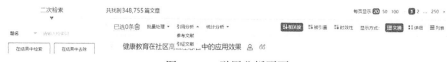

图 1-4-9　引用分析页面

2. 统计分析　包括对所有检索文献和已选文献的统计分析。点击"统计分析—检索结果"或者"统计分析—已选文献"即可显示对应的统计分析结果。对检索结果进行统计分析会以图表的形式直观显示该检索内容的近 10 年的学术成果产出和被引量、主要发文人物、主要发文机构、主要期刊、文章涉及主要期刊。可以使我们对该领域的发展前景以及交叉学科的应用有所了解。

四、龙源期刊网

（一）资源概述

龙源期刊网（http://www.qikan.com.cn/）以收录国内出版的人文大众类期刊进行数字化出版为资源特色。其倡导"知识主体论"思想，高举知识有价、付费阅读的大旗，开创知识付费之先河。龙源期刊数据库是国内首家实现期刊高清晰原文原貌版双重内容呈现的数字平台，不仅可以提供最新最热的杂志期刊，也包含了往期的杂志内容，可以见证一本期刊的发展收录史。基于其海量的资源，将其划分为时政综合、文摘文萃、学术研究、娱乐时尚、人文科普等若干板块。

（二）检索与阅读方法

1. 检索方法　龙源期刊网的检索方法为一框式检索，字段限定词仅分为杂志、文章、全部这三类。选择限定字段为"杂志"后，在文本框内输入关键词，其检索结果页面为杂志名称内包含所输入关键词的所有杂志。例如，选择"杂志"为限定字段，在文本框输入"少年"，点击搜索，其搜索结果为所有名称包含"少年"的杂志。若选择限定字段为"文章"后，在文本框内输入关键词，其检索结果页面为出自各类期刊的所有内容包含所输入的关键词的文章。例如，选择"文章"为限定字段，在文本框输入"高血压"，点击搜索，其搜索结果为来源于不同期刊的所有内容包含"高血压"的期刊文章（图 1-4-10）。

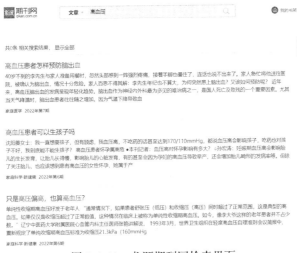

图 1-4-10　龙源期刊网检索界面

2. 阅读方法　选择想要阅读的文章，点击标题即可进行在线阅读。龙源期刊网仅支持在线阅读，不提供 PDF 打印。若想保存全文，需要选择打印全文。对于杂志，其提供全貌阅读，即对纸质版内容进行复刻，提供和纸质版一样的图画插画和排版。

五、中国科技论文在线

（一）资源概述

中国科技论文在线（http://www.paper.edu.cn/）是经教育部批准，由教育部科技发展中心主办，打破传统纸质或电子版出版物的概念，全站数据公开，提供免费论文下载的数据库，是国内唯一免费全文期刊库。其利用当代先进电子信息技术，致力于将广大学者的科研结果和科研新思路迅速、高效地应用于现实中从而使科技进步，使生产力得以提高。其快速高效体现在基于文责自负原则，作者遵守相关法律并且符合基本投稿要求，可在一周内发表所投论文。中国科技论文在线可以为作者证明该论文的发表时间，而且允许作者向其他学术期刊投稿。不仅使科研人员的创新观点和新颖的技术成果尽快见刊，以便更快速地转化为现实生产力，而且保护原创作者的知识产权，激励科研人员不断创新发展，继续输出新颖观点，做出学术成就，为现实世界的发展前进提供动力。中国科技论文在线平台作为一个免费的数据库，主要包括四大板块，分别为：首发论文库、期刊论文库、知名学者库和学术资讯。其期刊论文库分为自然科学、工程技术、医药卫生、农业科学、人文科学等领域。

（二）检索方法与结果阅读

中国科技论文在线提供两种论文检索方式：全文检索和高级检索。用户登录后即可在首页进行检索（图 1-4-11）。用户可以选择限定字段比如题目、作者、作者单位、关键词、摘要、基金输入所知信息，即可在全数据库检索文章，称为高级检索。若不选择相关限定条件，只输入关键词，点击检索，其结果页面为内容包含此关键词的所有文章。由此可见，全文检索的内容更加广泛而高级检索的检索结果更为精准，更倾向于用户的选择。

除了基本的全文检索和高级检索之外，中国科技论文在线平台还支持通过不同的数据库进行库内检索，包括首发论文库、期刊论文库、知名学者库和学术资讯。

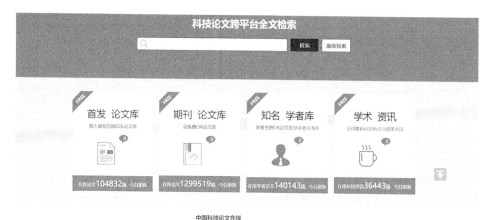

中国科技论文在线

图 1-4-11 中国科技论文在线首页

1. 首发论文库 点击首发论文库，进入库内，有图表显示最近论文发布趋势以及库内论文总量、浏览量等数据。库内检索依然可以选择全文检索或高级检索，步骤同上。但检索结果只限于收录在首发论文库里的文章。也可以点击学科浏览，其分为数理科学、生命科学、医药健康、工程与技术、信息科学、经济管理等八大领域。各领域下又细分为若干不同学科，比如数理科学领域又分为数学、力学、物理学和天文学。用户选择对应的学科，就可以检索该学科内的文献资源。

2. 期刊论文库 期刊论文库里全部为收录在期刊内的文献资源。其按照学科领域分为五大板块，分别为自然科学、工程技术、医药卫生、农业科学、人文科学。各个板块下都有其对应的期刊，并且按照字母顺序排列，不仅方便用户直接查找其目标期刊，而且可以展示本网站在该领域内收录的所有期刊，为用户日后查找文献或者投稿提供了期刊选择。例如，点击医药卫生领域，就可以显示在此领域共收录了 105 家期刊，收录论文共 256 147 篇，期刊名称按照字母顺序排列（图 1-4-12）。

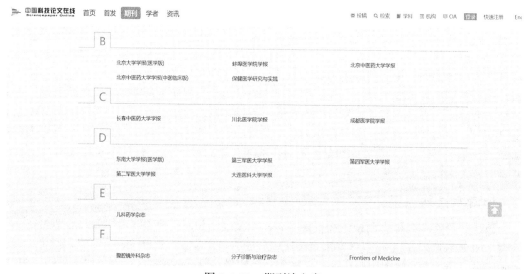

图 1-4-12 期刊论文库

3. 知名学者库 就是将文献资源按照学者名字分类。检索时搜索学者名字可以显示作者为该学者的所有文献资源。其检索框前的限定字段分类为学者、机构、领域。选中该字段在搜索框内输入与该字段相关的关键词，其结果页面会显示所有与之有关的文献资源。例如，选择学者，输入学者名字"石高全",点击检索,即可显示该网站所收录的所有作者为"石高全"的文献资源。检索结果页面左侧会将文献资源按照学科领域、时间、成果类型、收录类别等进行分类。

4. 结果阅读　检索结果的排列顺序可以选择相关度优先、新论文优先或经典论文优先。对感兴趣的文献资源可以直接点击标题获取该文献包括摘要、同行评议等详细信息。点击下载可以以PDF 格式免费下载保存,点击通讯作者的信封标识,即可获取该作者的邮箱地址,点击引用可以以 txt、ris、doc 的格式进行引用。在文章的最下面还设置了评论区,用户可以在此发表自己针对该文章的观点,与所有阅读该文献的用户进行友好交流。

六、Springer Link

(一)资源概述

　　Springer Link 是由德国 Springer-Verlag 集团出版的在线科学技术和医学领域学术资源平台,已经出版了超过 150 位诺贝尔奖得主的著作。该数据库为我们提供包括期刊、图书、系列丛书、指南、参考工具书、公报在内的各种类型文章资源数百万篇,涉及自然科学、医药卫生、建筑、化学等各个学科领域。是目前我们应用最多的外文数据库之一。我们可以通过订阅该数据库的学校或机构的图书馆资源进行访问,也可以自己创建账户登录。

(二)检索方法与结果阅读

　　Springer Link 提供出版物的浏览功能以及文献的检索功能。

　　1. 出版物的浏览　包括按照学科领域浏览、按照文献资源类型浏览、按照字母顺序浏览三种方式。

　　(1)按照学科领域浏览:该数据库将所有文献资源分为化学、经济学、哲学等 24 个学科领域。用户点击感兴趣的学科分类,即可进入该学科检索此平台关于该学科的所有文献资源。例如,点击生物医学,其页面左侧会根据出版物的类型、学科下的子学科、文章语言类型进行分类。用户可以根据各分类的下拉框选择感兴趣的方面进行再检索。其页面右侧根据时间顺序显示所检索的文章,若为 OA 文章,题录后面会有红色 OA 标识。

　　(2)按照文献资源类型浏览:在首页的右侧,点击蓝色标识的"journal""books"等即可进入该类资源类型进行浏览。以点击"journal"为例,其页面左侧会根据学科主题、子学科、语言类型进行再分类,用户可根据平台提供的下拉框,选择感兴趣的方面进行再检索。页面右侧按照期刊更新顺序进行排列,点击期刊名称就可以进行阅读。

　　(3)按照字母顺序浏览:在平台首页默认检索框下提供期刊和图书的按照字母顺序浏览——"Books A-Z""Journals A-Z"。

　　2. 文献检索　包括简单检索和高级检索。首页默认检索框即为简单检索。可以在检索框内输入任意检索词,就会检索出所有包含此检索词的文献资源,也可以在检索框内输入由逻辑运算符组成的检索式。点击紧邻检索框旁的标识选择"Advanced Search"即可进入高级检索,其页面如图 1-4-13 所示。第一行"with all of the words"表示输入的检索词是逻辑关系与;第二行"with the exact phrase"表示输入的检索词是一个短语不可分割;第三行"with at least one of the words"表示逻辑关系或;第四行"without the words"表示

Advanced Search

Find Resources

with all of the words

with the exact phrase

with at least one of the words

without the words

where the title contains

e.g. "Cassini at Saturn" or Saturn

where the author / editor is

e.g. "H G Kennedy" or Elvis Morrison

Show documents published

| between ∨ | Start year | and | End year |

☑ include Preview-Only content ✓

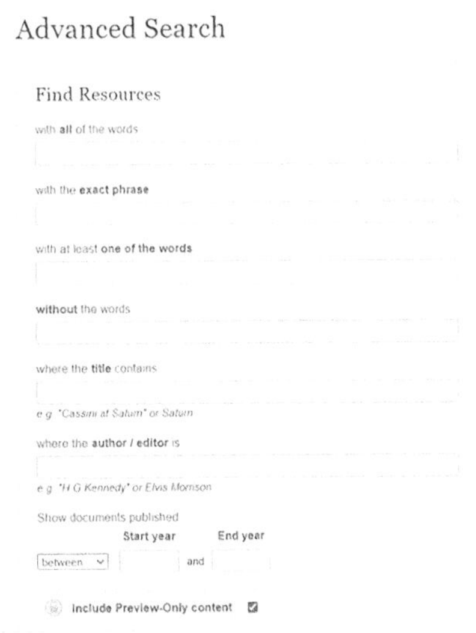

图 1-4-13　高级检索界面

逻辑关系非；第五行"where the title contains"表示检索文章的题目需要包含此检索词；第六行"where the author/editor is"表示是按照作者检索；最后一行的"Start year"表示文章收录起始年份，"End year"表示文章收录结束年份，以此限定时间段。

七、ScienceDirect

（一）资源概述

Elsevier 是 Reed Elsevier 集团中的科学部门，是国际化科学文献的出版发行商。Elsevier 通过 ScienceDirect、Scopus、Sherpath 等数字化工具提供信息分析解决方案，为全球的科研工作者提供支持，方便科研工作，从而推动人类科学技术的进步。Elsevier 下的 ScienceDirect 是应用最广泛的全文型外文数据库，为全学科的全文数据库，包含了 140 万篇开放存取的文章供广大用户免费阅读下载，以科学、技术、医药卫生等领域为特色，通过网络为广大用户提供期刊阅读服务。因其收录了众多同行评审文章，且大部分期刊也被 SCI、EI 等收录，所以是公认的较权威的期刊数据库。

（二）检索方法与结果阅读

该数据库可以提供期刊以及出版物的浏览，也可以根据检索词检索包含检索词的所有文章。无论是期刊浏览或者文献检索，都有简单检索和高级检索两种方式。

1. 期刊及出版物浏览　可以根据字母顺序浏览查找所需期刊及出版物，也可以按照期刊及出版物的学科分类进行查找浏览。选择字母顺序浏览，只需点击字母，就可以在检索结果页面右侧显示所有该字母的出版物，而检索结果页面左侧是根据学科领域、出版物类型、期刊所属种类、获取类型进行分类。若选择根据学科分类进行检索，可以选择在该平台划分的物理学与工程、生命科学、健康科学、社会科学与人文四大领域以及各领域内又划分的子领域内进行检索，点击进入各领域，其内的期刊也是按照字母顺序进行排列。

2. 文献检索　包括简单检索和高级检索。该网站首页的默认检索框即为简单检索。该检索框有六个限定检索字段，分别为关键词、作者姓名、期刊名称、册或卷、期号、页码。在对应的检索框内输入信息，就可以查找到目标文献资源。点击检索标志旁的"Advanced search"可以进入高级检索页面。高级检索不仅可以限定包括文章题目、作者、作者单位、文章类型等字段，还可以在检索式之间进行"AND""OR""NOT"的逻辑组配，逻辑词需用大写。若是不可拆分的短语，需要用""进行限定。

3. 结果阅读　如果有权限阅读则点击文章标题即可进入详细阅读，其页面左侧有大纲，包括摘要、关键词、临床数据、结论等，可以直接点击想要阅读的部分。题录的上方可直接以 PDF 格式进行全文下载。如果想引用该篇文献，可以点击 Export，选择输出格式，即可完成。

八、ProQuest

（一）资源概述

ProQuest 是由美国 ProQuest Information and Learning 公司推出的全球性检索与研究平台，所涉及的研究和学科领域包括艺术、商业、健康与医学、历史、文学和语言、科学和技术、社会科学。其来源包括当前和历史的报纸、学位论文、学术期刊、电视和无线电广播、有线服务和新闻发布、书籍、政府文件和存档等。平台中的常用医学数据库包括：ProQuest Health & Medical Complete（PHMC）、ProQuest Nursing & Allied Health Source（PNAHS）、ProQuest Research Library（PRL，原 ARL）。其页面首页如图 1-4-14 所示。

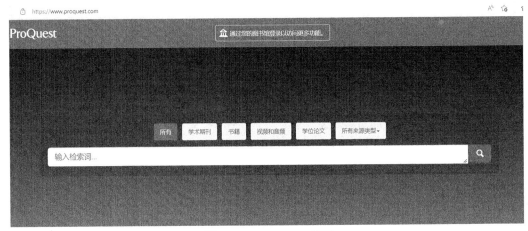

图 1-4-14　ProQuest 首页

（二）检索方法与结果阅读

用户可根据校内订购的图书馆资源或者根据网址：www.proquest.com 登录访问 ProQuest 数据库。进入数据库可以选择基本检索、高级检索或者出版物检索。

1. 基本检索　数据库首页即为基本检索，可以直接在检索框内输入检索词。这种检索会有很多条检索结果，缺乏精确性。可采取限定检索库的方法来缩小检索范围，可供限定的检索库包括学术期刊、书籍、视频音频、学位论文、标准和实践指南等。同时可以在检索框下方选择全文或同行评审的文献。

2. 高级检索　通过限定更多的检索条件来达到精确检索。其支持基本的布尔运算符，增加限定检索框，通过"AND""NOT""OR"等运算符限制检索框之间的关系，从而使检索结果满足多种限定条件，达到精确检索的目的。如果需要两个以上检索词作为不可分割的短语进行检索，则需要用""来限制此短语。例如，把"13 岁男童"作为不可分割短语进行检索，需要输入"13岁男童"，否则容易检索出包含"13 岁"和"男童"的所有文献，削减了精确性。此外，可以使用截字符 * 来避免因为英语单词单复数导致的错误检索，从而使检索全面。例如，"assess*"可以检索到"assess""assessment"等。

3. 出版物检索　可以针对特定的出版来源进行检索。在检索页面左侧列举了出版物类型、出版物主题、出版商、数据库，读者可根据需求选择相应的出版物进行全文文献浏览与阅读。

4. 结果阅读　输入检索词点击检索，可以显示所有符合检索限定条件的检索结果。页面左侧提供应用筛选器，可以由出版日期、语言、数据库等筛选条件进行二次筛选，从而精确检索范围。页面可显示文献篇名、作者、期刊号等题录信息，点击篇名即可进行全文阅读。文献右侧选择引用，可以直接复制引用格式，也可以选择导入 endnote 等引文管理器。

九、Wiley Online Library

（一）资源概述

Wiley Online Library 在 2010 年 8 月取代使用多年并获得极大成功与美誉的 Wiley InterScience。其收录了 1600 余种期刊、22 000 余种在线图书，覆盖了生命科学、健康科学、自然科学、社会与人文科学等全面的学科领域。平台界面简单直观，为广大科研人员的文献检索提供了方便。

（二）检索方法与结果阅读

进入 Wiley Online Library 主页，平台提供简单检索、高级检索以及书刊浏览。

1. 简单检索 页面首页检索框即为简单检索。读者可以输入任意关键词，系统将在平台所有学术期刊、在线图书、参考工具书等可检索字段进行检索，得到的检索结果数量庞大。读者也可以使用布尔运算符构建检索式进行检索。

2. 高级检索 在页面首页简单检索框下可点击高级检索进入高级检索页面。高级检索通过同时进行多种限定，比如同时限定作者、题名、关键词、资助机构等来提高检索精确度。还可以输入布尔运算符构建表达式进行检索。在页面下方还可以选择日期来进行时间限定。

3. 结果阅读 输入检索词点击检索，页面会显示符合限定条件的检索结果。页面左侧按出版物类型、出版时间、作者等进行分类，有需要的读者可以点击相应栏目使检索结果更为精准。检索结果页面显示文献的篇名、作者、刊名、收录时间等题录信息。点击篇名即可进行全文阅读。全文上方的"SECTIONS"可以选择引言、摘要等，方便阅读。题录下方有"pdf"可供下载，"SHARE"选项可进行微信等社交媒体的分享，"TOOLS"选项可以导出引用文献的格式，并且可以添加收藏。右侧根据检索词提供相关推荐，进行文献阅读的扩展。

第二节 图书全文数据库

一、书生之家数字图书馆

（一）资源概述

书生之家数字图书馆是建立在当代先进电子信息技术的基础上，将图书馆资源数字化，并且提供多种检索方式以便用户进行检索的数字图书馆资源。该平台是由北京书生数字技术有限公司在 2000 年创办的，内容丰富多彩，涵盖了法律、艺术、宗教、哲学等门类，侧重于教材、教参与考试用书。该平台提供单项检索、组合检索、全文检索、分类检索，可以满足不同检索需求的用户。用户在阅读馆藏资源时需要下载"书生阅读器"进行阅读。

（二）检索方法

用户注册并登录该网站后，进入检索界面，可以根据图书名称、作者、ISBN、摘要等关键词来进行单项检索。可能会出现图书名称或者作者名字重名的现象，此时可以点击图书名称，进入详细页面，根据内容或 ISBN 进行区分鉴别。如果点击高级检索，进入高级检索页面，可以把图书名称、作者、ISBN、摘要、出版机构等限定条件进行叠加，以此可以检索出更为精确的结果，称为高级检索。如果用户没有明确的检索目标，可以选择分类浏览，点击感兴趣的类别可以出现平台划分的子类别，逐级点击，可以浏览到该大类别下包含的所有图书，为用户提供选择，称为分类检索。

（三）结果阅读

阅读图书需要下载书生阅读器进行在线阅读。下载阅读器后，点击图书的名称就可以进入详细页面，点击详细页面中的全文就可以在线阅读，而且可以进行复制、粘贴、高亮、下划线等操作。

二、方正 Apabi 数字图书馆

（一）资源概述

方正 Apabi 数字图书馆是由北大方正电子有限公司制作，采用先进电子信息技术，将全国数百家数十万种图书资源数字化，以高效率的工作模式使该库里的电子书与出版社发行纸质书的时间相差无几。其内容涉及社会、宗教、历史、医学等各个领域，以满足不同专业用户的阅读需求。进行在线阅读时需要借助 Apabi Reader 阅读器，因此使用该平台需要提前下载 Apabi Reader 阅读器。

（二）检索方法

进入方正 Apabi 数字图书馆首页，点击图书即可以进行图书检索，提供简单检索、高级检索、跨库检索三种方式。

1. 简单搜索　点击简单搜索，会出现一个包含书名、出版社、中图法分类号等的提示框。例如，在输入框内输入科学出版社就可以显示所有科学出版社出版的刊物。在检索结果的页面左侧会出现根据中图法把图书划分的 21 大类别，点击感兴趣的领域可以检索该领域内科学出版社出版的图书，也可以在输入框内继续输入限定条件，选择结果中检索，进一步缩小检索范围。

2. 高级检索　在方正 Apabi 数字图书馆首页默认检索框旁点击高级检索就可以进入高级检索页面。有书名、责任者、主题、摘要、出版社这五个限定字段，在对应限定字段的输入框内输入对应信息，再选择逻辑关系以及限定出版时间，就实现了多种条件同时限定，从而使检索结果精准。

3. 跨库检索　在方正 Apabi 数字图书馆首页默认检索框旁点击跨库检索就可以进入跨库检索页面。有书名、作者、主题、摘要等五个限定字段，在对应限定字段的输入框内输入对应信息，再选择逻辑关系并且选择查询的库，就实现了跨库查询，该网站只有两个数据库，其一为全文图书数据库，另一个为年鉴全文数据库。

（三）结果阅读

点击想要阅读的图书的名字就可以进入详情页面。详情页面介绍了该图书的 ISBN 编号、责任者、中图法分类、出版社、出版日期，提供了在线浏览、借阅、下载等功能。这些功能的正常使用均需要借助 Apabi Reader。在线浏览还支持根据目录进行跳转。

三、超星数字图书馆

（一）资源概述

超星电子书（www.sslibrary.com）现名称为超星汇雅电子图书，是目前我国最大的中文数字图书馆。其以现代网络技术为基础，将海量图书信息资源数字化，并采取不同检索方式，使用户随时随地可以快速高效地检索出自己感兴趣的文献资源并且进行在线阅读。这不仅为广大的图书爱好者、科研工作者提供了方便，而且使繁多的图书资源得到有效利用，加速了知识的传播与共享。

（二）检索方法

超星汇雅电子图书的资源查找提供分类资源查找、普通检索、高级检索。

1. 分类资源查找　进入超星汇雅电子图书的首页。该平台在页面的左侧将其馆藏图书资源分为经济、文学、艺术、军事等 22 个大类。用户点击其感兴趣的分类即可在页面右侧展示出该分类下的所有馆藏资源，并且可以根据出版时间或者书名进行排序。这种查找方法适用于对某一分类感兴趣但没有确切阅读目标的用户进行浏览，从而大致了解该领域下图书种类。

2. 普通检索　进入超星汇雅电子图书的首页，其默认检索框即为普通检索框。检索框下有书名、作者、目录、全文检索四个选项。用户可以点击对应选项，并且在输入框内输入选项对应的文字，就可以在所有馆藏资源中进行检索。例如，选择目录，输入"鲁智深倒拔垂杨柳"，点击检索，就可以检索出目录包含"鲁智深倒拔垂杨柳"的所有图书。如果检索结果数量繁多，还可以继续输入检索词进行二次检索，从而缩小检索范围，使检索结果更加精确。由于该网站不能智能识别文字错误，所以应注意不要输入错别字以免检索结果错误。

3. 高级检索　进入超星汇雅电子图书的首页，点击默认检索框右侧的高级检索，就可以进入高级检索页面。高级检索可以同时限定书名、作者、主题词、中图分类号、年代并且可以在分类下拉框中选择图书分类。限定的条件越多，检索的结果越精确。这种检索方式适用于已经有明确阅读目标的用户进行精确检索。

（三）结果阅读

超星汇雅电子图书平台提供超星阅读器阅读、在线阅读、PDF 阅读三种方式。点击图书题目就可以进入详细页面。在详细页面会有对该本图书的简介，并且可以选择 EPUB 阅读和 PDF 阅读两种在线阅读方式。EPUB（electronic publication）是一种电子图书标准，EPUB 阅读可以根据需要改变字体颜色、背景等进行阅读，还可以根据目录跳转到其他章节进行阅读，比 PDF 阅读更加人性化。如果想要下载这本书，需要根据向导安装超星阅读器。

思 考 题

1. 全文型数据库有哪些？分别列举出中文和外文全文型数据库。

2. 简述如何在维普中文期刊服务平台进行全文型文献的检索。

3. 简述万方数据库主要收录内容。

第五章　引文检索系统

掌握引文检索知识和技能，是医学研究生必不可少的一项科研能力。本章主要介绍了医学文献编辑常见的引文检索系统，包括 Web of Science 核心合集、Scopus 引文数据库、中国科学引文数据库、维普和知网引文数据库及引文分析工具 JCR 和 ESI。

第一节　引文检索系统概述

一、基本概念

引文是指列于文献末尾或具有脚注的参考文献，又称被引用文献（cited paper）。被引用文献的作者称为被引作者（cited author）。引证文献，又称引用文献（citing paper），指列有参考文献的文献，为作者论点提供有力的论据。引用文献与被引用文献是两个相对的概念，某一文献对于它的参考文献来说就是引用文献，但当该文献被别人引用后就成了那篇文献的被引用文献。引用分为自引（self-citation）和他引，自引分作者自引和期刊自引，作者自引是指作者本人引用自己已发表的文献；期刊自引是指同一期刊中文献的相互引用。不是引用作者本人已发表的文献以及不是引用同一期刊中的文献，这种引用方式称为他引。

引文索引（citation index）是基于文献引用和被引用的相互关系建立起来的一种新型索引。引文检索时，可以用文献的作者、标题名、发表年份、发表期刊等作为检索词，条目下出现引用或参考过该文献的全部文献及发表期刊。引文索引主要是供研究人员根据被引用文献去检索引用过该文献的其他文献，揭示文献之间相互引证关系。引文索引是引文检索的主要部分，除此之外，还附有文献来源索引、机构索引和轮排主题索引等。文献来源索引是指以文献来源题目、作者等为检索词进行索引。机构索引是以作者所属机构为检索词，条目下显示该机构最近发表文献的作者及文献期刊。轮排主题索引是从来源文献题名中每次选取 2 个关键词作为检索词进行轮排来检索。

引文检索（citation search）指依据被引用文献来检索文献的被引用情况，常见的检索词包括被引文献标题名、被引作者、被引出处和年份等。通过引文检索可以检索某一研究课题所有发表的相关文献，了解该研究领域发展的来龙去脉，把握研究趋势，推动知识创新。引文数据库（citation index database），指含有引文检索的数据库，是各种参考文献按照一定规则记录下来的规范的数据集。引文检索常见的检索系统，包括 Web of Science 核心合集、Scopus、中国科学引文数据库和其他的引文数据库。引文数据库除了能进行引文检索外，还提供篇名、作者、年份、来源出版物、机构等常规检索信息。

二、引文索引的功能和应用

引文索引适用于研究人员开展新课题、学科交叉课题时的文献检索。通过引文检索分析，发现一些科学观点或结果的相互关系，可以推测科研学术课题的发展趋势。总体来说，引文索引的功能主要体现在以下几个方面。

1. 具有检索功能　通过引文检索常常可以获得一系列与主题或内容相关的新文献；同时，通过引文检索，可以了解某一科学问题或结论的来龙去脉及本领域的研究前沿。

2. 具有一定的信息精选和学术评价功能　引文索引可以作为评价学术论文、研究人员、机构或国家的科研实力及学术期刊质量的工具。

3. 提供新方法用于计量学的研究 引文数据库及其引文分析工具期刊引证报告（journal citation report，JCR）和基本科学指标（essential science indicator，ESI）等在学科之间交叉渗透评定、学科文献老化速度评价、文献引证规律研究、文献计量研究等方面都是十分重要的工具，为学科发展研究提供计量数据。

虽然引文索引能用于科研人员学术水平和期刊学术质量的评价，但也有一定的局限性。例如，Web of Science 核心合集收录的期刊主要是英文期刊，非英语期刊在引文检索中不被关注；一些有学术质量的期刊并未被 Web of Science 核心合集收录；还有的期刊过度自引，以及好友之间的过度引用使得被引频次增高，偏失真实性。

第二节 Web of Science

一、概　　述

Web of Science（WOS）是基于 Web 开发的学术信息资源整合平台，是国际公认的反映科学研究水准的全球引文数据库。它收录了全球涵盖自然科学、工程技术、生物医学、社会科学、艺术与人文等多个领域的学术期刊和会议论文，是信息领域最全面的综合性多学科数据库。数据库资料信息每日及时更新，内容包括文献作者、机构、题目、摘要、关键词和参考文献等。WOS 平台整合的数据库有 Web of Science 核心合集、期刊题录快讯数据库（Current Contents Connect，CCC）、德温特专利索引（Derwent Innovations Index，DII）、美国生物学数据库（BIOSIS Previews，BP）、Inspec、MEDLINE、Zoological Record、期刊引证报告（Journal Citation Reports，JCR）、科技电子在线图书馆（Scientific Electronic Library Online，SciELO）、Citation Index 和中国科学引文数据库等，其中 Web of Science 核心合集、德温特专利索引和中国科学引文数据库具有引文检索功能。

Web of Science 核心合集是 WOS 中影响力最大、使用最多的数据库，由五个引文数据库和两个化学数据库组成。五个引文数据库包括科学引文索引扩展（Science Citation Index Expanded，SCIE）、社会科学引文索引（Social Sciences Citation Index，SSCI）、艺术与人文科学引文索引（Arts & Humanities Citation Index，A&HCI）、科技会议文献引文索引（Conference Proceedings Citation Index-Science，CPCI-S）和社会科学及人文科学会议文献引文索引（Conference Proceedings Citation index-Social Science & Humanities，CPCI-SSH）。两个化学数据库即化学反应（Current Chemical Reactions，CCR）和化合物索引（Index Chemicus，IC）。WOS 收录了来自各个研究领域的数千种学术期刊及会议录上的文献信息。

WOS 引文数据库功能全，质量高，可靠性强，检索功能强大，可以多库/单库和引文检索；可以对某一研究课题检索的结果进行分析和提取，通过创建引文报告来保存检索历史，还可以对这一研究课题检索情况进行引文跟踪服务；可以查询期刊影响因子；还可以建库管理个人论文和资料信息等。通过独特的引文索引，用户可以用文章名、专利号或期刊名等作为检索词，查找与研究课题相关联的所有文献，检索到论文被引用情况以及引用文献的记录等，跟踪来龙去脉，追溯某一研究课题的起源、发展和最新研究方向，越查越广，提高研究人员获取信息的效率。同时数据库更新快，利用 WOS 引文关系网络，可以帮助科研人员全面获取研究领域里最前沿、最重要的研究成果，打破科研成果在期刊与期刊之间、出版社与出版社之间以及数据库平台与平台之间的壁垒，推动高水平研究成果的产生。

二、科学引文索引扩展

（一）收录文献类型

科学引文索引扩展（Science Citation Index Expanded，SCI-Expanded，SCIE），是 WOS 核心

合集的数据库之一，是权威的、高影响力的科技期刊引文索引数据库，最能反映学科研究水平和论文质量，从 1979 年开始收录全世界出版的医学、化学与化工、数学、生物、物理等领域的科技期刊 6300 多种。SCIE 引文记录涵盖多种文献类型，包括书籍、学术期刊论文、国际会议论文和专利等。值得注意的是，SCIE 只收录在学术期刊上发表的国际会议论文和摘要，包括会议论文专刊、特刊和增刊，不收录国际会议论文集。SCIE 是选刊不选论文，只要该期刊是 SCIE 收录期刊，发表在该期刊上的任何类型文章均会被 SCIE 收录，包括特刊、增刊。

（二）检索规则

SCIE 支持下列基本检索规则。

1. 基于文献特征的检索字段检索 主要的检索字段有：主题，标题，作者，出版物标题，出版年，所属机构，基金资助机构，出版商，出版日期，摘要，入藏号，地址，作者标识符，作者关键词，会议，文献类型，DOI，编者，授权号，团体作者，语种等。

2. 基于被引参考文献特征的检索字段检索 主要检索字段有：被引作者，被引著作，被引 DOI，被引年份，被引卷，被引期，被引页，被引标题。

3. 基于化学结构特征检索 绘制化学结构图并/或输入任何所需的数据。然后单击"检索"按钮继续检索。该检索将被添加到检索历史中。

4. 检索技术 包括布尔检索，临近检索，截词检索，精确短语检索，词性还原检索，逻辑算符及其先后次序进行检索。

（1）布尔检索，如 and、or 和 not。运算符大小写皆可，遵循 not＞and＞or 的运算顺序。

（2）临近检索，如 near/x 或 same 等。大小写均可，检索词顺序任意。

（3）截词检索，其通配符有 *、? 和 $，* 为常用截词符。截词检索可以提高查全率。

（4）精确短语检索，即在多个检索词的两端加引号表示该多个检索词为一整体关键词词组，引号中还可套用截词符。

（5）词性还原检索，自动辅助查找词的变体，如自动检索单复数、动词时态、形容词比较级、英美差异拼写等，提高查准率。

（6）逻辑算符及其先后次序进行检索，当多个运算符同时出现在一个检索字段中时，可用括号决定逻辑算符的次序，最多不能同时使用超过 50 个运算符。运算顺序：（），same，not，and，or。在常规检索页面，逻辑或关系的检索词应出现在同一个检索框中。

（三）检索界面

输入 Web of Science 核心合集网址（https://www.webofscience.com/），点击"选择数据库"，选择"Web of Science 核心合集"，点击"引文索引"，选择"Science Citation Index Expanded（SCI-EXPANDED）--1979-至今"，输入基于文献特征的检索字段，点击"检索"，即可（图 1-5-1）。

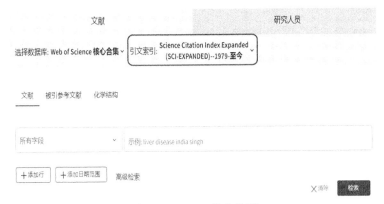

图 1-5-1 SCIE 检索界面

（四）结果处理及分析

1. 输出记录保存　先勾选所需论文前面的复选框，论文可以根据所需要求进行筛选提炼，如根据出版年、文献类型、作者、所属机构、出版物标题等进行选择。再选择导出至 EndNote Online、纯文本文件、Excel 等输出方法。如将记录导出为纯文本文件，选择记录内容进行保存。

2. 分析检索结果　检索结果根据 Web of Science 类别或文献类别、出版年、作者、所属机构、出版物标题等按标记结果列表进行过滤。可以按检索结果计数排序，也可以按字母排序。可视化数据可以用柱状图或树状图显示。检索结果将会按照所选类别过滤后分布，检索结果可视化数据图可以下载，保存为 .jpg 图片格式；可视化数据图下面的列表会显示记录数和所占百分位。

3. 创建引文报告　引文报告界面显示出版物、施引文献、被引频次等，还可以导出完整报告，报告可选择所有页面记录，保存为 excel 或文本文件格式。还可以下载，按年份的被引频次和出版物分布。检索的文章也会显示每一年的被引频次和年均被引频次。

4. 创建跟踪服务　这项服务需注册后才能使用，操作步骤是：在检索页面上点击"创建跟踪服务"→登录→完成表单的填写→点击"保存"。创建跟踪服务，可以保存检索历史以便后续查用。以"artemisinin"为标题进行检索，如图 1-5-2 所示。

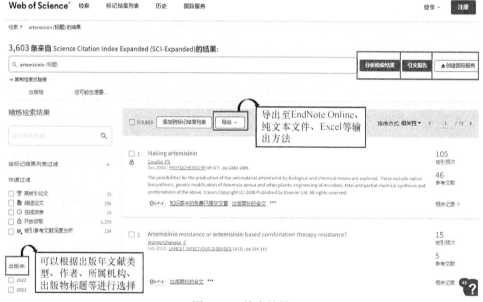

图 1-5-2　检索结果

三、检索方法

（一）基本检索界面

输入 Web of Science 核心合集网址（https://www.webofscience.com/），选择数据库：Web of Science 核心合集，出现基本检索界面（图 1-5-3）。

（二）主要检索途径

WOS 提供的检索方式主要有文献（References）、被引参考文献检索（Cited Reference Search）、化学结构检索（Chemical & Structure Search）和高级检索（Advanced Search）这 4 种检索方式。

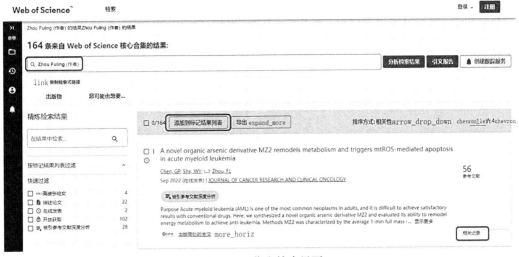

图 1-5-3　WOS 数据库基本检索界面

（三）一般检索

以文献特征的字段进行检索，提供的检索字段有主题、标题、作者、出版物标题、出版年、所属机构、基金资助机构、出版商、出版日期、摘要、入藏号、地址、作者标识符、作者关键词、会议、文献类型、DOI、编者、授权号、团体作者、语种等。主题、标题和作者是最常用的检索字段。

检索实例：以检索主题词"artemisinin"为例。

检索步骤：

1. 检索字段选主题词，输入主题词"artemisinin"。

2. 点击"添加行"，第二个检索框后检索字段选出版年，提问框内选"2022"，也可以选时间跨度；第三个检索框后检索字段可选语种，提问框内选"English"；第四个检索框后检索"文献类型"，提问框内选"Article"，运算符都选 AND，点击"检索"，即可出现 2022 年关于青蒿素的英文研究文献，共有 288 条检索结果。

（四）作者检索

作者检索是以作者名进行的检索，由于同名同姓作者大量存在，可对作者所在单位或研究领域选择后再进行检索，即可准确获得该作者的文献。

检索实例：检索作者名为"周芙玲"发表的论文情况，如图 1-5-4 所示。

图 1-5-4　作者检索界面

检索步骤：

1. 在 WOS 数据库中，选择文献检索，检索字段选作者，输入主题词"Zhou Fuling"进行检索。作者姓名形式为：姓氏在先，名字在后。

2. 在检索结果中出现含作者名的论文，勾选所需论文，添加到"标记结果列表"。

3. 检索结果可以导出，可以查看检索文献的被引信息，包括"被引次数"、"参考文献"以及"相关记录"。查看"相关记录"可以进一步发掘与检索文献相关的学术信息。

（五）被引参考文献检索

以被引参考文献的标题名、作者、著作、DOI、年份和卷期页作为检索字段进行检索。可选择单一字段进行检索，也可同时多字段检索，各字段可以用布尔运算符 AND 进行组配。

检索实例：检索被引参考文献标题为"As-Needed Budesonide-Formoterol versus Maintenance Budesonide in Mild Asthma"的引用情况。

检索步骤：

1. 在 WOS 数据库中，选择"被引参考文献"，在检索字段选择"被引标题"，录入论文标名"As-Needed Budesonide-Formoterol versus Maintenance Budesonide in Mild Asthma"进行检索。

2. 被引文献索引条目从左至右分别表示：被引作者、被引著作、标题、出版年、卷、期、页、标识符、施引文献。

3. 勾选第一行最左侧的复选框，勾选所选匹配的被引参考文献，选择"查看结果"，得到来自 WOS 核心合集的 230 篇施引文献。

（六）高级检索

只能对基于文献特征的字段进行高级检索，不能进行被引参考文献的高级检索。可在检索提问框内直接输入一般检索的所有字段，还可输入字段标识和布尔运算符来创建检索式并对其进行组配。检索历史可以保存，以便后续再次检索。

检索实例：检索 2018 年发表标题为"As-Needed Budesonide-Formoterol versus Maintenance Budesonide in Mild Asthma"的论文情况。

检索步骤：

1. 在文献检索字段，选择高级检索，将检索词"标题"和"出版年"用布尔运算符添加到检索式。

2. 得到检索式即（（（TI=（As-Needed Budesonide-Formoterol versus Maintenance Budesonide in Mild Asthma）））AND PY=（2018）），并选择精确检索，再点击检索。

3. 得到精确检索结果，如图 1-5-5 所示，显示此论文被引频次和参考文献以及相关记录，可将检索结果添加到标记结果列表，也可以导出检索结果。

（七）检索历史

在 WOS 检索界面，每一次操作都会记录在检索历史中。点击"历史"，显示检索过的历史记录。从左到右的条目显示：类型、检索式和检索结果、数据库、检索结果、操作。

（八）检索结果显示

1. 检索结果的排序方式　WOS 对检索结果的排序方式有：相关性、最近添加、引文类别、日期升序或降序、被引频次最高优先或最低优先、使用次数最多优先、会议标题升序或降序、第一作者升序或降序、出版物标题升序或降序。

2. 记录查看　选择所需或感兴趣的某一文献记录，点击出版商处的免费全文，即可查看全文。检索结果显示文章题目、全部作者、卷期、文献号、DOI、出版时间、已索引、文献类型、摘要、

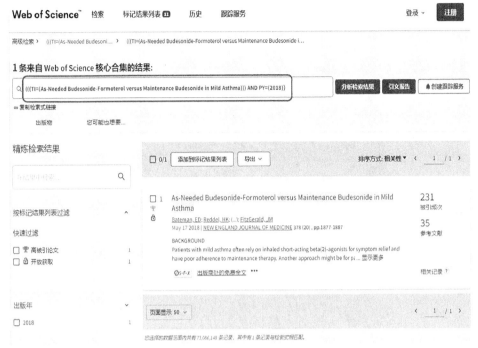

图 1-5-5　高级检索结果

关键词、Keywords Plus、作者信息和通讯作者地址、电子邮件地址、类别/分类、基金资助、语种、入藏号、PubMed ID、ISSN 或 eISSN、期刊信息和期刊影响因子。还会显示被引频次和这篇文献所有引用的参考文献，以及这些被引参考文献的被引频次和参考文献。

3. 检索结果使用与管理

（1）将检索结果限定在某个范围内，可以使用"精炼检索结果"功能。

（2）可以通过点击"被引频次"（默认降序）来查看某个领域中被引用次数最多的重要文献，了解某一研究课题的研究依据，弄清来龙去脉，把握在当今研究中的价值意义，了解该研究领域的前沿进展。

（3）选择感兴趣的记录输出，保存到 EndNote 或者 EndNote Online 个人图书馆。

（4）点击"创建引文报告"，可以看到关于该领域文章的引文报告。

（5）创建引文跟踪服务从而了解今后该论文的被引用情况。

四、Web of Science 的管理分析功能

WOS 具有多种管理分析功能，对检索结果进行保存记录、对检索结果进行分析和跟踪服务，如图 1-5-6 所示。

（一）结果保存

勾选所需或感兴趣的文献记录，可以添加到标记结果列表，或者导出到 EndNote Online、EndNote Desktop、添加到我的 Publons 个人信息、纯文本文件、RefWorks、RIS、BibTeX、Excel、制表符分隔文件、可打印的 HTML 文件、Incites 和电子邮件。

（二）分析检索结果

对检索结果进行分析有助于把握检出的文献分布情况，①分析论文类型：主要哪种类型论文引用；②近几年引用篇数：了解相关研究领域的进展情况；③引用文献所属学科的分布情况：可

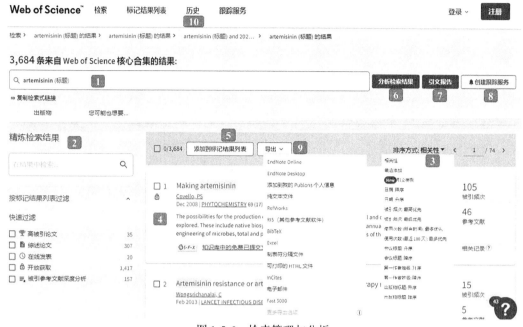

图 1-5-6 检索管理与分析

了解相关课题研究的学科交叉情况和所涉及的学科范围；④哪些作者的引用文献：了解相关研究领域的主要研究人员；⑤哪些机构单位的引用文献；⑥在哪些期刊杂志引用：以便确定相关课题的投稿方向等。还可以详细看到记录数和所占该专题文献总量的百分位。

（三）创建引文报告

在检索结果显示界面，选择"引文报告"，即可对检索结果创建引文报告。引文报告中的直方图是按照出版物和被引频次显示检出文献从 1984 年至今每年发表的文献量和每年的被引频次，显示检索的这一课题的研究历程和被关注程度，正常情况下引文报告列出前 20 年的数据。直方图下选择排序方式：若选择被引频次最高优先，即可看到列出的每篇检出文献每一年的被引频次和年均被引频次。

（四）保存检索历史并创建跟踪服务

保存检索历史，以便后续检索使用。创建跟踪服务可以定期获得某一课题的新文献。操作步骤是：在检索页面上点击"创建跟踪服务"→在创建跟踪服务页面上注册登录→保存检索历史，勾选文献定期发送到电子邮箱及其邮件发送频率等，最后点击"保存"完成跟踪服务的创建。跟踪服务创建成功后，所设定的电子邮箱会收到与保存的检索式相匹配的最新文献。还可以修改和删除不需要的检索式。此外，在 WOS 来源文献范围内只要有人引用了创建跟踪的引文，用户的电子邮箱就会接收到引用文献的信息。

（五）精炼检索结果

在检索结果显示界面左侧，选择"精炼检索结果"，按标记结果列表过滤，如高被引论文、综述论文、在线发表、开放获取、被引参考文献深度分析等进行精炼，还可以根据作者、出版年、出版物标题、类别、所属机构、研究方向等提炼检索结果。提炼检索结果时，相关性密切和出现频率高的字段信息排列在前，以便优先选择。"精炼检索结果"无需文字输入，只是勾选限定检索范围。

（六）参考文献的管理

检索结果的记录可以保存在创建的 EndNote Online 文献库中，也可以将检索结果或文本格式导入本地 EndNote 文献库进行参考文献的管理，针对某一文献，还可以查看全文或直接链接到数据库中查看该文献的具体详细信息，如作者、机构、被引频次等。

五、引文分析工具

引文分析就是运用数学和统计学的方法分析科学期刊、论文和作者等，揭示其特征和内在规律。引文分析的数据有期刊的影响因子、期刊的即年指数、作者 H 指数、文献发表量、文献被引频次等，它们是评价期刊和研究人员学术水平的客观指标。常用的引文分析工具主要有期刊引用报告和基本科学指标。

（一）期刊引用报告

1. 概述 期刊引用报告（journal citation reports，JCR），由美国信息研究所（Institute of Scientific Information，ISI）研制出版，基于引文数据对多学科期刊进行统计和对期刊实力进行评价。从 1976 年开始，每年一期公布上一年对期刊的各种评价结果。JCR 依据来自 ISI Web of Science SCIE 和 SSCI 中的引文数据，收录了全球 7000 多种学术核心期刊，覆盖 230 多个学科领域和 60 多个国家和地区。JCR 自然科学版（JCR Science Edition，JCRSE）包括科学和技术领域的 5000 余种期刊数据；JCR 社会科学版（JCR Social Science Edition，JCRSSE）包括社会科学领域的 1600 余种期刊数据。JCR 可以对统计信息计量化，因而提供了一种可靠、客观公正的统计方法，对全世界范围内多学科期刊进行评估，可作为某个主题类目中大量期刊重要性比较的工具之一。而且，JCR 可以对被引文献进行统计，显示引用和被引期刊之间的相互关系。JCR 还可以根据期刊水平评价某一科学研究的水平和价值，帮助用户更全面直观地了解全球的学术期刊。

JCR 的五大指标包括总引文数（total cites）、论文数（articles）、即时指标（immediacy index）、影响因子（impact factor）和被引半衰期（cited half-life）。

（1）总引文数指某一特定期刊的文章在 JCR 出版年被引用的总次数。

（2）论文数指某一特定学科分类下的论文总数。

（3）即时指标指用期刊中某一年中发表的文章在当年被引用次数除以同年发表文章的总数得到的指数，期刊即时指标反映期刊中论文得到引用的速度。

（4）影响因子指期刊过去两年发表的论文在当前 JCR 年获得的总引用次数与该期刊过去两年发表的学术著作的比值。期刊的影响因子越高，也即其刊载的文献被引用率越高，表明文献报道的研究成果影响力越大，也反映该刊物的学术水平越高。

（5）被引半衰期指一种期刊从当前年度向前推算引用数占截至当前年度被引用期刊的总引用数 50% 的时间。

增加的新指标有特征因子分值（eigenfactor score，EF）和论文影响分值（article influence score，AI）。EF 是 2007 年发布的一个新的期刊引文评价指标，指以过去五年期刊发表的论文在该 JCR 年被引总数为基础计算，同时考虑在期刊网络中引文较多的期刊的贡献。某一期刊被权威的高影响力的期刊所引用的次数越多，则该期刊的影响力也越高。论文影响分值即 "0.01×Eigenfactor Score"/"X"，其中 X 等于 5 年期刊发表论文总数除以 5 年全球所有期刊论文总数，该指标反映了某期刊论文在发表后第一个 5 年的平均影响力。AI 的平均值为 1，如该值大于 1，说明当前期刊中的每篇论文的影响力高于平均水平；如果该值小于 1，说明该期刊中的每篇论文的影响力低于平均水平。

2. JCR 对用户的作用 JCR 与 Web of Science 核心合集中的数据紧密关联、无缝链接、自由切换，数据结果更精确，并且呈现数据方式逻辑更强，用户实用性更佳，搜索、建库、存档信息记录更方便。对不同的用户具有不同的作用。

（1）图书馆管理员：可以更好地管理图书馆中的期刊馆藏，帮助期刊信息统计，便于对图书馆期刊馆藏进行规划、订购、保留、剔除、存档等。

（2）出版商和编辑：通过对期刊检索与评价，明确自身定位，提升期刊的市场竞争力。

（3）作者：便于筛选合适的期刊投稿论文，通过期刊水平确定作者发表论文的质量，评价作者科研能力。

（4）研究人员：发现与教授、学生等研究人员他们各自领域相关的文献。

（5）信息分析师：跟踪各学科期刊的发展趋势，深入研究各期刊之间的引证关系。

3. JCR 期刊数据检索　JCR 的网络版基于 Web of Science 平台，进入 Web of Science 主页，点击 Journal Citation Reports，访问地址 https://jcr.clarivate.com 进入 JCR 主页即可。JCR 检索结果可以按照刊名缩写、被引用总次数、影响因子、即年影响因子、文献总数和被引半衰期进行排序。

（1）对期刊数据进行检索：在检索框中输入期刊名称或出版物编号（ISSN），如输入期刊名为"BLOOD"，进入检索界面。点击期刊名称，将打开目标期刊概览页面。可以通过期刊排名方式浏览结果，也可通过学科排名方式浏览结果。在结果显示界面，可以选择 JCR 年份与版本，JCR 提供的期刊包括 ISSN 编号、eISSN 编号、刊名缩写、期刊类别、语种和地区、出版商和地址、期刊影响因子和发展趋势、期刊影响因子贡献条目、总引文数、近一两年的引文分布频次、开放获取、被引半衰期、主要机构、国家或地区、五年影响因子和即时指标等。

（2）JCR 检索结果的输出：需要先注册后才能对结果进行输出，JCR 在检出的期刊页面，点击"Export"，导出当前表单的结果，如图 1-5-7 所示。

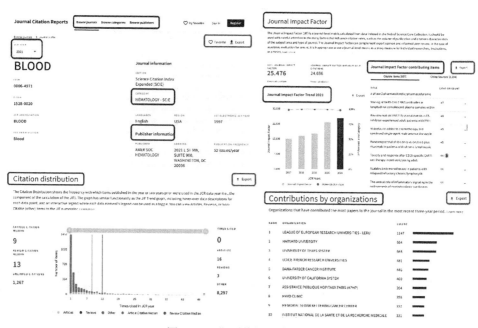

图 1-5-7　期刊数据部分显示

（二）基本科学指标

1. 概述　基本科学指标（Essential Science Indicators，ESI），是由美国汤森路透公司（Thomson Reuters）建立的，是一个基于 Web of Science 数据库的深度分析型研究工具。它是在汇集和分析 SCIE 和 SSCI 收录的全球一万多种学术期刊上所发表的一千多万条文献记录的基础上开发的数据库，为事实数值型数据库。

ESI 主要由四个部分组成，即引文排名（Citation Rankings）、高被引论文（Most Cited Papers）、引文分析（Citation Analysis）和评论报道（Commentary）。其以引文分析为基础，覆盖 22 个学科领域。ESI 依据六大指标，即论文数（papers）、被引频次（cited frequency）、篇均被引频次（cites/paper）、高水平论文（top papers）、热点论文（hot papers）和高被引论文（highly cited papers），可以对一个国家、地区、科研机构、科研人员、出版期刊的科研实力和学术能力进行全面客观评价，衡量其学术影响力和水平，并且能直观显示当前深入开展的研究领域和有重要突破进展的相关学科方向，对此进行排名。ESI 学科排名有 3 种方式，分别依据论文总数、总被引频次和篇均被引频次排序，其中被采用较多的默认排序指标是按总被引频次。

2. ESI 的作用　目前，ESI 已经成为世界公认的重要评价指标工具，主要用来评价高校或科研机构、科研人员的科研学术地位，也是判断某个学科发展水平的重要参照。ESI 所统计的论文数据来自 SCIE 和 SSCI，以滚动 10 年为统计时间窗，所有统计数据每两个月更新一次。ESI 按论文被引频次的多少确定评价研究成果的临界值，排出高水平论文、热点论文和高被引论文，其中热点论文指被引频次进入世界前 0.1% 的论文，高被引论文指被引频次进入世界前 1% 的论文。通过这些引文数据，可查看各学科高被引论文和热点论文，还可了解特定论文在本学科中的被引百分位档次。用户使用 ESI 不仅可以了解在各研究领域中最领先的国家或地区、研究机构、权威期刊、有影响力的科研人员及其论文，还能判断各研究领域内的研究成果及其影响，了解该研究领域的发展方向，便于用户追踪新兴研究前沿。

3. ESI 的检索途径　ESI 的访问网址为 https://esi.clarivate.com，检索主界面上提供 3 种检索途径，即引文排名检索，高引频次论文检索和引文分析检索。

（1）引文排名检索：包括研究领域、科研机构、科研人员、期刊、国家或地区的排名。在检索框中输入所要检索的字段，如学科领域或科研机构等，数据库可检索到 22 个学科领域。数据库的检索结果根据论文被引频次多少进行排序，排出高水平、高影响力的研究论文，从而帮助用户了解某一研究领域或科研机构论文发表情况，进而了解其学术水平和地位。

（2）高引频次论文检索：包括高引频次论文检索和热门论文检索。与引文排名检索的检索字段一样，用户可以选择或输入检索字段得到相应的检索结果，可以检索到高被引论文或热点论文的作者、研究领域、学术机构和期刊。例如，要检索某机构进入全球前 1% 的 ESI 学科，选择研究领域，在增加筛选条件中选择机构，输入机构名称的字符串，在结果显示中，从左至右依次显示了研究领域（"Research Fields"）、WOS 论文数量（"Web of Science Documents"）、被引次数（"Cites"）、篇均被引次数（"Cites/Paper"）、高水平论文（"Top Papers"）或高被引论文（"Highly Cited Papers"）或热点论文（"Hot Papers"）的数目。点击结果中论文数目的蓝色条形图（图1-5-8），可以选择对论文进行排序，点击论文题目会自动链接到 WOS 数据库中获取每一篇论文的详细信息；点击被引次数会显示被引趋势图；点击作者、期刊、学科分别获得相关信息。检索结果可以导出为 PDF、CSV 和 XLS 格式，导出字段包括每篇高水平论文、高被引论文或热点论文的 Web of Science 入藏号、所属 ESI 学科、在当期 ESI 中的被引频次等。

（3）引文分析检索：点击 "Field Baselines"，可以看到记录中给出了近 10 年来各学科领域每年发表论文的情况，包括平均被引频次（"Citation Rates"）、引文百分点（"Percentiles"）及学科领域排名（"Field Rankings"）三个列表。

此外，ESI 还能确定各学科的阈值。点击进入引用阈值（"Citation Thresholds"）选项，可以分别选择 ESI 学科阈值（"ESI Thresholds"）、高被引论文阈值（"Highly Cited Thresholds"）或者热点论文阈值（"Hot PaperThresholds"）。结果显示以 ESI 的 22 个学科为出发点，分别从作者、机构、期刊、国家等不同层次来给出被引阈值。

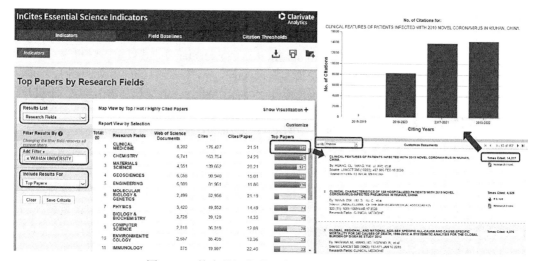

图 1-5-8　检索某机构进入全球前 1% 的 ESI 学科

第三节　Scopus

一、概　　述

Scopus 是由 Elsevier 与 21 家研究机构合作提供的文摘和引文数据库，于 2004 年 11 月正式推出，其收录内容由独立的领域专家遴选，非常全面地为研究人员提供包括科学、技术、医药等多学科领域可靠的、可视化的全球最新研究成果，支持科研人员分析、保存和追踪研究成果，是科研人员一站式获取科技文献的平台。

Scopus 是全球最大的文摘和引文数据库，汇聚全球海量文献资源，收录了经同行评审的学术期刊两万多种，收录的期刊数目是最多的，还收录了学术会议论文百万多篇和图书几十万种，覆盖了自然科学、技术、工程、医学、社会科学、艺术与人文学科，是研究者跟踪学科发展、学科规划的重要工具。全球重要的大学机构排名、中国最好大学排名、中国高被引学者排名等都是采用 Scopus 的数据做学科产出以及学科发展评估。

Scopus 可采用中文检索界面，支持学者检索、机构检索、文献检索，并能够对检索结果进行可视化分析，具有以下功能：①提供快速检索、基本检索、作者检索和高级检索及多种检索结果精炼模式，可以同时检索网络和专利信息（通过 Scirus 网络搜索引擎）。②提供标准的全文链接，还可以基于用户订购的期刊列表定制全文链接，可以从参考文献页面直接链接到网络上的全文资源。③提供引文分析的功能，评估参考文献，进而发现某一领域的研究热点和发展趋势，寻找新的研究突破口。

二、检索方法

（一）检索文献

打开 Scopus 主页，默认页面是文献搜索。输入文献名，可在同一空白处结合多项词条进行搜索，从下拉列表中选择搜索字段，例如，选择"文章标题或作者或关键词"，Scopus 提供 20 余个检索字段供选择使用，还可以设置日期范围，可添加检索字段，选择布尔运算符（和、或、非）来连接搜索词条，以进一步缩小结果范围。点击检索。

完成这些步骤后，将打开文献搜索结果，如图 1-5-9 所示，以检索关键词"Acute Myeloid Leukemia"为例。搜索页面的左上角有针对查询结果的编辑、保存和设置通知。可在"搜索结果内搜索"这一栏添加额外的搜索词条。所有搜索结果均可进行此项操作。勾选开放获取、年份、作者姓名、学科类型、出版阶段、来源出版物名称、关键字、归属机构、资金赞助商、国家或地区、来源出版物类型和语言对搜索结果进行精简筛选。点击分析搜索结果，按照作者、年份、来源出版物和施引文献分解搜索结果。可以按照日期、施引文献、相关性、第一作者或来源出版物名称对搜索结果进行排序。可对所有或选定的文献搜索结果进行批量处理，如导出、下载、查看引文概览、查看施引文献；添加到列表、查看参考文献和创建题录；对论文详情页面打印、以电子邮件形式发送或保存文献为 PDF 格式。点击"查看摘要"，即可显示相关摘要。点击"View at Publisher"，还可在出版商网站打开全文。还可"查看参考文献"，点击某一篇勾选的文献，可看到文献详情。

　　Scopus 还提供"高级文献搜索"功能，通过高级搜索功能的使用，可以按需求组合代码，更便捷地创建复杂的检索式。高级搜索中包括运算符和一系列字段代码。点击字段代码右侧的向下箭头，即可查看这一字段类型下的所有相关代码。点击代码右侧加号，被选择的代码会自动添加到输入栏中。

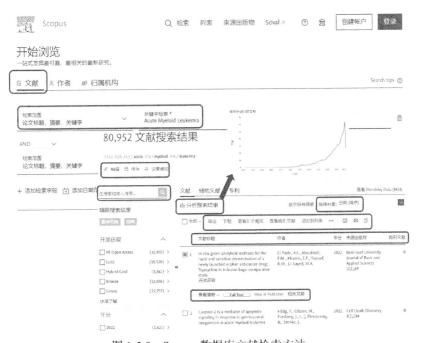

图 1-5-9　Scopus 数据库文献检索方法

（二）检索作者

　　文献搜索标签右边是作者搜索标签。在作者栏中分别输入作者的姓氏和名字。可在归属机构搜索栏添加归属机构搜索，Scopus 会显示相应姓名匹配的搜索列表。也可以选择作者的 ORCID ID 进行检索。可检索到作者发表的文献、h 指数、归属机构、城市和国家。点击所选作者名字，打开作者详情页面，可对作者发表的文献进行查阅和分析，统计作者文章历年发表的文献和引文趋势、每年发文数量、文章涉及主题等。

（三）检索机构

　　在 Scopus 主页选择归属机构标签，输入机构名，在研究机构结果列表中选择所要检索的机构名，得到归属机构详情。可按学科类别划分的文献、归属机构层次结构、合作的归属机构和按来源出版物划分的文献进行查看，按文献数量或学科类别进行排序，查看机构研究成果和该机构各学科贡献情况。

（四）检索出版物

在 Scopus 主页选择"来源出版物"，输入学科类别、标题、出版商或 ISSN，点击查找来源出版物，得到期刊详细信息。结果显示来源出版物名称、CiteScore、最高位百分数、引文、文献和被引用比率。页面可以导出为 Excel 或保存至来源出版物列表。点击出版物名称，显示出版物详情页面，可查看出版物的 SJR 和 SNIP 指数。还可查看最近 10 年的 CiteScore、出版物所属类别在学科中的排名和百分位。以检索"The Lancet"为例，如图 1-5-10 所示。

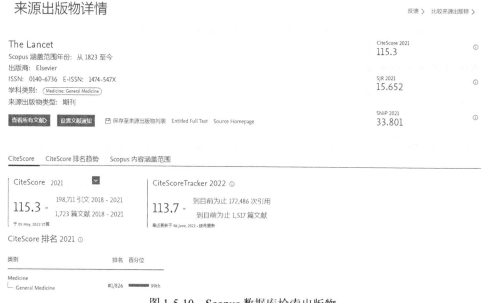

图 1-5-10　Scopus 数据库检索出版物

三、分析论文度量指标

Scopus 的分析度量指标有 CiteScore、SJR（SCImago Journal Rank）和 SNIP（Source Normalized Impact per Paper）等。CiteScore 用于衡量每年相应的期刊被引用量。SJR 用于衡量来源期刊的科学声望，即每篇论文的加权引用价值。SNIP 呈动态变化，用于衡量期刊的上下文引用影响，依据 SNIP 可帮助用户直接比较不同学科领域的期刊水平。

第四节　中国科学引文数据库

一、数据库概况

中国科学引文数据库，英文简称为 CSCD，是 1989 年我国自行开发的第一个引文数据库。CSCD 收录了我国生物学、物理、化学等自然科学各领域出版的一千多种中英文优秀科技期刊以及核心期刊，分为 CSCD 核心库和 CSCD 扩展库两个部分，数据库每两年根据评估结果遴选更新一次（http://sciencechina.cn/cscd_source.jsp）。最近一年以来，CSCD 收录的来源期刊包括一千余种中文期刊和国内出版的英文期刊约三百种。从 1989 年到 2022 年已积累论文记录 5 932 381 条，引文记录 91 080 129 条。

2007 年，基于与汤森路透集团（Thomson-Reuters Scientific）的合作，依托 ISI Web of Knowledge 检索平台，CSCD 与 WOS 成功对接，实现了跨库检索。CSCD 除了提供文章题名、著者姓名以及关键词检索等功能外，还提供了引文索引功能。引文索引不仅可以使用户轻松地检索到所查询文献的被引用情况，而且还能从某个著者姓名或某篇较早发表的文献入手，检索相关近期发表的文献，对了解新的研究课题方向具有重要帮助。CSCD 还提供了数据链接机制，便于用户获取文献的全文。

CSCD 最具创新特色的功能是对科研绩效进行评价。管理者通过查询发表的科研论文数量和论文被引频次，并进行统计分析，帮助决策者合理公正地评价科研人员成果。CSCD 作为比较权威的文献检索工具，已充分应用于评价科技研究活动的多个方面，包括科研机构和高等院校科研课题的新颖性评价、项目资助的评估、人才计划的申报与评选等，为决策者的评定提供了参考依据。

二、文献检索

CSCD 文献检索模块包含一般文献检索和高级检索。

（一）一般文献检索

在 CSCD 文献检索界面，在一般文献检索字段下拉框中选择主题、标题、出版物标题、出版年、出版日期、摘要、入藏号、地址、作者标识符、作者关键词、文献类型、语种等，在检索文本框中输入检索关键词，点击"检索"；一般文献检索还可以组合多个检索字段进行更详细的文献检索，如图 1-5-11 所示。

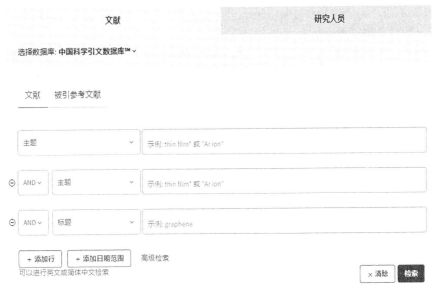

图 1-5-11　CSCD 文献基本检索界面

（二）高级检索

高级检索可以根据检索系统提供的不同检索条目，在检索框中对应输入检索词添加到检索式中，再选择新的检索条目，通过布尔运算符，创建检索式，再点击"检索"即可得到检索结果。例如，要检索吕军发于中华医学杂志上的文献被引用情况，首先选择"检索条目"为"作者"，在后方检索框中对应输入作者名为"吕军"，点击"添加到检索式"，再选择"检索条目"为"出版物标题者"，在后方检索框中对应输入标题为"中华医学杂志"，"布尔运算符"选择"AND"，点击"添加到检索式"，检索式预览框中显示"（AU=（吕军））AND SO=（中华医学杂志）"，点击"检索"。

三、被引参考文献检索

通过被引参考文献检索方式进行检索，其检索条目选项有：被引作者、被引年份、被引著作、被引 DOI、被引卷、被引期、被引页、被引标题等。例如检索条目选"被引作者"，检索词输入"周芙玲"，点击"检索"，检索得到作者名为"周芙玲"发表文献被文献引用的记录。

四、作者检索

CSCD 支持作者姓名/作者标识符（如 Researcher ID 或 ORCID ID）检索，查看个人学术档案，通过作者影响力射束图、出版物、引文网络、作者位置、合作网络等信息全方位了解和展示学术成果及影响力。点击"研究人员"，在姓名检索处输入姓氏和名字进行检索。

第五节　其他引文数据库

一、维普资讯中文期刊服务平台

（一）概况

维普资讯中文期刊服务平台是重庆维普资讯有限公司推出的，以中文科技期刊数据库为支撑的中文学术期刊大数据服务平台。该平台自 1989 年起，累计收录中文学术期刊 15 000 余种，文献总量 7000 余万篇，为高等教育及科研机构用户提供了强大的文献检索与文献资源保障服务，是我国数字图书馆建设的核心资源之一。

目前平台北大核心期刊收录率 100%、CSSCI 期刊收录率 99.8%、CSCD 期刊收录率 98%，为查收查引和科技查新工作提供了有力支撑。平台提供在线阅读、下载 PDF、HTML 阅读、文献传递等多种全文使用方式，有效保障了用户的全文内容获取需求。

维普资讯中文期刊服务平台以《中国图书馆分类法》（第五版）为标准进行数据标引，形成了 35 个一级学科，457 个二级学科的学科分类体系，能够满足全学科、各领域用户的中文期刊服务需要。目前，中心网站已经实现每日更新。

（二）检索方法

1. 访问平台　浏览器地址栏中键入平台访问地址（http://qikan.cqvip.com），或通过图书馆网站数字资源列表中的维普期刊相关链接访问平台。打开"中文期刊服务平台"（以下简称"平台"）并登录。

2. 选择合适的检索方式获得检索结果　平台默认使用一框式检索，用户在首页检索框中输入检索词，点击"检索"按钮即可获得检索结果。还可以通过设定检索命中字段，从而获取最佳检索结果。平台支持文献题名、作者、作者简介、摘要、关键词、机构、基金资助、分类号、参考文献、栏目信息、刊名等十余个检索字段。例如选择"作者"字段，输入作者名为"周芙玲"，点击"检索"，即可得到检索结果，共找到 79 篇文章，如图 1-5-12 所示。

平台为熟练用户和专业用户提供了更丰富的检索方式，统称为"高级检索"。具体包括：向导式检索和检索式检索。用户可以运用布尔运算，进行多条件组配检索，一步获取最优检索结果。

3. 对检索结果进行筛选和提炼　平台提供了基于检索结果的二次检索、分面聚类筛选、多种排序方式，方便用户快速找到目标文献。

4. 获取文献全文　在检索结果页面，点击题名，即可查看当前文献的详细信息，并进一步实现与文献相关的多种操作。平台提供包括"在线阅读""下载 PDF""OA 全文链接"等方式获取文献。

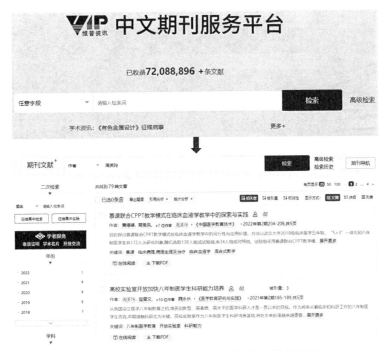

图 1-5-12　维普中文期刊服务平台检索结果显示

二、中国引文数据库

（一）概况

中国引文数据库（简称引文库）是依据 CNKI 中国知网收录数据库（包括中国期刊全文数据库、中国博硕士学位论文全文数据库、国内外重要会议论文全文数据库）及增补部分重要期刊文献的文后参考文献和文献注释为信息对象建立的具有特殊检索功能的文献数据库。引文库可作为科研管理工作者高效的管理工具和研究人员有效的统计分析工具，通过揭示各类文献引证的相互关系，为科研人员的课题研究提供全新的交流方式。截至 2022 年引文库已有 5 亿条引文数据，并以每年 4000 万条的速度扩增。

引文库主要功能包括引文检索、检索结果分析、作者引证报告、文献导出、数据分析器及高被引排序等模块。

（二）检索方法

1. 访问途径

（1）直接访问网址（http://ref.cnki.net）。

（2）通过 CNKI 中国知网主页导航，通过"引文检索"输入相应检索词，点击"检索"，或者点击"引文检索"的高级检索均可直接跳转到引文库。

（3）通过 CNKI 中国知网主页导航，点击"中国引文数据库"链接访问。

2. 基本检索　基本检索界面包括：被引文献、被引作者、被引机构、被引期刊、被引基金、被引学科、被引地域、被引出版社。被引文献检索还可以选择：被引主题、被引题名、被引关键词、被引摘要、被引作者、被引单位、被引来源等条目。用户根据所需选择检索条目，在文本框中输入检索词进行检索，也可以组合多个检索字段进行高级检索。例如，选择"被引作者"字段，输入作者名为"周芙玲"，点击检索，即可得到检索结果，共找到文献总数 67 篇，总被引 526 次，篇均被引 7.85，如图 1-5-13 所示。单击某篇论文，查看其具体内容，可以点击 CAJ 下载或 PDF 下载。

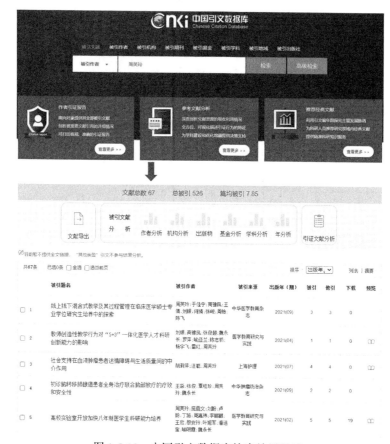

图 1-5-13　中国引文数据库检索结果显示

思　考　题

1. 本章介绍了几种引文检索系统？分别有哪些特点？
2. 请在 WOS 中检索某教授所写论文被他人引用的情况。
3. 请检索某教授所写论文被 SCI 收录的情况。

第六章　循证医学文献检索

循证医学的产生和发展离不开信息加工和传播技术的不断发展，证据作为循证医学的基石，是保证决策科学性和全面性的重要依据之一。因此，要系统全面、快速获取相关证据，就必须掌握和学习循证医学文献检索的方法。

第一节　循 证 医 学

循证医学（evidence-based medicine，EBM）是 20 世纪 90 年代初在临床医疗实践中发展起来的一门新兴临床学科，旨在促进当前医学研究的最佳证据，以此指导卫生管理、医学教育、临床实践和临床科研，推动临床医学的进步，促进社会和科学的进一步发展。EBM 被誉为 21 世纪的临床医学。

一、循证医学的定义

EBM 源于传统医学，又不同于传统医学。著名临床流行病学家戴维·萨科特（David Sackett）教授将 EBM 定义为"慎重、准确和明智地应用现有的最佳研究证据，同时结合临床医生的个人专业技能和长期临床经验，考虑患者的价值观和意愿，完美地将三者结合在一起，制定出具体的治疗方案"。EBM 的关键是最佳证据；实施 EBM 的主体是临床医师；实施 EBM 的关键因素是患者的意愿和决策环境。

二、循证医学的产生和发展

（一）循证医学的产生

20 世纪 70 年代，英国流行病学家阿奇·科克伦（Archie Cochrane）教授指出"随机对照试验证据比其他任何证据都更为可靠"，并强调临床实践中证据的重要性；80 年代初，David Sackett 教授等普及了严格评价的原理，为循证医学的产生奠定了方法学基础；1992 年，David Sackett 教授首次提出"循证医学"的概念并于英国成立 Cochrane 中心，同年 David Eddy 教授受邀在 *JAMA* 上发表题为"Practice policies: where do they come from"的文章，引起广泛关注；1993 年，伊恩·查默斯（Iain Chalmers）教授成立了 Cochrane 协作网，启动了全球合作建立临床研究数据库；1997 年 David Sackett 教授出版 *Evidence-based Medicine: How to Practice and Teach*，为实施循证医学建立了重要的理论和方法体系。

（二）Archie Cochrane 及其贡献

英国流行病学家 Archie Cochrane（1909～1988 年）在其著作 *Effectiveness and Efficiency: Random Reflections on Health Care* 中强调，循证医学中最重要和可靠的证据来源于随机对照试验证据，应充分利用其优势；Archie Cochrane 随后于 1979 年指出，应联合特定病种/疗法的随机对照试验，并随着新证据的不断出现进行更新，得出综合可靠的结论；1987 年 Archie Cochrane 等基于妊娠的随机对照试验开展了系统评价，其结论的推广极大减少了欧洲新生儿死亡率，成为一个重要的里程碑，此后，Archie Cochrane 鼓励其他专业也应遵循这种方法。

（三）David Sackett 及其贡献

David Sackett 教授主张应用临床流行病学的基本理论和临床研究方法解决临床实践的问题，强调从传统经验医学转变为循证医学的必然趋势。David Sackett 教授从临床医师的需求出发，结合早期科研与实践经验，于 1995 年创建了英国的"循证医学杂志"，并指出"未来 20 年的发展是传递随机对照试验的系统评价"。1997 年，David Sackett 教授出版了 *Evidence-based Medicine: How to Practice and Teach*，该著作成为学习和实践 EBM 理论体系和方法基础的重要教材。

（四）Iain Chalmers 与 Cochrane 协作网

1993 年，Iain Chalmers 教授正式创建英国 Cochrane 中心和 Cochrane 协作网（Cochrane Collaboration，CC），旨在生产、保存和传播医学领域系统评价，为医疗卫生服务和临床实践指南提供可靠的依据，为循证医学的蓬勃发展起到了重要推动作用。

（五）循证医学的交叉融合

随着临床流行病学的不断发展，国际临床流行病学网（International Clinical Epidemiology Network，INCLEN）、卫生技术评估（Health Technology Assessment，HTA）组织、循证医学中心（Centre for Evidence-based Medicine，CEBM）和 Cochrane 协作网等国际组织结合医疗保健问题，共同生产高质量循证医学证据，推进循证医学创新发展。

（六）中国循证医学/中国 Cochrane 中心

中国循证医学是在与世界前沿的学术竞争中跟进最快、差距最小的少数学科领域之一。1996 年，我国在华西医科大学（现四川大学华西医院）开始筹建中国循证医学中心。1999 年 3 月，经 Cochrane 协作网批准，正式注册成为世界上第 13 个成员国。2001 年 6 月，中国循证医学/中国 Cochrane 中心在纽约中华医学基金会的资助下创办了《中国循证医学杂志》。2002 年循证医学教育部网上合作研究中心成立，随后陆续成立了复旦大学、中国中医科学院、中山大学、兰州大学等 7 个分中心。2008 年创建中国临床试验注册中心（Chinese Clinical Trail Register，ChiCTR），极大地推动了循证医学在中国的发展。

三、实践循证医学的步骤

（一）提出明确的临床问题

临床问题包括一般性问题、特殊的临床问题和患者关心的问题：①一般性问题指来自具体患者的具体临床问题，如影响疾病的因素；②特殊的临床问题指关于病因与危险因素、诊断、治疗和预防等多方面的问题；③患者关心的问题考虑个体在社会心理状况等方面的差异，也是循证医学的特点之一。应采用 PICOS 五要素构建具体的临床问题。

（二）全面收集相关证据

充分运用电子出版物、期刊数据库、手工检索、网络资源等渠道寻找可以回答上述问题的最好研究证据。

（三）评价确定最佳证据

从证据的多个方面（真实性、可靠性、临床重要性、相关性及适用性）进行严格评价。临床研究证据依据其质量及可靠程度分为 5 个等级，其可靠程度依次为：Ⅰ级：所有随机对照试验的系统评价；Ⅱ级：单个样本量足够的随机对照试验；Ⅲ级：设有对照组但未用随机对照方法分组的研究；Ⅳ级：病例系列分析或病例对照研究；Ⅴ级：专家共识。

（四）应用证据指导实践

经过严格的证据评价后，结合患者的病情特点和医疗环境，将获取的当前最佳证据应用于指导临床决策，以提高医疗质量。

（五）后效评价循证实践

定期观察应用当前最佳证据指导解决临床问题的效果，并进一步分析在实际应用过程中还可能存在的问题，再针对新的问题进行循证研究和实践，不断改善和丰富临床决策，更好地服务患者。针对尚无最佳证据的问题，应当根据 PICOS 要素拆分问题，设计生产高质量的证据。

四、实践循证医学的意义

（一）规范医疗行为

循证医学可改进临床医师临床实践方法，规范临床实践行为模式。提高医疗决策的科学性和合理性，如针对临床指标主动筛查高危人群，积极给予早期预防，使患者得到有效的医疗服务。

（二）改进教育体制

循证医学是一种重视最佳证据指导实践的理念，可全面培养学生在临床实践中发现问题，充分利用现有证据资源收集信息和解决问题的能力，从而增加了医疗决策的科学性。

（三）科研方法规范化

循证医学为临床科研提供了导向，并逐渐向公共卫生、中医药、社会学等领域发展，推进了科研方法的规范化。

第二节　循证医学文献检索方法

一、循证医学文献检索特点

1. 信息来源　循证医学文献检索注重多渠道，包括书目数据库、全文数据库、循证医学数据库、杂志、网站、临床实践指南等。

2. 检索范围　循证医学文献检索注重宽范围，强调全面收集当前可以获得的临床研究证据，无国别和语种限制。

3. 检索策略制定　循证医学文献检索词采用主题词与自由词相结合的方式，检索策略制定严谨，经多次预检索后确定。

4. 检索过滤　循证医学文献检索设定了专门的检索过滤器，便于直接检索到所需的临床研究文献，如 PubMed 界面中的 "clinical query"。

5. 检索方式　循证医学文献检索方法灵活多样，针对不同数据库和检索系统，多种检索途径或方法相结合，以提高查全率。

6. 检索结果　循证医学文献关注对检索结果进行文献质量评价，主要从真实性、方法学和负面结果单方面来评价。

二、循证医学文献检索步骤

（一）构建临床问题

要提出和构建一个具有临床意义的问题，就应该保证临床问题表述的准确性、清晰性和完整性，并将这一临床问题转化为经研究可以回答的问题，这一过程可以分解为 PICOS 5 个要素。

P：患者或人群（patient or population）；I：干预措施（intervention）；C：比较因素（comparison）；

O：结局指标（outcome）；S：研究设计类型（study design）。

（二）选择合适数据库

分析临床问题类型，选择相对应的最佳研究设计，先检索 Systems 数据库，若未满足需要再继续检索下一级别数据库。如针对治疗问题对数据库进行选择时，应首先对高度凝练的证据综合资源，如 ACP Journal Club，Evidence Based Medicine 等进行检索。若未获取相关证据，则需检索其他二次研究数据资源，如 Clinical Evidence，Cochrane Library 等。

（三）选择恰当检索词

为快速获取针对特定临床问题的最佳证据，应适当选择主题词和自由词，主题词是指用于描述医学概念的标准词汇，自由词是指根据需求选择的单词/词组，两者结合可保证较高的查全率。

（四）制定检索策略

文献检索是对检索策略不断修正的过程。检索策略是指在充分理解研究目的的基础上，选择合适的检索词，构建检索表达式。常用的布尔运算符包括：①"OR"（逻辑"或"）：用于针对相关疾病选用多个检索词的情况，可扩大检索范围，提高相关文献被检出的比例，提高查全率；②"AND"（逻辑"与"）：用于涉及疾病和干预措施的两组检索词的情况，可缩小检索范围，排除非相关文献被检出的比例，提高查准率。

Cochrane 协作网对主要数据库如 PubMed，EMBASE 中检索随机对照试验均提供相应的检索策略供检索者参考，如在 PubMed 中检索随机对照试验的检索策略如下：

检索策略一：高敏感度（此检索策略查全率高，但查准率低）

#1 randomized controlled trial [pt]
#2 controlled clinical trial [pt]
#3 randomized [tiab]
#4 placebo [tiab]
#5 drug therapy [sh]
#6 randomly [tiab]
#7 trial [tiab]
#8 groups [tiab]
#9 #1 or #2 or #3 or #4 or #5 or #6 or #7 or #8
#10 humans [mh]
#11#9 and #10

检索策略二：兼顾敏感度和特异度（此检索策略的敏感度稍差，有可能漏检）

#1 randomized controlled trial [pt]
#2 controlled clinical trial [pt]
#3 randomized [tiab]
#4 placebo [tiab]
#5 clinical trials as topic [mesh: noexp]
#6 randomly [tiab]
#7 trial [ti]
#8 #1 or #2 or #3 or #4 or #5 or #6 or #7
#9 humans [mh]
#10 #8 and #9

（五）评估检索结果

评估检索结果是衡量文献检索结果的有效程度，主要基于该结果是否可回答先前提出的临床问题，若原始证据等级较低，还需对检索结果的质量进行严格评价。若检索结果尚不能满足需要，则需分析检索结果，调整和完善策略后对数据库再次检索或检索其他类型的数据库。此外，在检索过程中，应当不断调整和完善检索策略，调整敏感性和特异度，制定出最适合解决该研究问题的更高质量的检索策略。主要步骤包括：浏览标题和摘要，评价是否符合预先设定的纳排标准，对于可能符合纳排标准的文献应仔细评估全文，以进一步评估。

第三节　循证医学数据库

循证医学最根本的目的是使用证据。在相关数据库中快速获取所需的诊断准确性研究证据，掌握检索方法和技巧十分重要，包括检索词和数据库的选择、检索策略的制定等。2009 年，加拿大麦克马斯特（McMaster）大学布雷恩·海内斯（Brain Haynes）教授提出了循证医疗卫生决策的"6S"金字塔模型（图 1-6-1），可用于指导搜寻当前最佳研究证据。在进行证据检索时，从金字塔最顶端向底端依次向下检索，依次为计算机辅助决策系统（systems）、循证知识库/循证临床指南（summaries）、证据摘要（synopses of syntheses）、系统评价（syntheses）、原始研究摘要（synopses of studies）、原始研究（studies）。一旦在某一层级获得可靠证据，则可停止查证，回到临床。

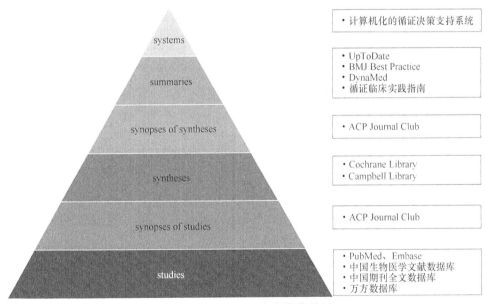

图 1-6-1　"6S"金字塔模型

1. 计算机辅助决策系统　以计算机及网络技术为基础，将医院电子病历系统和循证知识库整合起来，主动向医师提供诊断、治疗、药物等与患者相关的重要信息，是循证医学证据资源的最高等级。

2. 循证知识库/循证临床指南　主要针对临床问题，经专家讨论后给出推荐意见、推荐强度和证据级别。循证知识库包括 ClinicalKey，UpToDate，BMJ Best Practice 等。循证临床指南包括美国国立指南库（National Guideline Clearinghouse，NGC）、英国国家卫生和临床示范研究所指南库（National Institute for Health and Clinical Excellence，NICE）、苏格兰大学校际间指南网络指南库（Scottish Intercollegiate Guidelines Network，SIGN）。

3. 证据摘要　是指对系统评价和原始研究证据的简要总结，并按固定格式提炼，通常表现为 ACP Journal Club，EBM 等系列期刊。

4. 系统评价　是一种针对有意义的医疗卫生保健问题，系统、全面地收集已发表或未正式发表的文献，遵循严格的证据质量评估原则，确定符合纳入标准的文献，并通过定性/定量合成得到可靠结论的方法，可分为定性系统评价和定量系统评价。

5. 原始研究摘要　即传统的文献综述，提供了简要但详细的高质量研究总结，可从循证医学期刊中获得。

6. 原始研究　主要包括质性研究和量性研究，主要从文献数据库获取。原始研究数量庞大，质量参差不齐。需进行严格评估获取最佳证据。

本章节主要介绍 Cochrane Library、UpToDate、BMJ Best Practice 和 ClinicalKey 数据库，PubMed、EMBASE 和中国生物医学文献数据库见第三章，Web of Science 数据库见第一部分第五章。

一、Cochrane Library

（一）概述

Cochrane Library 由英国牛津 Update software 公司出版，是临床研究证据的主要来源，其中 Cochrane 系统评价数据库是国际公认的临床疗效研究证据的最好信息源（图 1-6-2）。常用医学数据库如下所述。

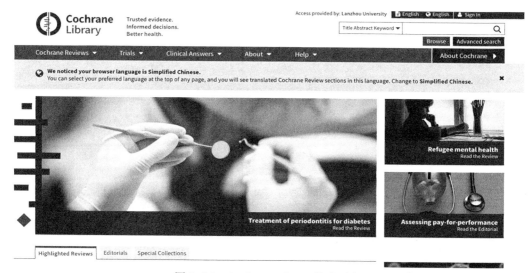

图 1-6-2　Cochrane Library 检索平台

1. Cochrane 系统评价数据库（Cochrane Database of Systematic Reviews，CDSR）　是卫生保健系统评价领域领先的数据库，主要包括：①系统评价全文资料库（Completed Reviews），收集了由 Cochrane 系统评价各专业组完成的系统评价全文；②研究方案（Protocols），收集了由 Cochrane 系统评价各专业组的评价者在协作网注册的研究方案。

2. 疗效评价文摘库（Database of Abstracts of Reviews of Effects，DARE）　是对 Cochrane 系统评价的补充，主要分为两部分：① Abstracts of quality assessed systematic reviews，内容为英国国家保健服务评价与传播中心的研究人员对已发表的系统评价（非 Cochrane 系统评价）进行收集、整理，并对这些系统评价的质量进行再评价，按规定格式做出的结构式文摘。② Other reviews，其他具有学术性质的综述。

3. Cochrane 临床对照试验注册库（Cochrane Central Register of Controlled Trials，CENTRAL）　是

全世界收录论文最多的临床试验数据库，包括随机对照试验（randomized controlled trial，RCT）或临床对照试验（controlled clinical trial，CCT）。建立 Cochrane 临床对照试验注册库的目的是向系统评价研究人员和医务工作者提供信息，该数据库中收录的信息来自 MEDLINE、EMBASE、Cochrane 协作网络系统评价组检索和收录的相关领域的临床研究论文以及手工检索的论文。

4. Cochrane 方法学注册库（Cochrane Methodology Register，CMR） 收录所有关于卫生保健和社会干预系统评价方法的研究资料，涵盖期刊论文、著作节选、会议文集、会议摘要以及正在进行的方法学研究报告。

5. 卫生技术评价数据库（Health Technology Assessment Database，HTA） 由英国约克大学的证据评价与传播中心进行信息收集与数据维护，收录有关卫生保健干预的研究，包括疾病预防、器械设备等多方面信息。

6. 英国国家卫生服务部卫生经济评价数据库（NHS Economic Evaluation Database，NHSEED） 提供关于卫生保健的经济学评价的文献摘要，涉及领域包括成本效果分析、成本效益分析、成本效用分析、成本最小化分析、经济学模型等。

（二）检索方法

1. 检索技术

（1）布尔逻辑检索：Cochrane Library 支持布尔逻辑检索，运算符 AND、OR、NOT 分别表示逻辑"与"、逻辑"或"、逻辑"非"，可采用逗号指代逻辑运算符 OR，运算规则是按照检索式自左向右顺序运算。

（2）短语检索：Cochrane Library 的短语检索是将短语加上双引号""进行精确检索，此时，Cochrane Library 关闭自动词语匹配功能，不进行短语拆分。

（3）邻近检索：Cochrane Library 支持邻近检索，逻辑运算符可与邻近检索组合使用，使用"NEAR/数字"将检索词之间进行邻近检索，数字代表两词相距的单词数，默认为 6；使用"NEAR/数字"检索邻近的词，此时撇号（'）作为空格。

（4）截词检索：Cochrane Library 支持截词检索，以提高查全率，"*"放在检索之前或之后代表多个字符，"？"代表一个字符。

2. 检索模式

（1）"Records"模式：是 Cochrane Library 默认模式。在"Search phrase"的检索框内输入检索词，点击"Search"即可开始检索。

（2）"MeSH"模式：为主题词检索。MeSH 检索采用的主题词为美国国立医学图书馆编制的医学主题词表（MeSH）。在"Enter MeSH term"检索框内输入主题词后，可查看该词的定义和树状结构。

（3）"Topics"模式：可显示各专业组的系统评价的选择框，可根据专业组分类对相应的系统评价进行选择。

（4）"History"模式：可显示已进行检索的检索策略和结果，并可组合多个检索结果的序号，进行二次检索。

3. 检索途径 Cochrane Library 的检索方法包括基本检索、高级检索、主题词检索以及检索管理。

（1）基本检索：进入 Cochrane Library 主页，在检索词输入框内输入检索式或检索词，并选择检索途径即执行基本检索功能。检索途径包括：题名（"Record Title"）；摘要（"Abstract"）；关键词（"Keyword"）；全文（"All Text"）；作者（"Author"）；发表类型（"Publication Type"）；文献出处（"Source"）；数字对象标识符（"DOI"）等。

（2）高级检索：在检索词输入框下方点击"Advanced Search"即可进入高级检索模式。高级检索界面增加了限制检索功能，主要包括内容类型、发表时间、Cochrane 系统评价工作组等。

（3）主题词检索：在 Cochrane Library 主页面选择"Medical Terms（MeSH）"，输入检索词，点击"Look up"按钮，即可查看该词的定义和 MeSH 树。"Explode all trees"是扩展 MeSH 树进行检索；"Single MeSH term"是指只检索已选择的某一主题词；"Explode selected trees"用于选择上位主题词或下位主题词等多个主题词进行检索；"Selected MeSH qualifiers"是输入限定词。

（4）检索管理：基本检索、高级检索和主题检索等每一步骤都可以通过"Add to Search Manager"将检索结果导入检索管理界面。

（三）检索结果的处理

1. 检索结果显示　执行检索后，检索结果的记录数显示在每一证据类型名后，可按照相关性、首字母、发表时间进行排序。

2. 检索结果保存　点击检索结果左侧的复选框选中所有文献，再点击"Export Selected Citations"，则系统提示选择"仅导出引文"（"Citation Only"）或"导出引文与摘要"（"Citation and Abstract"），此时检索结果以文本的形式进行保存。用户在使用文献管理软件如 EndNote 时，通过软件的"File-Import"功能导出该文本。

二、UpToDate

（一）概述

UpToDate 是威科（Wolters Kluwer）集团旗下全球领先的基于循证医学原则的诊疗知识库，涉及绝大多数临床专业问题，协助临床医生进行合理医疗决策。该数据库覆盖了 25 个临床专科的超过 10 500 篇临床综述性专题，涵盖大部分疾病（常见病、多发病及疑难病）的诊断、治疗方法和用药指导。数据库每天更新一次，以确保读者获得最新、最权威、最准确的循证医学信息。

UpToDate 中的文献都是经过翻译的，还附有英文版本，每一个结论都有参考文献，而且互相之间引用别的综述都会给出链接，是一个可以追溯、互相之间可以跨越不同综述的数据库，适用于临床医生在临床实践中遇到问题时进行检索学习。UpToDate 数据库的网址为 http://www.uptodate.cn/contents/，其主页如图 1-6-3 所示。

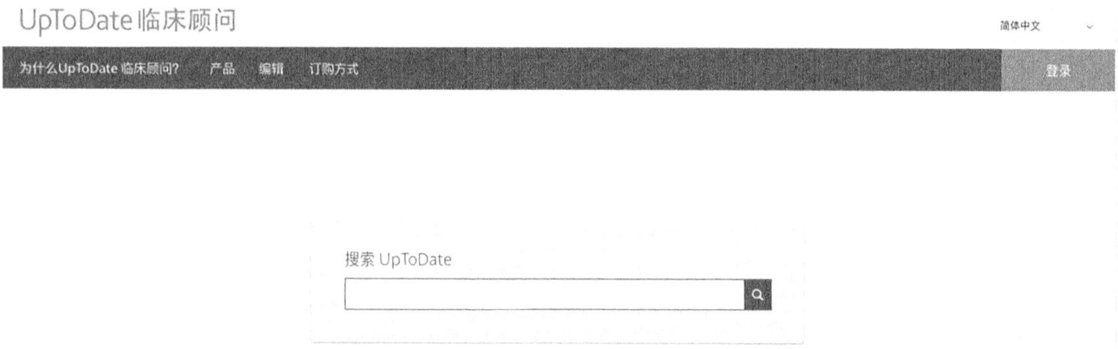

图 1-6-3　UpToDate 平台主页

（二）检索方法

UpToDate 提供的检索方式简单、易用，主要包括浏览和检索两种方式。同时系统提供灵活实用的限定以缩小检索范围，以便快速获得更为专业的检索结果。UpToDate 的主页上提供了基本检索区。检索方法十分简单，在检索框内输入检索内容，回车即可完成检索。

（三）检索结果

检索结果可按专题显示，分为成人、儿童、患者、图表四个部分，进入专题后，检索结果页面左侧为专题提纲，点击某个专题的标题，显示该专题；将光标停留在专题标题上，查看专题提纲；点击提纲中的标题，链接至特定章节。检索结果页面右侧为正文。各专题附有相应的参考文献，可点击查看全文或分享。

三、BMJ Best Practice

（一）概述

BMJ Best Practice（简称 BP）是基于循证医学资源的国际一流临床决策支持系统。BMJ Best Practice 通过整合临床研究成果、指南和专家意见，嵌入药物处方指南、患者教育内容、病症彩色图像和数据表格等资料，提供个性化语言和指南，为医务工作者提供精准、可靠的信息，以协助诊断，优化治疗方案，改进诊治的效率和结果。BMJ Best Practice 平台的网址为：https://bestpractice.bmj.com，其主页如图 1-6-4 所示。

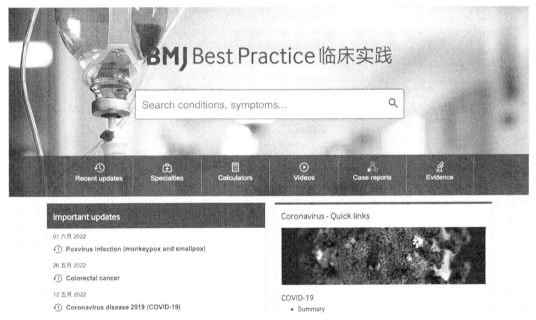

图 1-6-4　BMJ Best Practice 平台主页

（二）检索方法

BMJ Best Practice 提供的检索方式简单、易用，可以选择常规检索框键入主题词检索或按疾病浏览两种方式获得资源。

若想使用常规检索页面，平台主页有基本检索入口"Search Best Service"，直接在检索框内输入症状或疾病关键词后，系统会自动出现推荐主题，以帮助更快找到检索目标，检索结果包括疾病、诊断、治疗、指南等多个方面。当检索多于一个术语时，不需要在每个词之间键入"AND"，系统默认每个术语之间用"AND"连接，若仅想得到多个术语中一个术语的检索结果，须在每个术语之间键入"OR"。对于精确短语支持双引号的强制检索。

数据库提供了多个检索结果的限定条件，包括分类浏览、评估类主题等，此外，还可针对某一疾病选择相应的证据类型，包括基础知识、预防等。

（三）检索结果

BMJ Best Practice 的检索结果页面分为左右两栏，检索结果页面左侧显示相关主题各重要章节的链接，右侧摘要栏为相关度最高主题的鉴别诊断、小结等具体信息显示区。同时，BMJ Best Practice 支持图片和视频的检索，可查看与输入检索词相关的资源。检索结果如图 1-6-5。

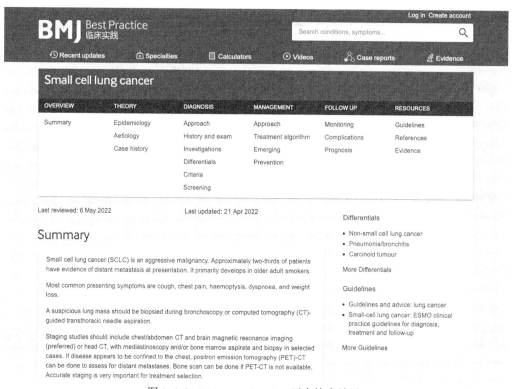

图 1-6-5　BMJ Best Practice 平台检索结果

四、ClinicalKey

（一）概述

ClinicalKey（简称 CK）是由爱思唯尔推出的全医学平台，收录了全文期刊、北美临床系列期刊、经典医学图书、患者教育、MEDLINE 医学文摘、医学视频、循证医学、诊疗指南、临床试验、影像图片、药物专论等内容。此外，ClinicalKey 中收录的电子图书涵盖《格氏解剖学》《西氏内科学》《克氏外科学》《坎贝尔骨科学》等多个"圣经级"著作，ClinicalKey 中收录的教材包括《奈特人体解剖图谱》《Robbins 基础病理学》《Guyton 医学生理学》《Thompson & Thompson 医学遗传学》等经典书目，是目前资源类型最多、最全面的医学平台。

ClinicalKey 的主要特点包括：内容综合全面，包含了电子书刊、图片视频等 12 种类型的资源，用户在同一平台下无界限获取全面资源；内容权威性较高，所有内容源自爱思唯尔、美国国立卫生研究院和专业学协会；用户界面简单直观，方便友好，个性化检索功能、定制化功能、PPT 制作工具和邮件分享功能进一步节省检索时间，提高信息分享效率；检索快速准确，所有内容依据 EMMeT 进行标引，支持语义检索，显著减少用户在海量检索结果中反复筛选的时间，更快捷提供最准确相关的答案。

ClinicalKey 信息服务平台的网址为：http://www.clinicalkey.com，其主页如图 1-6-6 所示。

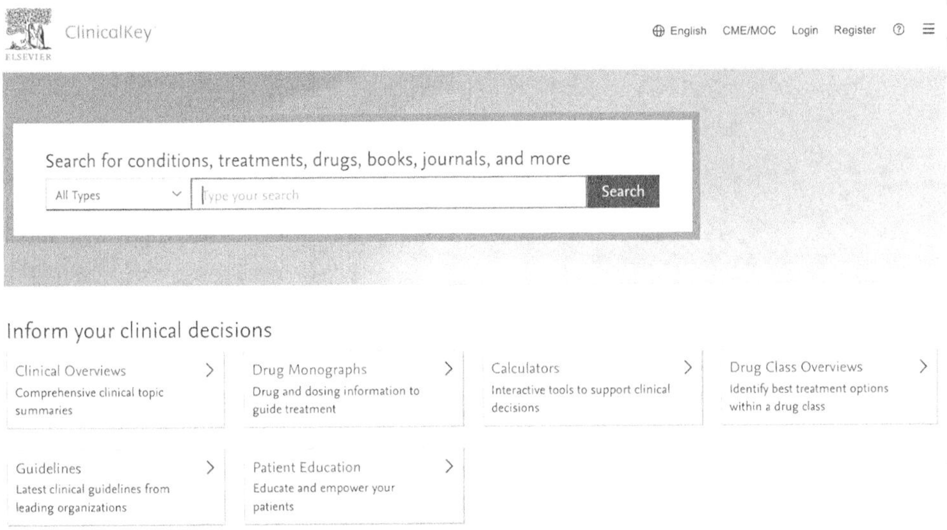

图 1-6-6 ClinicalKey 平台主页

（二）检索方法

ClinicalKey 的检索界面简单明了，使用方便，并不涉及复杂的检索规则和语法，但由于内容均经过医学分类法处理和标引，因而检索结果比较准确。因此，这个工具特别适合工作繁忙的临床工作者在工作中快速准确地查询所需要的临床信息，解决医疗实践中的问题。

ClinicalKey 平台主页包括以下几个部分：①检索区域。包括检索、浏览和工具功能，检索时，可在检索框中直接输入完整或部分单词或短语、缩略语、作者姓名、图书或期刊名称以及美国国家医学图书馆标准题录格式进行检索，检索文献类型默认为所有类型（"All"），通过下拉菜单选择特定类型进行限定检索。②功能区域。包括语言选择，CME/MOC 查询，登录，注册，帮助和选项功能。③其他功能。包括不同医学专业领域导航栏，推荐内容，最新更新的医学文献、研究成果和其他信息等。在任意界面点击左上角的 ClinicalKey® 图标均可以回到主页面。

（三）检索结果的处理

目前，ClinicalKey 提供 1400 余个疾病主题专论，对 1400 多种疾病进行了全面概述，包括流行病学、风险因素、临床表现、诊断、治疗等可支持快速床旁决策的内容，以及特定专业问题解决方案和疾病相关药物的链接，还包括专科医生进行深入研究所需要的资源链接。

若检索词为 1400 个疾病主题时，检索结果为该疾病的主题专论，检索结果页面左侧列出有关该疾病的全面概述，页面右侧显示有关该疾病的专业观察（"Specialty Views"）、相关病患教育手册（"Related Patient Education"）、最新文献报道（"Latest Articles"）和相关诊疗指南（"Related Guidelines"），点击相应链接即可获得详细资料。若不希望阅读疾病主题专论部分，则可点击页面上端的"Show all results"链接进入常规检索结果页面。

若检索词并非 1400 个疾病主题，检索结果为包含了各类型文献的检索总量。系统默认按照关联度排序，点击"Sort by"可选择按出版日期排序。检索结果显示页面左侧可对各种类型的检索结果进行人工筛选，检索结果显示页面上部包括四种过滤器，即资源类型（"Source Type"）、研究类型（"Study Type"）、专科类型（"Specialties"）和出版日期（"Date"），可对检索结果进行限定。

完成检索后，浏览检索结果，可标记重要文献，并对标记的检索结果进行保存、打印、发送电子邮件或添加到幻灯片制作工具。检索结果如图 1-6-7。

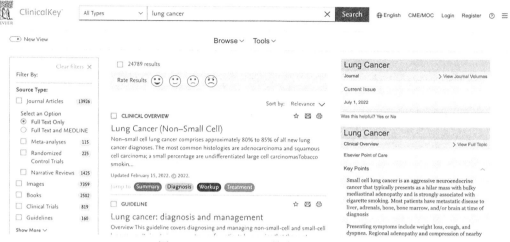

图 1-6-7　ClinicalKey 检索结果显示

思 考 题

1. 循证医学的定义是什么？循证医学三要素分别是什么？
2. 简述实施循证医学的基本步骤。
3. 简述医学信息检索的基本过程。

第七章 学位论文的检索

学位论文是为获得学士、硕士、博士等不同学位而专门撰写的研究报告或科学论文。有别于其他类型文献，学位论文具有其独特性，是重要的文献情报源之一。学位论文一般不在刊物上公开发表，通常需要通过学位授予单位、指定收藏单位和私人途径获得。因此，本章将主要介绍学位论文的特点、组成及其检索途径和来源。

第一节 学位论文概述

一、学位论文的定义

学位论文是指在专业导师指导下，本科生与硕博士研究生为获得学位向高等院校或学术研究机构所提交的学术论文，是学者们获取当前最新学科领域动态的有效途径，也可对科研选题提供参考，具有一定的学术价值。

二、学位论文的组成部分

学位论文主要由以下十二部分组成。

（1）封面。

（2）原创性声明与授权使用说明。

（3）题目：题目代表读者对全篇论文的首要印象，一般要求用词准、短、精，需高度凝练全文的主要内容，一般以不高于25个字为宜。

（4）中文摘要：一般包含本研究的主要目的、所采取的研究方法、得出的主要结果与结论，以不高于1000字为宜，其作用是读者无须阅读全文即可获取论文主要信息，同时，要求语言精练且准确，突出其创新性。在末尾处应另起一行，须注明本文关键词（3~5个），关键词之间要用分号隔开。

（5）英文摘要：其内容应与中文摘要相对应，英文语言表达需准确通顺。

（6）目录：包含全篇论文中各级章节标题与所对应的页码，通过查看目录，读者可基本了解论文的主要内容。

（7）前言：一般包含本研究重要背景、当前国内外研究现状、对学术发展的理论与现实意义、拟解决的问题、应用的理论基础与技术路线图等。

（8）正文：是全篇学位论文的主体部分，包含研究方法、研究内容、研究结果与讨论等，写作时应遵循可靠、严谨、通顺等原则，根据学科特点可有不同的写作形式，但应严格使用国际通行的写作规范。

（9）结论：一般需精、全、准地突出本研究主要结论与创造性成果，应严格区分本人与他人研究结果的界限。

（10）参考文献：虽无须取得研究作者同意，但应将本研究所参考的相关文献全部列至参考文献处，文献数量一般不限，严禁剽窃与抄袭。

（11）附录：一般包含本研究的图表、辅助性数据、缩略语、复杂公式以及必要补充等。

（12）致谢：一般需感谢所有对本论文有帮助与指导的有关人员。

三、学位论文的特点

学术论文的特点如下所述。

（1）质量高，有保障：首先，在确定选题以及撰写时，每篇学位论文都要保证其创新性、新颖性、可靠性等；其次，学位论文需在权威导师指导与审核下，花费2～3年完成，并且需通过专家评审与答辩合格后方能通过。因此，一般而言学位论文相较其他形式的论文来说质量更高且有保障。

（2）出版形式特殊：学位论文属于"灰色文献"，其目的只是供审查答辩用，一般不公开出版，而是以打印文本或电子版的形式向校方提供以保存，储存在规定的收藏地点，查找困难，也使其引用率及利用率受到影响。但是网络的产生和发展为学位论文的检索提供了便利条件，目前在网络上不仅可以检索到部分学位论文的题录摘要，还可检索到部分数字化学位论文全文信息。

（3）具有学术性、独创性与新颖性，具有一定的学术参考价值，尤其是硕博士学位论文。

（4）参考文献多且全面，有助于对相关文献进行追溯。阅读学位论文中的参考文献，有助于了解该研究问题目前的研究热点与重点，是不可忽视的二次文献资料来源。

（5）数量庞大，系统收集与管理的难度较大。随着科技的发展，学位教育越来越受到重视，无论是在国内还是国外，学位论文逐年大幅度递增。由于学位论文一般只在各授予单位才有收藏，因此，收集起来比较困难。

四、学位论文的分类

根据授予学位级别，学位论文一般可分为学士论文、硕士论文与博士论文。目前，一些大型数据库的建设主要涉及硕博士学位论文。按照研究方法，可分为理论型、实验型与描述型学位论文。①理论型论文主要应用理论分析、理论证明、数学推理等方法得到研究结果；②实验型论文则采用实验方法；③描述型论文主要运用说明描述与比较等方法，对新生事物或现象进行研究而获取研究结果。按照研究领域，可分为人文科学学术论文、自然科学学术论文与工程技术学术论文。

第二节 学位论文全文数据库

一、中国学位论文全文数据库

中国学位论文全文数据库是万方数据知识服务平台中的一部分，精选来自全国重点学位授予单位的硕博士学位论文以及博士后报告，包含理学、人文科学、农业科学、社会科学、医药卫生等各学科领域，截至目前，是我国收录学位论文数量较多的全文数据库。

（一）数据库登录

登录万方数据知识服务平台主页（http://www.wanfangdata.com.cn）或镜像网站即可进入数据库，万方数据知识服务平台主要由数字化期刊全文数据库、中国学位论文全文数据库与中国学术会议论文全文数据库等几部分组成，并通过统一平台实现了跨库检索服务。本节以中国学位论文全文数据库为例，介绍万方数据资源系统的使用方法。在地址栏输入以上网址后按回车键即可进入检索主界面，点击"学位"进入学位论文检索界面（图1-7-1）。

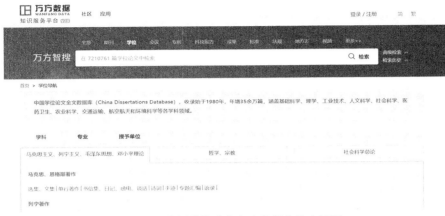

图 1-7-1　中国学位论文全文数据库检索界面

（二）数据库检索

1. 初级检索　提供题名、作者、学位授予单位、关键词、摘要、专业、导师、中图分类号共计 8 个检索字段的选择。根据具体需求选择相应检索字段后，在检索框输入检索内容即可。例如，选择"作者"后，在检索框输入"李华"，即可检索到作者名为"李华"的所有学位论文（图 1-7-2）。选择"关键词"后，在检索框中输入"数字图书馆"，即可检索到包含所有关键词为"数字图书馆"的学位论文（图 1-7-3）。其余检索字段方法类似。

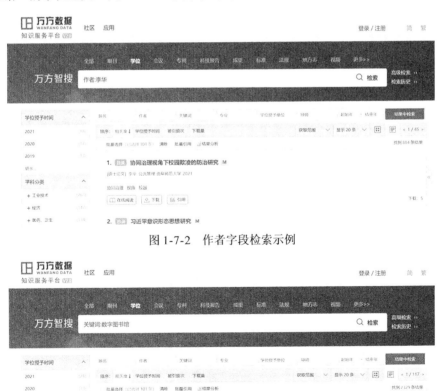

图 1-7-2　作者字段检索示例

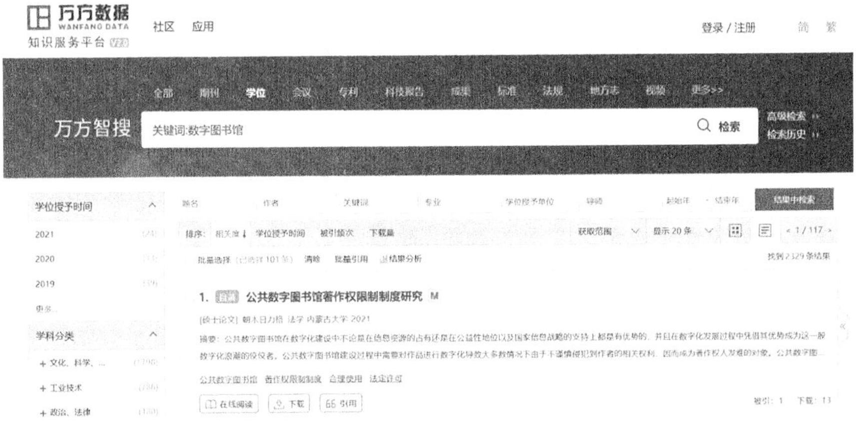

图 1-7-3　关键词字段检索示例

2. 导航检索

（1）按学科导航检索：点击主界面内的"学科"即可实现按学科分类导航检索，包括马克思主义、列宁主义、毛泽东思想、邓小平理论，哲学、宗教，社会科学总论等共计 22 个学科。选中其中任一学科类别后，可查看该学科下所有被收录的学位论文。

（2）按专业导航检索：点击主界面内的"专业"即可实现按专业分类导航检索，包括哲学、经济学、法学等共计 12 个专业。选中其中任一专业类别后，可查看该专业下所有被收录的学位论文。

（3）按授予单位导航检索：点击主界面内的"授予单位"即可实现按授予单位分类导航检索，包括安徽、北京、重庆等共计 31 个城市。选中其中任一城市类别后，可查看该城市所有学位授予单位被收录的学位论文（图 1-7-4）。

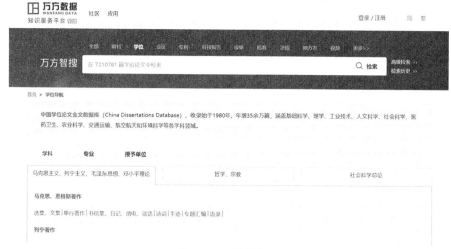

图 1-7-4　导航检索

3. 高级检索　点击检索主界面右上角的高级检索，即可进入高级检索界面（图 1-7-5），包括高级检索、专业检索、作者发文检索。

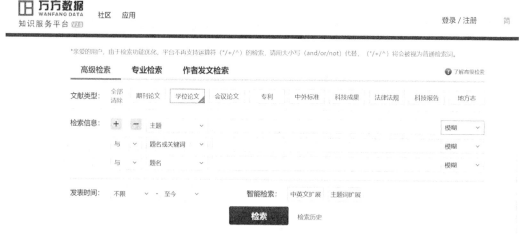

图 1-7-5　高级检索界面

（1）高级检索

1）选择检索字段：高级检索提供的检索字段共计 14 个，包括全部、主题、题名或关键词、题名、作者、作者单位、关键词、摘要、中图分类号、DOI、学位-专业、学位-学位授予单位、学位-导师、学位-学位。检索时可根据具体需求选择相应字段。

2）输入检索词：在检索文本框中输入所需的检索词。当仅有一个检索项时，可在每个检索框中输入一个检索词，检索词之间可选择逻辑关系词"或"；也可将所有检索词同时输入一个检索框内，检索词之间用逻辑运算符"OR"连接，OR前后各空一格，点击检索按钮执行检索。当包含两个及以上检索项时，可在第一个检索框内输入与第一个"检索"项相关的所有检索词，检索词之间用逻辑运算符"OR"连接，OR前后各空一格，然后在第二个检索框内输入与第二个检索项相关的所有检索词，检索词之间用逻辑运算符"OR"连接，OR前后各空一格，以此类推，输入所有检索项，不同的检索项之间选择逻辑关系词"与"，点击"检索"按钮执行检索。

3）选择匹配模式："精确"指检索结果完全等同或包含与检索字/词完全相同的词语；"模糊"指检索结果包含检索字/词或检索词中的词素。

4）添加检索框：点击检索字段左侧的"＋"或"－"按钮增加或删减检索框。

5）选择年限：点击选中"发表时间"后的复选框，然后点击下拉列表框，选择起止年份，可以在限定的年份范围内检索。

6）智能检索：根据具体需求决定是否选择"中英文扩展"或"主题词扩展"。

7）执行检索：点击"检索"按钮执行检索。

示例：检索主题包含痴呆与认知疗法的学位论文（图1-7-6）。

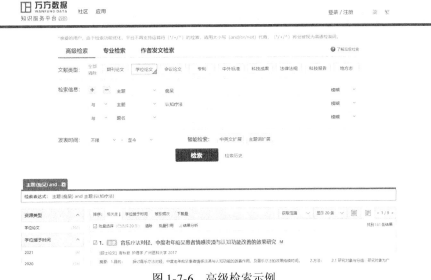

图1-7-6　高级检索示例

（2）专业检索

1）点击高级检索界面下的"专业检索"即可进入专业检索界面。

2）检索步骤

A. 利用关系运算符、关系修饰符、布尔表达式和检索词构造检索表达式。"AND（与）"：表示查找包括这两项的记录；"OR（或）"：表示查找包括这两项或仅其中任一项的记录；"NOT（非）"：查找包括某一项而非另一项的记录。专业检索可以使用""（双引号）进行检索词的精确匹配限定。

B. 输入检索表达式。

C. 点击"发表时间"后的复选框，然后点击下拉列表框，选择起止年份，可以在限定的年份范围内检索。

D. 智能检索：根据具体需求决定是否选择"中英文扩展"或"主题词扩展"。

E. 执行检索：点击"检索"按钮执行检索。

示例：检索题名包含"数字图书馆"的文献或摘要中包含"数字图书馆"且作者为李华的学位论文（图1-7-7）。

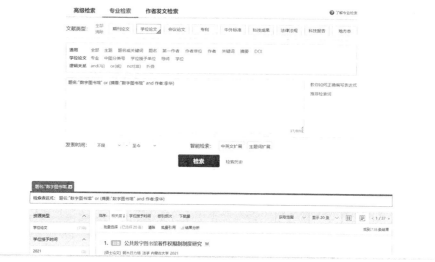

图1-7-7 专业检索示例

（3）作者发文检索：在作者发文检索界面，可以输入作者姓名和作者单位等字段来精确查找相关作者的学位论文，系统默认精确匹配，可以自行选择"精确"还是"模糊"匹配。若某一行未输入作者或作者单位，则系统默认作者单位为上一行的作者单位。

示例：检索武汉大学作者为"李华"与"李丽"的学位论文（图1-7-8）。

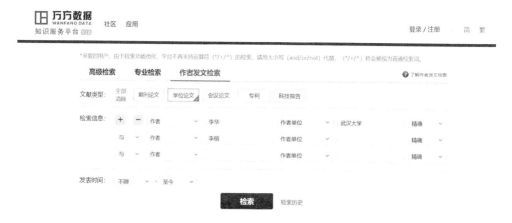

图1-7-8 作者发文检索示例

（三）检索结果显示与全文下载

1. 分组　按资源类型、学位授予时间、学科分类、授予学位、学位授予单位、语种、来源数据库、导师等对检索结果进行分组。

2. 排序　可以按照相关度（检索结果与检索词相关程度）、学位授予时间、被引频次（文献被引次数）、下载量（文献被下载次数）进行排序。

3. 显示

（1）显示条数：提供3个选项（20，30和50）。

（2）显示格式

1）列表显示：显示题名、作者、学位授予单位、学位授予年度、被引、下载。

2）摘要显示：显示题名、学位授予类型、作者、学科分类、作者单位、学位授予年份、摘要、关键词。

3）详细显示：点击题名进入该题名详细显示界面，显示中文题名、摘要、DOI号、关键词、作者、学位授予单位、授予学位、学科专业、导师姓名、学位年度、语种、分类号、在线出版日期、引文网络、相关文献（图1-7-9）。

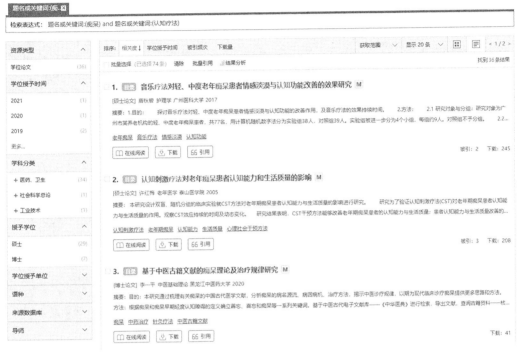

图1-7-9　检索结果显示

4. 保存题录　系统提供8种保存格式，分别为：参考文献、查新格式、NoteExpress、RefWorks、NoteFirst、EndNote、Bibtex、自定义格式。题录保存操作全过程在检索结果简单页面完成。

保存题录操作步骤：选择题录→点击选择简单格式旁边"已选择x条记录"→点击"批量引用"→选择导出格式→选择导出文本形式（TXT、XLS、DOC、复制到剪贴板）→保存（图1-7-10）。

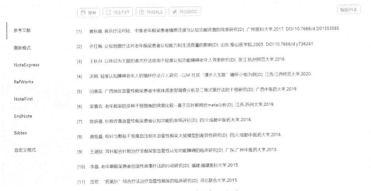

图1-7-10　保存题录

5. 全文下载及浏览　点击概览页面论文关键词下面的" 下载 "或者细览页面论文标题下的" 下载 "，即可下载CAJ格式全文，需要安装CAJ阅读软件才能打开。

6. 检索历史　点击检索界面检索按钮后的"检索历史",即可查看最近的检索历史,本地检索历史默认保存 30 天,登录个人账号可保存 180 天。包括文献类型、检索式、检索结果、检索时间,点击检索式可再次执行该表达式的检索。

二、中国博士学位论文全文数据库和中国优秀硕士学位论文全文数据库

(一)数据库登录

通过中国知网主页(http://www.cnki.net)或者镜像站点登录。已购买使用权的单位可直接登录,不须输入用户名与密码,并且可免费下载相关文献。个人用户通过购买阅读卡,注册后可检索、下载文献。在浏览器地址栏输入以上网址后按回车键即可进入中国学术期刊网络出版总库检索界面,点击"学位论文"即可进入检索界面(图 1-7-11)。

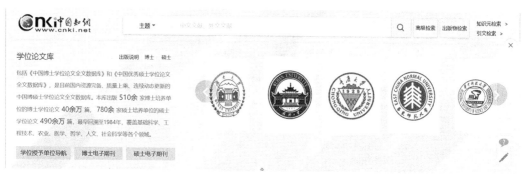

图 1-7-11　中国博士学位论文全文数据库和中国优秀硕士学位论文全文数据库检索界面

(二)数据库检索

1. 初级检索　提供主题、篇关摘、关键词、题名、全文、作者、作者单位、导师、第一导师、学位授予单位、基金、摘要、目录、参考文献、中图分类号、学科专业名称、DOI 号共计 17 个检索字段的选择。可根据自身需求选择相应的检索字段。例如,选择"主题"字段,在检索框内输入"阿尔茨海默病",点击"检索"按钮执行检索,即可检索到主题为阿尔茨海默病的所有学位论文(图 1-7-12)。选择"作者"字段,在检索框内输入"李华",点击"检索"按钮执行检索,即可检索到作者为李华的所有学位论文(图 1-7-13)。其他检索字段检索方法类似。

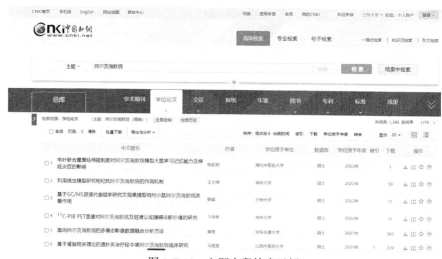

图 1-7-12　主题字段检索示例

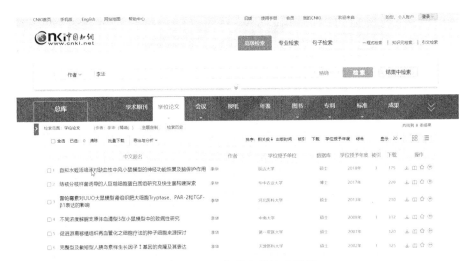

图 1-7-13　作者字段检索示例

2. 导航检索　在初级检索页面点击"学位授予单位导航"检索，进入学位导航检索界面，包括 848 家硕博士授予单位，其中 523 家授予博士学位，797 家授予硕士学位。可直接在检索框内输入所要搜索的学位授予单位或地区；也可点击左侧的"地域导航"、"学术型学科专业导航"或"专业型学科专业导航"进行限定。可按默认、文章篇数、被引次数以及下载次数对学位授予单位进行排序。详情模式显示每个学位授予单位名称、图表以及地域。列表模式显示学位授予单位名称、地域、导师数、文献篇数、被引次数以及下载次数。点击任意一个学位授予单位即可进入详细显示界面，包括学位授予单位名称、基本信息（曾用名、地域）、出版概况（文献篇数、总被引次数、总下载次数）。点击左侧"学科专业浏览"，可根据需求查询各个学科以及学科下不同专业的学位论文。点击"学科统计报表"，可查询到该学位授予单位各个学科门类下的一级学科数、学科专业数、硕博士导师数、文献篇数、总被引次数、总下载次数、总基金文献数（图 1-7-14）。

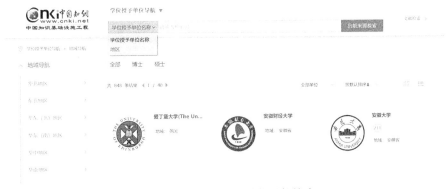

图 1-7-14　学位授予单位导航检索

3. 高级检索　在初级检索页面点击"高级检索"即可进入高级检索页面。高级检索具有组配检索功能，其特点是组配灵活、检索结果冗余少，可达到较高的查准率和查全率，包括高级检索、专业检索、句子检索。

（1）高级检索

1）选择检索字段：高级检索提供的检索字段共计 17 个，包括主题、关键摘要、关键词、题名、全文、作者、作者单位、导师、第一导师、学位授予单位、基金、摘要、目录、参考文献、中图分类号、学科专业名称、DOI 号。检索时可根据具体需求选择相应字段。

2）输入关键词：在检索文本框中输入所需的检索词。当仅有一个检索项时，可将所有检索词全部输入一个检索框内，检索词之间用"OR"连接，"OR"前后各空一格；也可在第一个框输入第一个检索词，在第二个检索框中输入第二个检索词，依此类推，在每个检索词的检索字段前选择逻辑关系词"OR"。注意，点击检索项前的"＋"，可添加检索框，10 个检索框为上限。当包含两个及以上检索项时，可将第一个检索项的所有检索词全部输入一个检索框内，检索词之间用"OR"连接，"OR"前后各空一格，然后第二个检索项的所有检索词全部输入第二个检索框内，检索词之间用"OR"连接，"OR"前后各空一格，依此类推。不同的检索项之间选择逻辑关系词"AND"，点击"检索"后执行检索。也可在第一个检索框内输入与第一个检索项相关的第一个检索词，在第二个检索框内输入与第一个检索项相关的第二个检索词，依此类推，直到输入完毕，每个检索词之间选择逻辑关系词"OR"，点击"检索"后执行检索。然后在第一个检索框内输入第二个检索项的第一个检索词，在第二个检索框内输入与第二个检索项相关的第二个检索词，依此类推，直到输入完毕，每个检索词之间选择逻辑关系词"OR"，点击结果中"检索"执行检索，其他检索项依此类推。

3）选择匹配模式："精确"指检索结果完全等同或包含与检索字/词完全相同的词语；"模糊"指检索结果包含检索字/词或检索词中的词素。

4）选择年限：点击选中"时间范围"后的复选框，然后点击下拉列表框，选择起止年份，可以在限定的年份范围内检索。

5）优秀论文级别：可在下拉框中选择"全国""省级""校级"，也可选择"不限"。

6）智能检索：可根据自身需要选择勾选"双一流""一流大学""一流学科""基金文献""中英文扩展""同义词扩展"。

7）执行检索：点击"检索"按钮执行检索。

示例：检索主题包含痴呆与认知疗法的学位论文（图 1-7-15）。

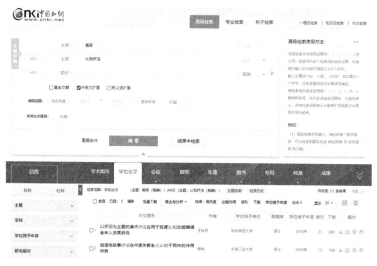

图 1-7-15　高级检索示例

（2）专业检索：是用布尔运算符将带有字段名的检索词编制出较复杂的检索策略，输入到检索系统运行，由检索系统输出检索结果，专业检索比高级检索功能更强大。专业检索可借助 SQL 语句表达检索需求，在使用专业检索时需要有明确的检索字段，通过＜字段代码＞＜匹配运算符＞＜检索值＞构造检索式。检索字段具体含义如下：SU%= 主题，TKA= 篇关摘，KY= 关键词，TI= 题名，FT= 全文，AU= 作者，AF= 作者单位（或导师单位），TU= 导师，FTU= 第一导师，LY= 学位授予单位，FU= 基金，AB= 摘要，CO= 目录，RF= 参考文献，CLC= 中图分类号，XF= 学科专业名称，DOI=DOI，PT= 发表时间，CF= 被引频次。多个检索项的检索需使用"AND""NOT""OR"布尔运算符。布尔运算符大小写均可，但前后须空一个字符。三种运算符的使用优先级相同，如要改变组合的顺序，则用英文半角圆括号"（　）"将条件括起来。所有符号与英文字母，都必须使用英文半角符号。

示例：TI='痴呆'and（AU％'陈'+'王'）可以检索到题名包括"痴呆"并且作者为"陈"姓和"王"姓的所有学位论文（图1-7-16）。

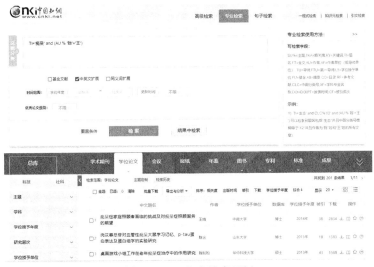

图1-7-16　专业检索示例

（3）句子检索：通过输入的两个检索词，查找同时包含这两个词的句子，实现对事实的检索。提供两个检索字段的选择：同一句与同一段。

示例：检索同一句中包含痴呆与认知疗法且同一段中包含效果与评价的学位论文（图1-7-17）。

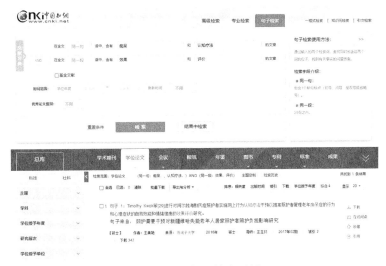

图1-7-17　句子检索示例

4. 检索结果处理

（1）分组：按主题、学科、学位授予年度、研究层次、学位授予单位、导师、基金、学科专业等对检索结果进行分组。

（2）排序：可以按照相关度（检索结果与检索词相关程度）、出版时间（发表时间先后）、被引（文献被引次数）、下载（文献被下载次数）、学位授予年度、综合进行排序。

（3）显示

1）显示条数：提供 3 个选项（10，20 和 50）。

2）显示格式：①列表显示：显示题名、作者、学位授予单位、数据库、学位授予年度、被引、下载；②摘要显示：显示题名、作者、学位授予类型、作者单位、导师、年/期、被引和下载频次、摘要、关键词；③详细显示：点击题名进入该题名详细显示界面，显示中文题名、作者、作者单位、摘要（中文）、关键词（中文）、专辑、专题、DOI 分类号、导师、学科专业、硕士电子期刊出版信息、核心文献推荐、引文网络（参考文献、引证文献、共引文献、同被引文献、二级参考文献、二级引证文献）、相关文献推荐（相似文献、读者推荐、相关基金文献、关联作者、攻读期成果、相关视频）等（图 1-7-18）。

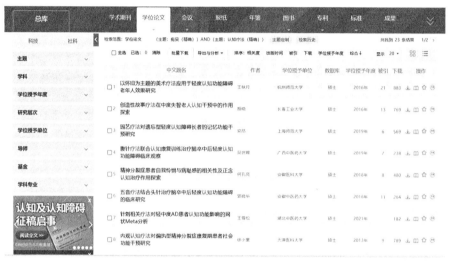

图 1-7-18　检索结果处理

（4）题录保存：提供 12 种保存格式，分别为：GB/T 7714—2015 格式引文、知网研学（原 E-Study）、CAJ-CD 格式引文、MLA 格式引文、APA 格式引文、查新（引文格式）、查新（自定义引文格式）、Refworks、EndNote、NoteExpress、NoteFirst、自定义，题录保存操作全过程在检索结果简单页面完成。系统允许在一个题录文件中最多保存 500 条题录。

保存题录操作步骤：选择题录（全选、单选）→导出与分析→导出文献→选择导出格式→保存（预览、批量下载、导出、复制到剪贴板、打印）（图 1-7-19）。

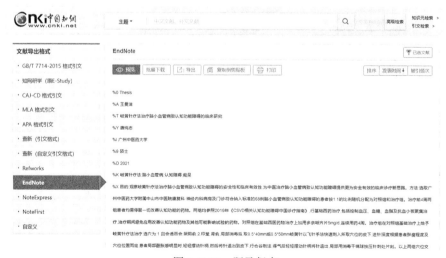

图 1-7-19　题录保存

（5）全文下载及浏览：系统提供两种途径下载浏览全文：一是从列表显示页或摘要显示页，点击题名前的"⬇"，下载浏览 CAJ 格式全文；二是从详细显示页，点击"📖整本下载"，下载 CAJ 格式全文。

5. 检索历史　点击检索界面的"检索历史"，即可查看最近的检索历史，包括检索条件、检索范围、检索时间。点击"检索条件"可再次执行该表达式的检索。

三、图书馆自建学位论文数据库

学位论文作为评价审核准备毕业学生学术水平的重要依据，具有较强的创新性和专业性，其蕴含的信息量和学术价值都很高，是各国拥有自主知识产权的重要的知识宝藏，也是研究者们可以更为系统和详尽地了解本专业国内外研究最新动态的信息资源，因此，学位论文数据库作为获取学位论文资源的途径，如何更好地收集、开发和利用学位论文具有非常重大的意义。随着网络和信息科技的飞速发展，互联网的应用越来越普及，许多高校开始收藏电子版的学位论文，用户对电子版学位论文的需求也与日俱增，网络学位论文数据应运而生，通过网络学位论文数据库用户可以更及时和方便地获取所需的学位论文。

目前，很多高校均已建立了各自学位论文数据库，包括暨南大学博硕士论文库、深圳大学博硕士论文库、东北大学图书馆学位论文库、沈阳工业大学图书馆学位论文数据库、北京工业大学耿丹学院图书馆本科学位论文库、清华大学学位论文服务系统、东南大学硕博论文、厦门大学博硕士论文数据库、华东师大硕博士论文数据库、湖南大学学术论文数据库、云南大学硕博士论文库、中国海洋大学博硕士论文库、北师大博硕学位论文库、北师大本科毕业论文库、西北工业大学硕博士学位论文数据库、西北农林科技大学学位论文全文数据库、西安交通大学学位论文数据库、国防科技大学博硕士学位论文全文数据库等。

第三节　学位论文检索

一、国内学位论文检索

（一）中国学位论文数据库

中国学位论文数据库是万方数据知识服务平台（http://www.wanfangdata.com.cn）的主要组成部分，收录始于 1998 年，包括中国学位论文文摘数据库和中国学位论文全文数据库。文摘数据库的检索结果为文摘和题录，数据库的检索入口包括论文题名、作者、专业、授予学位、导师姓名、授予学位单位、分类号、出版时间、关键词、文摘等。而全文数据库检索时除上述检索入口外，还可使用字典检索及分类检索途径。字典检索是通过浏览著者、专业、导师、关键词、分类号及年度目录，选择相关内容进行检索的方式。分类检索是通过浏览分类目录进行检索。全文数据库检索结果除文摘、题录外，还提供全文信息。

（二）中国优秀博硕士学位论文全文数据库

中国优秀博硕士学位论文全文数据库是中国知网（CNKI）系列数据库之一，由同方知网（北京）技术有限公司研制开发，截至目前，是国内资源完善、质量高、连续动态更新的硕博士学位论文全文数据库。它包含医学、基础科学、工程技术等多个学科领域。自 1984 年以来，中国优秀博硕士学位论文全文数据库共计收录了全国 513 家博士培养单位的博士学位论文和 789 家硕士培养单位的硕士学位论文，累积 500 余万篇。两个数据库的检索界面相同，提供主题、篇关摘、关键词、作者、作者单位、学科专业、分类号、学位年度等 20 条检索途径。同其他 CNKI 资源相同，结果中的每条记录都附有摘要、全文等信息，并可链接参考文献、共引文献及二级参考文献。总之，中国优秀博硕士学位论文全文数据库是我国文献资源收录内容全、质量高、出版周期短、数据规范且实用的学位论文全文数据库。

（三）CALIS 高校学位论文数据库

CALIS 高校学位论文数据库（http//www.calis.edu.cn）是以清华大学图书馆为首建立的包括清华大学、北京大学等 83 所高校 CALIS 成员馆 1995 年至今的约 25 万篇博硕士学位论文摘要，7 万余篇全文的数据库。通过 CALIS 的馆际互借系统可以申请获取学位论文全文。提供基本检索与高级检索界面。基本检索中可通过学位论文题名、作者、导师、专业及作者单位检索途径进行学位论文查找。高级检索界面还增加了论文摘要、分类号、主题等检索途径。

（四）中文学位论文数据库

中文学位论文数据库（http:/www.nstl.gov.cn）是国家科技图书文献中心（National Science and Technology Library，NSTL）系列数据库之一。自 1984 年以来，该数据库主要收录了我国高等院校、研究生院及研究院所发布的硕博士与博士后的论文。学科范围涉及较广，包含自然科学、社会科学与人文科学，现有论文共计 85 万余篇，每年增加 6 万余篇，且每季仍在更新。在 NSTL 主页上选择"文献检索"，然后根据需要选择"中文学位论文"。在普通检索界面，数据库提供论文题名、关键词、分类号、作者等 10 种检索入口进行检索。

二、国外学位论文检索

（一）国际学位论文文摘

《国际学位论文文摘》（*Dissertation Abstracts International*，*DAI*）由美国密歇斯根州国际大学缩微复制品公司编辑出版，月刊，主要收录美国、加拿大和其他国家共 500 多所大学和研究机构的学位论文文摘，但不包括专科大学的专科学位论文。报道内容以科技方面为多。DAI 根据学科和区域，分 A、B、C 辑出刊。

A 辑：《人文与社会科学》（*Humanities and Social Sciences*），月刊，收录美国大学和研究机构的博士论文。其内容包括政治、经济、文化各个方面。

B 辑：《科学与工程》（*Science and Engineering*），月刊，收录美国和加拿大大学和研究机构的博士论文，其内容涉及自然科学和工程技术的各个领域，其中包括生物学、化学、食品工艺学、工程器械、微生物学、生物化学等学科。

C 辑：《欧洲学位论文》（*Europe Dissertation*），季刊。内容为 A、B 两辑的学科范围，报道仅限于欧洲的大学博士论文。

DAI 正文有详细的文摘说明，正文部分分类编排，其著录内容有：论文题名、著者、授予学位、授予学位院校、年份、页数、导师以及订购号与文摘。正文后有关键词索引和著者索引，关键词取自论文题名。关键词索引和作者索引均另行单独出版年度（卷）累积本。检索可利用正文前分类目次，根据要求找到相关类目，依据页码在正文中查阅所需学位论文或利用关键词索引、著者索引查找。

（二）外文学位论文数据库

外文学位论文数据库（http://www.nstl.gov.cn）是国家科技图书文献中心系列数据库之一。自 1985 年以来，该数据库共计收录了世界各出版机构以及主要协会的学术会议论文，包括自 2001 年以来美国 ProQuest 公司博硕士论文资料库中的优秀博士论文，部分文献有少量回溯。学科范围包含自然科学与工程技术等各专业领域，年增加论文可达到 20 余万篇，其检索界面与检索方法同"中文学位论文数据库"。

（三）PQDD 数字学位论文数据库

PQDD 数字学位论文数据库（ProQuest digital dissertations，PQDD）（http://www.lib.umi.com/dissertations）由美国 ProQuest 公司研制开发，共收录了自 1861 年后的 320 余万篇硕博士学位论文摘要或题录，其中有纸质和缩微格式全文的有 170 余万篇，涉及欧美 1000 多所大学工、农、医等多个领域，是世界上最大的、使用最广泛的学位论文数据库，是学术研究中十分重要的信息资源。1997 年以后的论文可在网上看到前 24 页（PDF 格式）及获取电子形式全文。每周更新。提供基本检索（basic）、高级检索（advanced）。在基本检索界面，可通过关键词（keyword）、作者（author）、篇名词（title）、学科（subject）、学位授予单位（school）及年度（degree）等查找论文，除检索外，数据库还提供浏览方式（browse），通过学位论文的学科领域（by subject）进行浏览。

（四）PQDT Global

全球博硕士论文全文数据库（ProQuest Dissertations and Theses Global，PQDT Global）（http://www.pqdtcn.com/）收录 1743 年至今全球超过 3000 余所高校、科研机构逾 448 万篇博硕士论文信息（截至 2019 年 12 月 31 日），其中，博硕士学位论文全文文献逾 250 万篇以及学位论文文摘索引记录 490 多万篇。内容涵盖 17 世纪的欧洲培养单位的博士论文、1861 年获得通过的全世界第一篇博士论文（美国）以及近期获得通过的博硕士论文信息。学科领域涉及医学、科学、经济与管理科学等多个学科。每周更新，年增论文逾 13 万篇。

（五）NDLTD

NDLTD（Networked Digital Library of Thesis and Dissertations）（http://www.ndltd.org）是一个由联合国教科文组织和 Adobe 系统公司联合创建的以收集电子学位论文为主的网络学位论文数字图书馆，是一个国际型博硕士学位论文共享检索平台。由美国弗吉尼亚科技大学于 1991 年发起，已有 215 个成员单位，其中包括 187 所大学。该平台提取存储在不同 EDT 数据库中的学位论文元数据，提供浏览和检索服务，检索时可通过著者、篇名词、主题以及机构等途径。可免费检索题录元数据及 PDF 格式的文摘，部分 EDT 数据库可免费下载全文。

思 考 题

1. 在中国学位论文数据库（万方）中，检索 2011～2022 年期间发表的题名中包含"乳腺癌"的有关其放射治疗方面的学位论文。

2. 在中国优秀博硕士学位论文全文数据库中，检索同一句中包含"肺癌"与"放射疗法"的学位论文。

第八章 会议文献的检索

学术会议是人们交流知识信息的重要渠道之一，它是可以让各个相关领域的学者们直接接触和交流的平台。在会议中，参会学者可通过展示论文、提问、点评、交换信息等方式进行交流，并可快速获得对方的反馈，及时、有效地传递最新的研究信息，促进学者交流。学术会议的召开，往往伴随着许多重大发现及前沿研究结果的首次公开，因此，学术会议所产出的会议文献往往更具有前沿性。目前，世界上各种学术会议数不胜数，仅科学技术会议录索引（ISI Proceedings）每年就可收录 12 000 多个会议的内容，每年收录的会议记录高达 22.5 万条。全世界每年召开多达 1 万次以上学术会议，新发布超过 3000 种类的各专业会议录，发表会议论文高达几十万篇。学术会议上学者们热烈交流所迸发的许多新想法、新概念、新理论、创新研究方法等前沿信息，是我们作为学生不能忽视的重要内容。

由于其前沿性及专业性，会议文献成为了科研人员较为重视的科技文献之一。通过会议文献，我们可以及时了解到一个学科的热点、难点和突破点，有利于创新性研究。然而，会议文献有着五花八门的表达形式，大大地增加了会议文献的检索难度。与其他类型的文献相比，会议文献的收集与检索相对困难，一句话来概括即是"好用不好找"。因此，学习与掌握会议文献的检索对获取前沿信息非常重要。本章将介绍会议文献的定义，针对会议文献的特点，总结会议文献的传播及保存方式，从而讲解会议文献检索的方式方法，并对目前会议文献的数据库进行介绍。

第一节 会议文献概述

一、会议文献的概念

会议文献，即为 conference proceeding（CP），广义的会议文献是指由学术会议产生或公开的论文、数据、报告和编辑的文献资料；狭义的会议文献则是指在学术会议上所发表的论文或报告。

会议按照组织规模可分为国际性会议、地区性会议、全国性会议、学会或协会会议、同行业联合会议等。根据类型的不同有许多不同称呼：研讨会（conference）、大会（congress）、学术讨论会（symposium）、培训会（seminar）、会议（meeting）、专题讨论会（workshop）、讨论会（colloquium）、全体大会（assembly）、宣讲会（teach-ins）、讨论会（discussion）等。

会议文献由会前出版物（会前文献）、会中文献和会后出版物（会后文献）三者组成：

（1）会前出版物：也被称为会前文献（premeeting publication），包含了会议内容简介、会议日程安排、会议预告、会议论文摘要（advance abstract）和会议论文预印本（preprint）等内容。

（2）会中文献：包含了会议期间所涉及的开幕词、闭幕词、讲话记录或报告记录、会议决议、讨论记录、行政事务和情况报告性文献等内容。

（3）会后出版物：也被称为会后文献，包含了报告、学术讨论会报告、汇刊（transaction）、论文集、会议录（proceeding）、会议专刊等内容，还包括其他有关会议经过的报告、消息报道等。学者们将会议的学术报告、会议论文（paper）、文献资料及讨论纪要等汇编成册，组成我们常说的会议录。

会议文献的出版形式五花八门，既有各大期刊的官方正式出版物，也有在各种小平台的非正式出版物。常见的出版形式包括图书、科技报告、在线会议、期刊论文等。另外，它还可以以网络视频、语音记录、录音带、录像带、VCD 等形式出版。许多会议文献在互联网上以灰色文献的形式存在，给读者们获取、检索都带来了一定的困难。

二、会议文献的特点

（一）前沿性和新颖性

会议文献具有超过其他学术刊物的前沿性及内容新颖性，它包括了许多新兴学科、交叉学科的新观点、新概念，能够反映在某个时间点某个专题的最新研究动态、尖端科技、学术水平及发展趋势。学术会议是公布新研究成果的重要场所，约有30%的科技成果在科技会议上首次公布，最新的科技研究结果往往比期刊文献出版早半年到1年。会议文献既有大量的已知信息，又包含了大量的未知信息和未确定信息，还涉及相关领域内的专家讨论结果，有较高的情报价值和参考价值。

（二）针对性和专业性

由于学术会议都是专业性学术团体召开的，并且每次会议均有非常明确的主题，比如"第二十六届长城国际心脏病学会议""美国糖尿病协会年会"等，里面包含了围绕同一会议主题撰写的相关研究论文、材料、数据信息。它所具有的领域专业性和针对性对不同领域的专科读者异常重要。专科读者可以直接、清晰、有效地领会到相应领域会议文献中的含义，并且根据会议的主题获取相关领域前沿的、专业性的信息。

（三）时效性和延续性

文献信息都具有时效性，会议文献因其自身的周期性的特点，具有更强的时效性，并且随着互联网的发展与普及，以互联网为载体的会议文献越来越多，使得会议文献的时效性进一步加强。而随着学术会议的定期召开和举办年限的不断增加，会议的知名度也会不断提高，学术会议本身和会议文献也会越来越受到业内学者的关注。此外，往年的研究成果会逐年传承，并随着业内学者的关注增加，不断有新的信息加入到每年的会议中，会议文献的质量将逐年提升，越来越多高水平论文被录用在高规格的国际会议中。

（四）出版形式多样性和隐蔽性

会议文献有很大一部分属于灰色文献，没有固定的出版形式，有着载体形态多样化、出版规格随意、发行途径自由的特点。根据不完全统计，只有约50%的会议文献是以期刊形式的会议录出版。部分会议文献通常被汇编成专著或以会议丛刊、丛书出版。还有部分学术会议文献是以科技报告形式出版。此外，部分会议文献会以网络视频、语音记录、录音带、录像带、VCD等形式出版。相当多的会议文献传播范围窄、不易获取，分散在个体手中或在小范围内流通与保存。其隐蔽性给读者检索与获取带来巨大困难。

为了更好地收集与使用会议文献，各个国家均建立了包含各种会议文献的检索工具和数据库，如美国出版的《世界会议》《会议论文索引》《在版会议录》《科技会议录索引》均可预告、报道和检索世界上重要的学术会议文献，以及英国创办的《近期国际会议》，我国的《国内学术会议文献通报》、万方会议论文数据库、CNKI会议论文数据库等。至今为止，尚没有一种检索工具或文献数据库能检索到比较全面的会议文献，给读者检索带来了一定的困难。会议文献的种类多样性、储存方式多元化、出版形式的多样性，不仅给检索与获取带来难度，同时也让读者更能体会到其综合性与新颖性。

三、会议文献的传播方式

会议文献因其"好用不好找"的特点，是一种特殊的、灰色的信息资源。近年来，随着网络的发展、传播载体的更新、学术交流模式的改变，会议文献的传播交流模式有着日新月异的改变。

目前，大部分会议文献还是以半正式或正式的出版形式存在，小部分则是以非正式出版的形式存在于各种各样的网络平台上。

目前会议文献的传播途径以纸质版传播、电子数据库传播、互联网传播这三种载体为主（图 1-8-1）。

1. 纸质版传播　又分为正式版与非正式版，正式版为由出版社正式出版的会议文献，而非正式版则包含直接参会者撰写的会议记录、会议评论、会议解读等形式。

2. 电子数据库传播　主要是指被纳入各种电子数据库中的正式出版的会议文献，比如万方数据平台、中国学术会议论文库、ISI Proceeding、EI Village 等数据库中正式出版的会议文献。

3. 互联网传播　方式则多样化，存在三种形式：第一种是由出版机构正式出版在互联网上的会议文献录，比如《2019 年 ACC/AHA 心血管疾病一级预防指南》《心血管病合并糖代谢异常患者心血管风险综合管理中国专家共识》等，分别出版在 *Circulation*、《中华心血管病杂志》。第二种是以半正式的方式出版、收集、展示在网络上，通过机构数据库、开放式获取的网站、学科协会、会议网站、官方公众号等形式进行发布及保存。第三种则是通过非正式途径传播的会议文献，比如通过博客、百度学术、维基网以及各大搜索引擎的学术库等进行传播的会议文献。

从整体来讲，一方面，三种传播途径形成了一种良好的互补关系，让会议文献、会议内容的传播范围增加；另一方面，三种传播方式、途径之间各自为政，缺乏互通和整合，读者难以通过某一种方式获得全面的文献内容，检索难度加大。并且随着目前互联网的发展，网络会议、远程会议的增加，会议资料不断增多，更加增加了会议文献检索的难度（图 1-8-1）。

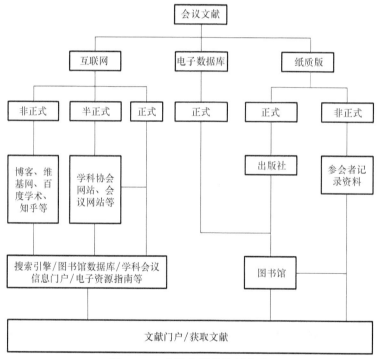

图 1-8-1　会议文献的传播方式

四、会议文献的著录格式

根据 GB3469—83《文献类型与文献载体代码》规定，会议文献单字母标识为"[C]"；参考文献著录格式为："论文集作者 . 题名 [C]// 编者 . 论文集名 . 出版地：出版者，出版年：起止页码"；例如：

[1] 贾东琴, 柯平.面向数字素养的高校图书馆数字服务体系研究 [C]//中国图书馆学会.中国图书馆学会年会论文集：2011年卷.北京：国家图书馆出版社，2011：45-52.

[2] Matos V,Santos C P. Omnidirectional locomotion in a quadruped robot: a CPG-based approach[C]//IEEE. International Conference on Intelligent Robots and Systems（IROS），2010: 3392–3397.

五、学术会议信息获取

虽然会议文献能使读者获取会议的主要信息，但会议中的讨论部分、学者们对新的信息的评论等信息往往从会议文献中是不可获取的。学术会议是促进学术交流、课题研究、科学发展的一类学术活动，为研究者提供了一个便捷、有效的学术交流平台。近年来，随着科学技术的发展，越来越多的学者在不同网络平台上发布会议信息、进行会议同步直播等，里面的思维碰撞、讨论交流均有着丰富的价值信息。参与学术会议不仅能体验学术会议的氛围，锻炼学术思维方式方法，更能及时地获取相应的专业性的知识，因此，获取学术会议信息及参与学术会议同样有着重要意义。

与会议文献的多样性一致的是，学术会议的专题、举办时间、参与人员等信息被公布在各种各样的信息平台上，主要包括期刊、社交媒体、搜索引擎、会议信息平台等。同时我们也可以通过导师、同事、同学的推荐，参加专业相关的会议，或者通过学术部门、学科领域邮箱、专业组织及协会、学术期刊、社交媒体的会议广告了解到学术会议信息。或通过百度、搜狐等搜索引擎输入会议的关键词对不同专业的医学会议的信息进行检索，例如，查找2020年关于心脏康复方面的学术会议，可在检索框中输入"心脏康复 2020 会议"等查找相关信息；也可以通过各搜索引擎类目下的"Conferences"类目，逐层进行检索，但这类常规网络检索工具检索到的信息较为分散。在这里，我们将对目前应用较多的会议信息平台进行简单的介绍。

常用医学会议信息获取平台如下所述。

1. 中国学术会议在线　链接为 https://www.meeting.edu.cn/zh，包含了国内各学科学术会议，具有会议预告、会议通知、会议回顾、全文搜索等功能。

2. Calender of Upcoming Technical-Conferences　链接为 http://www. techexpo. com/，可查询世界范围内的多专业技术会议报道。

3. Meeting/Conference Announcement List　链接为 http://www.scholarly- societies. org/，预告世界上将要召开的会议信息，并按学科进行分类。

4. Ei Village Upcoming Conference　链接为 https://blog.engineering village.com/posts/ei-com-pendex-conference-expansion-program-is-completed-and-exceeded-its-target，提供按学科分类的各个专业的详细学术会议信息，并提供相关的超级链接。

5. Internet Conference Calendar　链接为 http://www.conferencecalendar.com/，该平台可按照关键词检索国际上最新的各种学术会议、研讨会、讲座等信息。

6. UKSEDS　链接为 http://ukseds.org/，提供了学术会议信息，并提供了参与学术交流会议的报名方式。

7. Medical Conference　链接为 http://www.medicalconferences.com/，提供了国际医学会议信息查询。

8. 国际学术会议　链接为 http://www.allconferences.com/，预报世界范围内各学科的学术会议信息。

9. 中国科学院国际会议服务平台　为 csp.escience.cn，是一站式会议创建及管理的云平台。

以下以"中国学术会议在线"与"中国科学院国际会议服务平台"为例简单介绍医学学术会议信息获取步骤。

例 1：通过"中国学术会议在线"检索国内最新医学类学术会议新闻

（1）输入网址"https://www.meeting.edu.cn/zh"进入"中国学术会议在线"网站首页。首页包含了会议预告、会议通知、精品会议、会议新闻、会议回顾、全文搜索等功能（图1-8-2）。

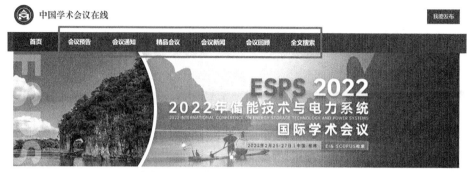

图1-8-2 "中国学术会议在线"首页

（2）点击"会议新闻"栏目进入会议新闻列表。可根据不同学科会议进行分类检索（图1-8-3）。

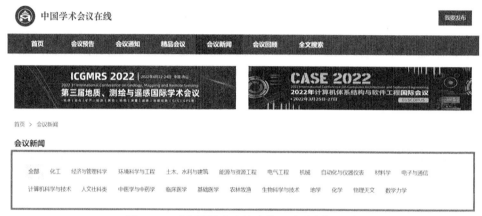

图1-8-3 "中国学术会议在线"会议新闻列表

（3）点击"中医学与中药学""临床医学""基础医学"三个分类筛选最新医学类相关会议新闻（图1-8-4）。

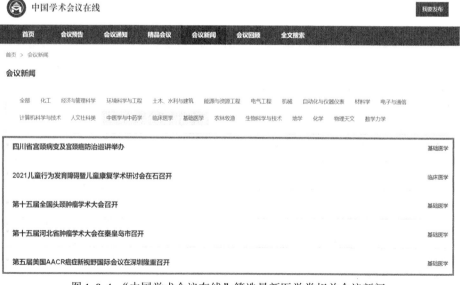

图1-8-4 "中国学术会议在线"筛选最新医学类相关会议新闻

例2：通过"中国科学院国际会议服务平台"检索最新国际医学学术会议预告信息及参会信息

（1）输入网址"csp.escience.cn"进入"中国科学院国际会议服务平台"首页。首页包含了会议查询、新闻公告、创建会议等功能（图1-8-5）。

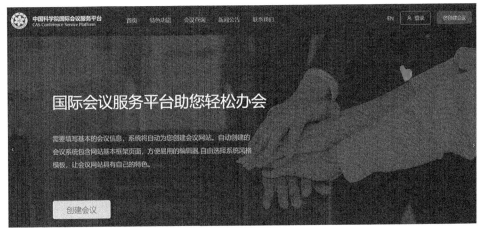

图1-8-5 "中国科学院国际会议服务平台"首页

（2）点击"会议查询"功能进入会议查询界面（图1-8-6）。

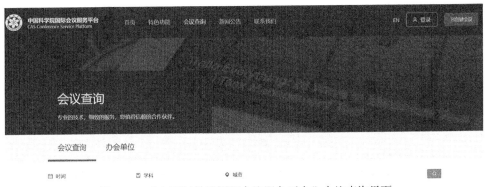

图1-8-6 "中国科学院国际会议服务平台"会议查询界面

（3）"时间"选择"最近一年"，"学科"选择"医学科学"，并点击搜索图标查询最新国际医学学术会议预告信息及参会信息，并可点击"我要参加"键参加会议（图1-8-7）。

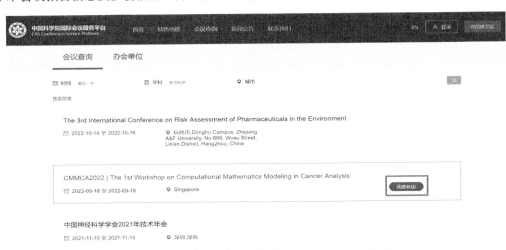

图1-8-7 "中国科学院国际会议服务平台"国际医学学术会议预告信息查询示例

第二节 会议文献数据库

会议文献的表达形式多种多样，有着难以收集和检索的特点。虽然许多国家建立了会议文献的数据库及检索平台，但至今为止，尚没有一种检索工具或文献数据库能检索到比较全面的会议文献，进行全文检索与获取更是困难。本节将对目前会议文献数据库进行简单介绍及罗列。目前医学会议文献的数据库主要分为国内会议文献数据库、国外会议论文数据库及专业学会会议文献数据库，以下将一一进行介绍。

一、国内会议文献数据库

国内会议文献数据库包含中国学术会议文献数据库、中国知网 CNKI 会议论文库、国家科技图书文献中心（NSTL）、读秀会议论文频道、中国学术会议论文全文数据库等国内知名会议论文文摘及全文数据库，本节对较为常用的三种国内会议文献数据库进行简单介绍。

（一）中国学术会议文献数据库

大部分国家性学术会议及全球性会议论文均被收录在案，包括国家级协会、研究会、学会组织、部委、各高校举办的各级会议。在中国学术会议文献数据库中，可以同时检索国内几大会议论文数据库所收录的会议论文，如中国学术会议论文全文数据库、中国学术会议论文文摘数据库、NSTL 外文文献数据库等。本数据库收集自 1982 年开始的中文会议录、会议文献，每年新增 20 万篇会议论文，每年约 2000 个重要学术会议被记录与收集。其外文会议主要与 NSTL 外文文献数据库关联，自 1985 年以来，共收录世界各机构出版的学术会议论文全文约 1100 万篇，每年增加外文会议论文约 20 万篇。

（二）中国知网 CNKI 会议论文库

中国知网 CNKI 会议论文库也称为中国重要会议论文全文数据库。与万方会议论文数据库不同的是，其重点收录从 1999 年开始，国家二级以上的学会、协会、医院、高校、科研院所以及中国科协系统等举办的国内学术会议和在国内召开的国际会议上发表的会议论文，部分重点会议文献及会议录可回溯至 1953 年，目前，已收录国内会议、国际会议论文集 42 万余本，累计文献总量 360 余万篇。

（三）NSTL

我国于 2000 年 6 月 12 日组建 NSTL，包括了中国医学科学院医学信息研究所、中国科学院文献情报中心、中国农业科学院农业信息研究所、机械工业信息研究院等成员单位，囊括了各大会议文献存储单位的文献资源，是一个虚拟科技文献信息服务机构。截至 2017 年 NSTL 拥有外文文献印本 26 000 多种，其中外文会议文献 8000 余种，涵盖了西文会议、日文会议以及俄文会议相关文献，为读者提供多项检索途径，如题名、出版者、关键词、举办地、主办单位、会议名称、ISBN 和摘要等。

二、国外会议论文数据库

常用的国外会议论文数据库有 OCLC First Search，其包含了 Papers First 和 Proceedings First 两个会议文献子数据库；Web of Science 的两个子数据库：社科与人文会议录引文索引（Conference Proceedings Citation Index-Social Science & Humanities）、科技会议录引文索引（Proceedings Citation Index-Science）；以及科学技术会议录索引（ISI Proceedings）、世界会议（World Meetings）等多个会议论文数据库。

（一）科技会议录引文索引

科技会议录引文索引由美国科学情报研究所出版与组建，汇集与登载了自 1990 年起世界著名的会议、研究会、专题讨论会、医学年会的会议录资料。目前收录了大于 6 万多个会议高达 450 多万条记录，并收录自 1999 年至今的文后参考文献。每年约增加 38 万条记录，是社会科学与人文科学会议录索引（Index to Social Science and Humanities Proceedings，ISSHP）和科学与技术会议录索引（Index to Science and Technology-Proceedings，ISTP）的网络版。可通过 ISI Web of Science 平台直接进行检索，相关文献可以直接链接到 Web of Science（相关链接：www. webofknowledge.com）。

（二）OCLC FirstSearch

OCLC FirstSearch 是指美国联机计算机图书馆中心联机信息检索服务系统，OCLC FirstSearch 服务从 1996 年开始推出，是一个大型综合的、多学科的数据库平台，涉及广泛的主题范畴，覆盖所有领域和学科。其 Papers First（世界各地会议论文索引数据库，相关链接：https://firstsearch. oclc.org/dbname=Papers First；FSIP）与 Proceedings First（世界各地会议录索引数据库，相关链接：https://firstsearch.oclc.org/dbname=Proceedings；FSIP）则是会议论文索引数据库。Papers First 对全球范围召开的大会、座谈会、博览会、研讨会、专业会、学术报告会所发表的论文进行索引，涵盖了 1993 年至今来自大英图书馆文献供应中心的上述资料，目前共有 940 多万条记录，可通过馆际互借获取全文。数据每两周更新。Proceedings First 是 Papers First 的相关库，收录来源和会议范围与 Papers First 数据库相同，区别是对这些会议的会议录进行索引，而且每条记录都包含一份在每次会议上所呈交的文件清单，从而提供了各次活动的一个概貌，共有近 49 万条记录。数据每周更新两次。

三、其他相关专业学会会议文献数据库

许多国际著名的学会如 ACM、IOP、ACS、ACC/AHA、IEEE/IET、SPIE、ASCE 等均建立了会议论文全文数据库，并将既往收录的印刷出版物转化成电子版的形式，这些专业学会每年都召开周期性的学术会议，其中学会出版物的重要组成部分就是会议文献，所以，相关学会建立的数据库是获取会议文献的重要途径之一。目前会议文献的相关学会数据库包含：①国际光学工程学会数字图书馆（SPIE Digital Library）；②美国电气电子工程师学会数据库与国际工程和技术学会的电子数据库（IEE/IET Electronic Library）；③美国航空航天学会数据库（AIAA），该数据库以 AIAA 会议论文为主，可获取到这些会议录及会议文献全文；④美国计算机协会数字图书馆（ACM Digital Library）；⑤美国物理学会会议录（AIP Conference Proceedings）；⑥英国机械工程师协会数据库（IMechE 数据库）；⑦美国光学学会数据库（Optics InfoBase）等。

第三节　会议文献检索

目前会议文献的检索概括起来主要包括以下四种：①查找单篇会议录；②查找会议文献的摘要、题录信息；③查找会议文献；④查找会议日程、会议安排、会议预告等信息（详见本章第一节）。所涉及的检索方式方法与其他文献检索的方式方法大同小异，主要区别是检索数据库与检索平台的不同，及其散布在各种各样不同平台的特点。本节将对会议文献检索方式方法进行简单介绍。

一、直接获取途径

在学术会议举办后，会议文献往往主要以个人形式发布的会议文献、协会发布的具有权限限

制的会议文献、开放获取的会议文献、会议发放的会议文献、正式出版的会议录等几种形式存在。其中正式出版的会议录、会议发放的会议文献可以通过传统的订阅、赠阅、交换、采购、索取等直接文献传递途径获取。

直接获取途径：

1. 采购和订阅　向出版社以及相关协会以订购的方式获取会议文献，往往需要向会议文献产生或发布的机构支付一定的费用。

2. 交换　同类组织、机构如高校图书馆、协会、学会间以交换的方式获取会议文献，是组织机构之间常见的信息交流方式，需要组织机构之间有协作共赢的关系。

3. 赠阅和索取　由生产或发布会议文献的机构赠阅给其他机构相关文献资源，或者需求方向生产或发布会议文献机构直接索取所需资源，这种方式需要文献需求方有一定的人际关系网络及学术权威。

直接获取途径虽然能直接有效地获取部分会议文献资源，但同时也取决于是否能准确找到相应会议文献的生产与发布机构，还取决于在准确获得目标会议文献的生产和发布机构后，会议文献需求方是否具备购买的经济实力。而交换与索取这两种途径往往需要所处机构有一定的人际网络关系及权威性。对于个人会议文献需求方来说，直接获取途径相对困难，并且需要具备一定的经济实力进行订阅及采购。

二、间接获取途径

在会议文献当中，由相关协会发布的具有一定权限限制的会议文献往往是通过采购、订阅等方式获取不到的。针对这种有权限限制的会议文献，我们可以采用信息中间人或信息中介机构的方式间接获取。主要有以下三种方式：

（1）通过专业文献服务信息机构间接获取，如NSTL等。

（2）通过自身的关系网络联系信息中间人或中间机构获取，这需要自身有良好的社会网络关系，或可联系中间机构，如利用各个大学机构的校园网或图书馆图书印本馆藏等方式间接获取。

（3）当有关协会通过网络的形式传播相关会议文献时，可使用如代理服务器等方式获得访问权限间接获取。

这类有着一定权限限制的会议文献，往往权限管理严格复杂，获取文献资源相对来说较困难。通过信息中间人和中间机构获取的方式则需要有相关的社会网络关系。

三、数据库获取途径

由于直接进行文献传递较为困难，目前会议文献获取的主要途径仍是通过数据库获取。通过数据库获取文献也是间接获取会议文献途径的一种，且其实用性、高效性强。

（一）中国学术会议文献数据库检索

中国学术会议文献数据库相关链接：https://c.wanfangdata.com.cn/conference；或在搜狐、百度、谷歌等搜索引擎中直接搜索"中国学术会议文献数据库"即可，可通过会议文献的关键词、摘要、会议名称等方式进行检索。并且包含有会议速递、会议信息检索等功能，可以对感兴趣的会议直接进行检索（图1-8-8）。

例：通过中国学术会议文献数据库高级检索功能检索2020年关于心力衰竭主题的会议文献。

1. 输入网址"https://c.wanfangdata.com.cn/conference"进入中国学术会议文献数据库首页。首页可输入关键词、摘要、会议名称等直接进行检索，或通过右侧高级检索进行检索（图1-8-9）。

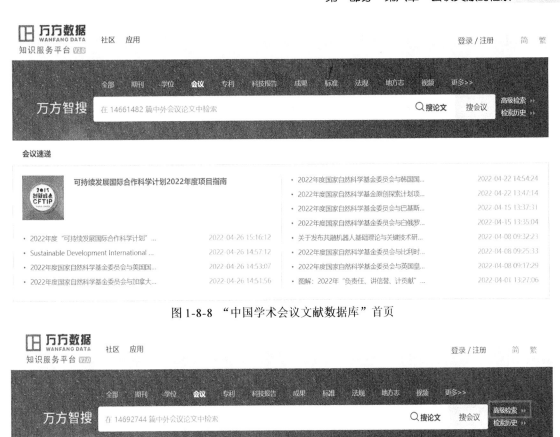

图 1-8-8 "中国学术会议文献数据库"首页

图 1-8-9 "中国学术会议文献数据库"首页高级搜索

2. 点击"高级检索"键进入高级检索界面，并输入主题词"心力衰竭"，选择发表时间选择"2020 年-2021 年"，点击"检索"键检索（图 1-8-10）。

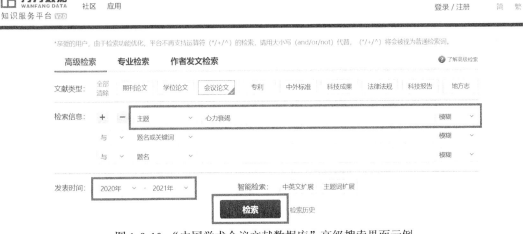

图 1-8-10 "中国学术会议文献数据库"高级搜索界面示例

3. 查看 2020 年关于心力衰竭主题的会议文献，并可通过左侧工具栏进行二次检索（图 1-8-11）。

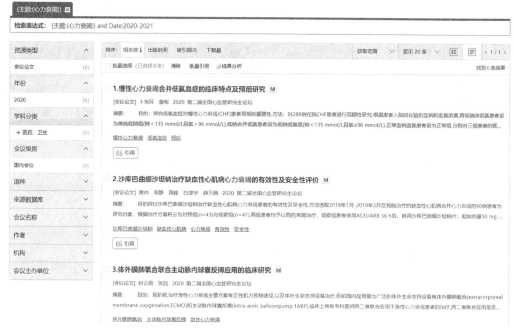

图 1-8-11　"中国学术会议文献数据库"心力衰竭会议论文检索示例

（二）中国知网 CNKI 会议论文库检索

中国知网 CNKI 会议论文库相关链接：https://kns.cnki.net/kns8?dbcode=CFLP；同样可在搜狐、百度、谷歌等搜索引擎中直接搜索"中国知网会议论文数据库"即可，可通过会议文献的关键词、摘要、会议名称、论文集名称、主办单位、中图分类号等方式进行检索（图 1-8-12）。

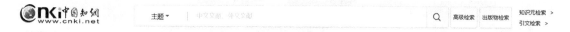

图 1-8-12　"中国知网 CNKI 会议论文库"检索功能框

例：通过中国知网 CNKI 会议论文库检索关于"第四届上海国际护理大会"的会议文献。

1. 输入网址"https://kns.cnki.net/kns8?dbcode=CFLP"进入中国知网 CNKI 会议论文库首页（图 1-8-13）。

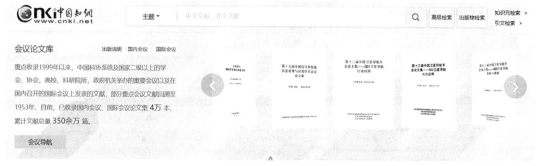

图 1-8-13　"中国知网 CNKI 会议论文库"首页

2. 点击下拉菜单选择"会议名称"，并输入"第四届上海国际护理大会"后点击搜索图标检索（图 1-8-14）。

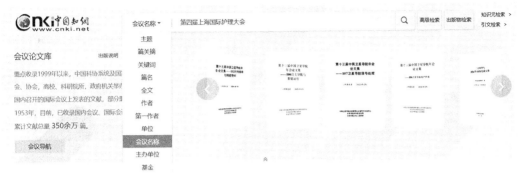

图 1-8-14　"中国知网 CNKI 会议论文库"会议论文检索示例

3. 点击会议名称可获取会议文献集信息（图 1-8-15、图 1-8-16）。

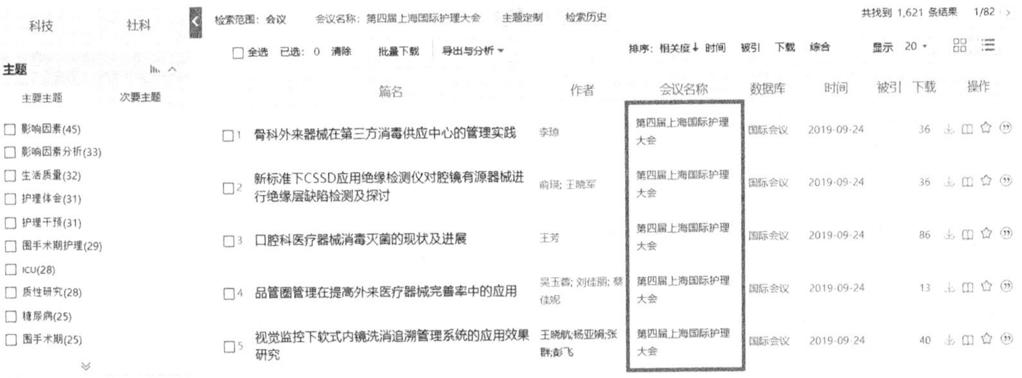

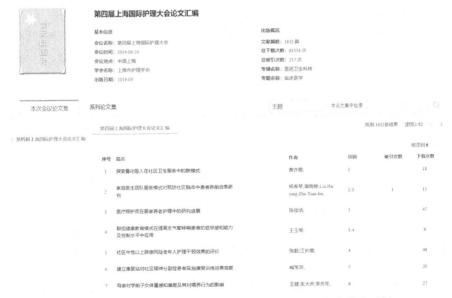

图 1-8-15　"中国知网 CNKI 会议论文库"会议论文检索示例结果

图 1-8-16　"中国知网 CNKI 会议论文库"会议文献集检索示例

（三）国家科技图书文献中心检索

国家科技图书文献中心（NSTL）相关链接：https://cd.nstl.gov.cn/index.html；可直接进行关键词、摘要、会议名称、主办单位、ISSN 等检索（图 1-8-17）。

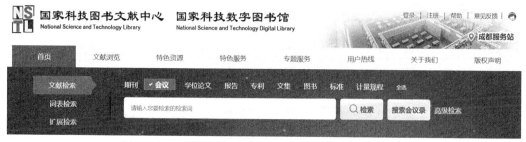

图 1-8-17 "国家科技图书文献中心"会议文献检索首页

四、开放式免费获取途径

由于会议文献的不同发布形式，部分会议文献可在网络上免费采集到的，主要包括开放获取类会议文献及个人形式发布的会议文献。目前，开放获取类会议文献已经具有一系列较为成熟的获取方法，且其发展迅速，大大降低了检索会议文献的难度，因此可作为我们日常获取会议文献的重点。开放获取类会议文献目前主要通过规模化的资源搜集和网址搜集，获取难度较低。而个人形式发布的会议文献主要通过平时人为有意识的积累，其数量相对较少且散在分布，获取困难。

1. 开放获取类会议文献获取途径　主要包括搜索引擎、学科门户、会议门户、机构网址、提供学术信息的网站等，可通过搜索全文、文摘、关键词信息获取，随着大数据时代的发展，目前百度、搜狗、腾讯搜索等搜索引擎已建立自己的文献数据库（百度学术、搜狗学术等），我们常用的日常沟通软件如微信、QQ 等均有相关学科门户的公众号或小程序提供读者使用，更加进一步方便我们检索会议文献。此外，我们还可以通过开放获取期刊、机构储存、开放获取会议文献提供网站进行检索，比如 GeenMedical（相关链接：https://www.geenmedical.com/）、掌桥科研（https://www.zhangqiaokeyan.com/）等。

2. 个人形式发布的会议文献获取途径　个人形式发布的会议文献获取途径相对学会、机构或平台出版的会议文献较为零星分散，无系统性的管理，分布在各大文章平台如博客、维基、论坛或期刊等引用当中，由于数量较少、缺乏管理体系，人工采集此类文献的难度较大，主要靠个人积累。

会议文献由于有着载体形态多样化、出版规格随意、发行途径自由的特点，导致其检索及获取的方式、方法、获取平台等种类繁多，本节无法完全阐述所有途径，检索者需根据切身实际情况选择最适合自身的获取会议文献的方法。此外，如何做好会议文献的收集与提供也是目前需要解决的重要问题。目前我国情报信息机构及各级图书馆缺乏统一管理和收集会议文献的专门部门。会议文献目前主要还是以期刊、书籍、内部资料、电子出版物、网络部数据库等形式存在和发布，因此往往归入期刊、书籍、内部资料、电子出版物、网络部数据库的管理序列，只有少数会议文献按照统一的会议文献著录规范进行著录，给会议文献的统一管理和检索带来了重重困难。如何建立会议文献统一管理体系是会议文献管理需要迫切解决的问题。

会议文献可为相关领域读者提供最新的科学研究进展、最新研究热点，但同样会议文献的内容充满了不确定性，部分研究内容及研究结果并未得到确切证实，且会议发言稿、会议记录等内容包含许多参会人员的个人意见，可能出现非客观内容的情况，这需要读者们批判式地阅读会议文献，谨慎提取会议文献关键内容，不要盲从。

思　考　题

1. 简述会议文献的定义及特点。

2. 会议文献的检索方式主要分为哪几类？

3. 通过国家科技图书文献中心（NSTL）检索关于"2 型糖尿病"的相关会议文献；与检索其他期刊文献有什么区别？

第九章　专利信息检索

创新是引领发展的第一动力，保护知识产权就是保护创新。专利权是最重要的知识产权之一。专利文献融技术、法律与经济信息于一体，不仅是世界上最大的技术信息源，更是跟踪最新技术进展的重要工具。据统计，超过 90% 的发明创造类研究成果都可以在专利文献中查到，而且有超过 70% 的发明创造只通过专利文献公开。因此，专利文献在传播发明创造、推动技术研发、加强知识产权保护等方面具有巨大价值。本章主要介绍专利与专利文献的基本知识，以及国内外重要的专利信息资源的获取方法。

第一节　专利与专利文献

一、专利基础知识

（一）专利的含义

专利（patent）的概念可以从三个层次理解。第一，从法律角度看，通常认为专利是专利权的简称，是指专利权人对发明创造享有的专利权，即国家依法在一定时期内授予发明创造者或者权利继受者独占使用其发明创造的权利。第二，从技术角度看，专利是指受专利法保护的发明创造，即被授予专利权的技术。第三，从文献角度看，专利是指专利文献，即记录了发明的详细内容和受法律保护的技术范围的法律文献。

（二）专利的法律特征

1. 专利属于知识产权　知识产权（intellectual property），也称为"智慧财产权"或"智力财产权"，是指人们就其智力劳动成果所依法享有的专有权利，通常是国家赋予创造者对其智力成果在一定时期内享有的专有权或独占权。知识产权包括专利、著作权、商标、地理标志、集成电路布图设计、植物新品种等。

专利制度的核心是专利法，我国于 1984 年 3 月 12 日颁布《中华人民共和国专利法》（以下简称《专利法》）。2020 年 10 月，《专利法》进行了第四次修订。

2. 专利具有地域性、时间性和排他性

（1）地域性：指在某个国家或地区授予的专利权，仅在该国或该地区才有效，在其他国家或地区没有任何法律约束力。但是，同一发明可以同时在多个国家或地区申请专利，获得批准后其发明可以在所有申请国家和地区获得法律保护。

（2）时间性：指专利权只有在法律规定的期限内才有效。专利权超过法定期限或因故提前失效，任何人都可无偿使用。

（3）排他性：指专利权人依法对其发明创造享有的排他性权利。因此，专利权是一种专有权。只有依法取得专利权人的授权或许可，非专利权人才能使用他人的专利技术。

专利权由官方授予，专利权的发生以公开发明成果为前提。因此，从通俗意义上说，专利的最大特点就是"以公开换垄断"。

（三）专利的类型

我国的专利包括发明、实用新型和外观设计三种。

1. 发明　是指对产品、方法或者其改进所提出的新的技术方案。所谓产品是指人类生产的物品、物质、材料、工具、装置设备等；方法则是指产品的制造方法、使用方法、通信方法、处理方法，以及将产品用于特定用途的方法。例如，一种新的疾病诊断试剂及其制备方法，诊断试剂属于产品发明，其制备方法属于方法发明，两者都可以申请发明专利。发明专利的保护期限是 20 年。

2. 实用新型　是指对产品的形状、构造或者其结合提出的适于实用的新的技术方案。实用新型专利保护的也是一种技术方案，但保护对象的范围相对较窄，只保护经过产业方法制造的，有确定形状、构造且占据一定空间的实体，不保护方法以及没有固定形状的物质。例如，一种改进的输液泵，可以申请实用新型专利。一般来说，相比发明，实用新型的技术含量相对较低，审查周期较短，获得授权难度也较小。实用新型专利的保护期限是 10 年。

3. 外观设计　是指对产品的整体或者局部的形状、图案或者其结合以及色彩与形状、图案的结合所作出的富有美感并适于工业应用的新设计。例如，药品的外包装盒，可以申请外观设计专利。外观设计专利的保护期限是 15 年。

（四）授予专利权的条件

1. 发明和实用新型　我国《专利法》第二十二条指出，授予专利权的发明和实用新型，应当具备新颖性、创造性和实用性，即授予专利权的实质性条件是必须具备"三性"。

（1）新颖性：是指该发明或者实用新型不属于现有技术；也没有任何单位或者个人就同样的发明或者实用新型在申请日以前向国务院专利行政部门提出过申请，并记载在申请日以后公布的专利申请文件或者公告的专利文件中。这里的现有技术，是指申请日以前在国内外为公众所知的技术。

（2）创造性：是指与现有技术相比，该发明具有突出的实质性特点和显著的进步，该实用新型具有实质性特点和进步。

（3）实用性：指该发明或者实用新型能够制造或者使用，并且能够产生积极效果。

2. 外观设计　我国《专利法》第二十三条指出，授予专利权的外观设计，应当不属于现有设计；也没有任何单位或者个人就同样的外观设计在申请日以前向国务院专利行政部门提出过申请，并记载在申请日以后公告的专利文件中。

3. 不授予专利权的法定情形　我国《专利法》指出，对违反法律、社会公德或者妨害公共利益的发明创造，对违反法律、行政法规的规定获取或者利用遗传资源，并依赖该遗传资源完成的发明创造，不授予专利权。《专利法》规定了以下六种不授予专利权的情形：①科学发现；②智力活动的规则和方法；③疾病的诊断和治疗方法；④动物和植物品种；⑤原子核变换方法以及用原子核变换方法获得的物质；⑥对平面印刷品的图案、色彩或者二者的结合作出的主要起标识作用的设计。

（五）专利的申请和审批

1. 专利的审批流程　专利的申请和审批程序比较复杂。我国的专利审批制度是早期公布、延迟审查制。发明专利的审批流程包括申请、受理、初步审查、专利公布（申请日起不超过 18 个月）、提出实质性审查请求（申请日起 3 年内）、实质审查、授权或驳回等多个阶段。通常发明专利的审查周期为 1～2 年（从实质审查开始到结束）。实用新型专利和外观设计专利的审批流程包括申请、受理、初步审查和授权等阶段。通常实用新型的申请周期在 4 个月左右，外观设计的申请周期在 3 个月左右。对科研人员来说，取得技术成果后，如果要申请专利，应慎重选择发表论文的时间，确保论文发表的时间在专利申请之后，以免因发表论文过早公开技术，破坏了专利的新颖性而丧失申请专利的机会。

2. 高价值专利　专利的价值可以从技术、法律、市场、战略、经济等多个维度去评估。高价值专利是指符合国家重点产业发展方向、专利质量较高、价值较高的有效发明专利。《中华人民共和国国民经济和社会发展第十四个五年规划和 2035 年远景目标纲要》首次将"每万人口高价值发明专利拥有量"纳入经济社会发展主要指标,由 2020 年的 6.3 件提高到 2025 年达到 12 件。2022 年我国每万人口高价值发明专利拥有量已达到 9.4 件。

目前,国家知识产权局把以下五种有效发明专利纳入高价值发明专利拥有量统计范围:一是战略性新兴产业的发明专利;二是在海外有同族专利权的发明专利;三是维持年限超过 10 年的发明专利;四是实现较高质押融资金额的发明专利;五是获得国家科学技术进步奖或中国专利奖的发明专利。这里所指的战略性新兴产业主要包括新一代信息技术产业、高端装备制造产业、新材料产业、生物产业、新能源汽车产业、新能源产业、节能环保产业、数字创意产业、相关服务业等九大领域。对高校和科研院所等创新主体来说,通过挖掘、培育高价值发明专利,提升专利质量和效益,聚焦关键核心技术领域,促进专利转化运用,对激发创新活力、支撑高质量发展有重要意义。

二、专利文献

专利文献是实施专利制度的国家及国际性专利组织在受理、审批、注册专利过程中产生的记述发明创造及权利等内容的官方文件及其出版物的总称。广义的专利文献包括专利申请书、专利说明书、专利公报、专利分类表、专题主题词表、专利文摘、专利法律文件等,狭义的专利文献主要指专利说明书。专利说明书是用以描述发明创造内容和限定专利保护范围的一种官方文件或其出版物,一般由扉页(基本著录信息)、权利要求书、说明书正文、附图组成。各国专利局均免费提供专利文献信息。

(一)专利文献的特点

1. 新颖性强,报道迅速,完整而详细揭示发明创造内容 各国专利法均规定被授予专利权的发明专利必须具备新颖性,而且大多数国家都采用了先申请原则,即两个以上的申请人分别就相同的发明创造内容申请专利时,专利权授予最先申请者。这就使得申请人在一项发明创造完成后总是以最快速度提交专利申请并在规定的时间内公开专利说明书,以防竞争对手抢占先机。事实上,一些重大的发明往往在专利文献公开数年后才见诸其他文献。

按照专利法充分公开的要求,专利说明书一般都会详细完整地描述发明创造的技术方案、发明点、具体实施方式及实施效果。因此,专利说明书技术含量高,不但收录了最新的技术成果,而且对发明创造的技术方案有完整、详尽、充分的描述,大部分都包含附图,对理解技术方案有重要参考价值。

2. 内容广泛,数量庞大,重复量大,集专利的技术、法律与经济信息于一体 每年各国出版的专利文献超过 150 万件,全世界累计可被公众获取的专利文献已超过 1.1 亿件。专利文献涵盖了绝大多数技术领域,从高精尖的技术成果到日常简单的小发明创造,几乎无所不包。

专利文献重复量大,全世界约三分之二的专利是重复的,一方面是因为专利保护的地域性,为在更多的国家实现专利保护,同一件专利往往用多种语言向多个国家申请,造成相同的技术文献多次重复出版,出现同族专利;另一方面是因为一件专利在申请、审批的不同阶段要公开相同内容的专利说明书 2~3 次。

3. 格式统一规范,高度标准化,文字严谨 专利说明书具有法定的文体结构,从发明创造的名称、所涉及的技术领域和背景技术到发明内容、附图说明和具体实施方式等,每项内容都有具体的撰写要求和固定的顺序,并严格限定已有技术与发明内容之间的界线。扉页的著录项目有统一的编排体例并采用国际统一的著录项目识别代码(INID 码)。专利文献采用统一的专利分类体系,专利申请书、专利说明书等文件的撰写大多是由受过专业训练的专利代理人与发明人共同完成,文字规范严谨。

(二)专利文献的著录项目

专利文献著录项目是表示专利特征的项目,通常出现在专利说明书扉页、专利公报以及其他检索工具中。这些项目反映了专利的技术信息、法律信息和外在形式信息。专利的技术信息主要通过专利名称、专利分类号、摘要、专利说明书中所阐述的技术内容、附图等加以揭示。专利的法律信息包括专利保护的范围，专利的权利人、发明人，专利的生效时间，专利申请的标志等。通过权利要求书可以展示专利保护的范围。专利的外在形式信息是指专利文献种类的名称、公布专利文献的国家机构、文献号、专利或专利申请公布日期等。图 1-9-1 为专利说明书的页面示意，包括扉页的著录项目、权利要求书页及说明书页。

（三）专利文献号

专利文献号是在专利申请公布和专利授权公告时给予的文献标识号码。国家知识产权局发布的《中国专利文献号》行业标准（ZC 0007—2012）规定，专利文献号用 9 位阿拉伯数字表示，包括申请种类号和文献流水号两部分：第 1 位数字为申请种类号（数字 1 表示发明专利申请，2 表示实用新型专利申请，3 表示外观设计专利申请），第 2～9 位数字为文献流水号。专利文献号具有唯一性，即一件专利申请形成的专利文献只能获得一个专利文献号。

专利说明书中，通常把中国国家代码 CN、专利文献号、专利文献种类标识代码联合使用，称为公开（公告）号。例如，图 1-9-1 所示的专利"用于鼻咽癌发病风险预测的试剂盒及基因芯片"在申请公开阶段，有一个专利公开（公告）号：CN 103757104 A。这里的 CN 为中国国家代码；103757104 为专利文献号，第 1 位数字为 1，表示该专利为发明专利，第 2～9 位数字 03757104 为文献流水号。专利文献种类标识代码共 A、B、C、D 四种，A 表示发明专利申请公开，B 表示发明专利授权公告，C 表示实用新型公告，D 表示外观设计公告。公开（公告）号为 CN 103757104 A 表示该发明专利在申请公开，若该专利获得授权，公开（公告）号则为 CN 103757104 B。

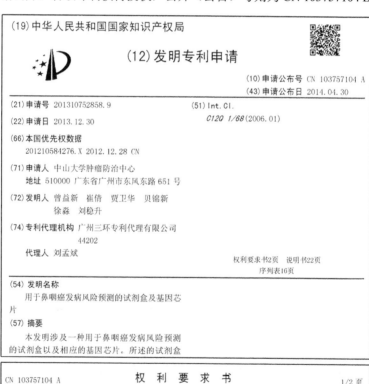

CN 103757104 A　　说　明　书　　1/22 页

用于鼻咽癌发病风险预测的试剂盒及基因芯片

技术领域

[0001]　本发明涉及一种用于鼻咽癌发病风险预测的试剂盒以及相应的基因芯片，用于预测鼻咽癌发病风险、进行鼻咽癌高危人群筛查以提高鼻咽癌早诊率。

图 1-9-1　专利说明书及专利文献著录项目

（四）专利申请号

专利申请号是指国家知识产权局受理一件专利申请时，予以该专利申请的一个标识号码。专利申请号也具有唯一性，即每个专利申请号对应唯一一件申请的专利。我国的专利申请号由 5 部分组成，分别是国别号、受理年份、种类号、流水号和校验位。2003 年 10 月 1 日之前的专利申请号为 9 位数字，2003 年 10 月 1 日之后的申请号为 13 位数字。

一项名为“用于鼻咽癌发病风险预测的试剂盒及基因芯片”的专利，其申请号为 CN 2013 1 0752858.9，其含义解读如下：

CN 为国别码，是专利受理国或地区的缩写，通常以两位字母作为标识，中国的缩写是 CN（中国专利说明书原文中，通常省略 CN，如图 1-9-1）。

2013 为受理年份，表示该专利申请的受理年份是 2013 年。在 2003 年 10 月 1 日之前，中国专利申请号的受理年份采用公元纪年后两位数字，之后采用公元纪年的后四位数字。

1 为种类号，表示专利申请的种类。1 表示发明专利，2 表示实用新型专利，3 表示外观设计专利，8 表示进入中国国家阶段的 PCT 发明专利，9 表示进入中国国家阶段的 PCT 实用新型专利。

0752858 为流水号，是 7 位的连续数字，表示当年专利申请的顺序号。

9 为校验位，有标点“.”和一位数字或字母，主要用于校验整个申请号的正确性，无特殊含义。

在中国，专利申请一旦经审查获得授权，把专利申请号数字前面的 CN 换成 ZL（“专利”二字首字母缩写），就成了专利号。因此，一件专利只有获得授权，才有专利号。例如，前述专利申请号为 CN 2013 1 0752858.9 的专利在 2015 年 6 月 24 日获得授权，该专利的专利号为 ZL 2013 1 0752858.9。

（五）专利分类法

1. 国际专利分类法（International Patent Classification，IPC） 是国际通用的检索和管理专利文献的工具，每年修订一次。IPC 采用功能和应用相结合，以功能分类为主的原则，并采用等级结构形式。IPC 将全部技术领域分为 8 个部（section），形成一级类目，分别用 A～H 中的一个大写英文字母表示。例如，A 部为人类生活必需（human necessities），F 部为机械工程（mechanical engineering）。在部之下再细分为分部（subsection）、大类（class）、小类（subclass）、主组（main group）、分组（subgroup）等 5 个级别。例如，图 1-9-1 所示的专利“用于鼻咽癌发病风险预测的试剂盒及基因芯片”的 IPC 分类号为 C12Q 1/68（2006.01），其含义为“包含酶、核酸或微生物的测定或检验方法；其组合物；这种组合物的制备方法”。

2. 联合专利分类（Cooperative Patent Classification，CPC） 是欧洲专利局（EPO）和美国专利商标局（USPTO）联合开发并共同拥有的专利分类体系。分为 A～H 以及 Y 共 9 个部，128 个大类，663 个小类，超过 25 万个条目。

（六）专利优先权与同族专利

专利申请人就其发明创造第一次在某国提出专利申请后，在法定期限内（发明和实用新型 12 个月，外观设计为 6 个月），又就相同主题的发明创造提出专利申请的，根据有关法律规定，其在后申请以第一次专利申请的日期作为其申请日，专利申请人依法享有的这种权利就是专利优先权。优先权可以分为国内优先权和国外优先权。

由至少一个共同优先权联系的一组专利文献，称一个专利族（patent family）。在同一专利族中每件专利文献被称作专利族成员（patent family members），同一专利族中每件专利互为同族专利。在同一专利族中最早优先权的专利文献称基本专利。因此，同族专利是基于同一优先权文件，在不同国家或地区，以及地区间专利组织多次申请、多次公布或批准的内容相同或基本相同的一组专利文献。

第二节　专利文献数据库

一、国家知识产权局专利检索及分析系统

（一）概述

国家知识产权局（国知局）的专利检索及分析系统（Patent Search and Analysis）（图 1-9-2）是查找国内外专利文献的最重要资源之一，共收集了 105 个国家、地区和组织的专利数据，同时还收录了引文、同族、法律状态等数据信息，文献记录数超过 2.06 亿。中国专利数据的收录范围为 1985 年 9 月 1 日以来公布的全部发明专利、实用新型专利和外观设计专利，总数据量超达到 3862 万条（截至 2022 年 6 月 3 日数据），可以免费获取专利说明书全文。国知局专利检索及分析系统每周更新数据 300 万条，其中中国专利数据每周二、周五更新两次，滞后公开日 3 天；国外专利数据每周三更新；引文数据每月更新；同族数据和法律状态数据则每周二更新。

从国知局主页的服务栏目进入"政务服务平台"，即可进入国知局专利检索及分析系统。系统提供了方便快捷的专利检索与分析功能，有高级检索、导航检索等多种检索模式，并提供分析功能和多种工具（图 1-9-2）。用户注册后即可直接登录访问。

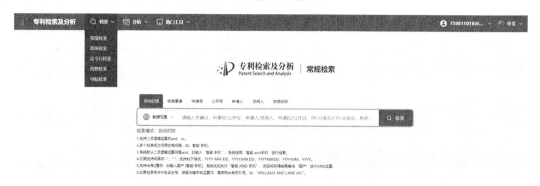

图 1-9-2　国知局专利检索及分析系统主页面

（二）使用方法

1. 检索规则　系统支持多种形式的检索运算符以及扩展检索和跨语言检索。

（1）布尔运算符：系统支持布尔运算符 AND、OR、NOT，大小写均可。检索表达式中有多个运算符时，系统默认按照从左向右的顺序检索。半角圆括号"（）"为优先运算符。

（2）时间运算符：系统提供了"＞""＞=""＜""＜=""="等 5 个时间运算符，主要用于申请日、公开（公告）日、优先权日等有关日期的检索字段，均为半角字符。

（3）截词运算符：系统提供了"+""#""?"三种截词运算符，均为半角字符。

（4）扩展检索：申请号、公开（公告）号、发明名称、IPC 分类号、申请（专利权）人等字段均支持扩展检索。

（5）跨语言检索：发明名称、申请（专利权）人、发明人、摘要、权利要求、说明书、关键词字段均支持跨语言检索。

2. 检索途径　系统提供了常规检索、高级检索、命令行检索、药物检索、导航检索等多种检索途径。

（1）常规检索：进入系统，默认为常规检索页面（图1-9-2）。常规检索提供了快捷方便的智能化检索入口，可快速定位检索对象（如一篇专利文献或一个专利申请人等），适用于检索目的十分明确或者初次接触专利检索的用户。

（2）高级检索：在专利检索主页上方，点击菜单导航中的"检索"，选择下拉菜单中的"高级检索"，进入高级检索页面。高级检索可根据检索条件，先选择检索字段并输入检索词，点击"生成检索式"显示检索式，再点击"检索"。

（3）命令行检索：支持以命令的方式进行检索、浏览等功能，一般供专业检索人员和高级用户使用，检索效率高，普通用户不推荐使用。

（4）药物检索：有高级检索、方剂检索和结构式检索三种方式，可查找有关西药化合物和中药方剂等多种药物专利。

（5）导航检索：主要用于快速查询专利分类号及其含义，系统提供IPC导航、CPC导航、国民经济分类导航三种查询方式。

3. 结果浏览　检索结果有概要浏览和详细浏览两种方式。

（1）概要浏览：检索结果默认为概要浏览（概览）格式，可以快速了解专利文献的基本信息，并对检索结果进行筛选，包括发明类型、申请日、公开日等。

（2）详细浏览：点击文献公开号或点击"浏览"按钮，进入详细浏览（详览）页面，可以查看该文献的详细信息，包括著录项目、全文文本、全文图像、摘要附图、说明书附图、法律状态、引证文献、同族文献等信息。

4. 结果下载与保存　在检索结果详览页面，点击"下载"按钮把文件保存到本地，下载内容可以选摘要信息、全文文本、全文图像。

5. 热门工具　提供了多种常用的检索与查询工具，包括同族查询、引证/被引查询、法律状态查询、国家/地区/组织代码查询等。

6. 专利分析　可通过专利数据分析模型，快速、准确、全面地在海量专利数据中分析出潜在的信息关系和完整的专利信息链，更有效地利用专利资源，包括申请人分析、发明人分析、区域分析、技术领域分析、中国专项分析等。

二、中国知识产权网专利信息服务平台

（一）概述

中国知识产权网（http://www.cnipr.com）是由知识产权出版社有限责任公司推出的知识产权一站式服务平台，基于大数据资源构建多平台、全产业链的知识产权服务体系。中国知识产权网的专利信息服务平台提供对中国及美国、日本、英国、德国、法国、加拿大、EPO、WIPO、瑞士等98个国家和组织的专利信息检索，注册用户可免费检索并下载专利说明书全文。

（二）使用方法

进入中国知识产权网主页，点击右上方的"专利信息服务平台"进入平台，包括法律状态检索、失效专利检索、运营信息检索与热点专题等栏目。默认为简单检索，系统也提供高级检索。

1. 简单检索　在检索框中直接输入检索词，包括关键词、申请（专利）号、公开（公告）号、申请（专利权）人、发明（设计）人、申请日、公开（公告）日、IPC分类号等。

2. 高级检索　分为表格检索、逻辑检索和号单检索三种。①表格检索提供了22个可检索字段，可以很方便地实现字段间的组合检索（默认为 AND 逻辑关系）。②逻辑检索支持直接输入较复杂的检索表达式。③号单检索支持批量输入申请号或者公开（公告）号进行检索。

3. 法律状态检索 可查找中国专利的法律状态，包括专利的变更，专利权的放弃、终止、继承或转让、撤销等。

该平台还提供专利信息分析和预警功能，通过对专利数据的深度加工及挖掘，分析统计蕴含的相关信息与潜在的知识链接，并以图表形式展现。

三、德温特创新索引

（一）概述

英国德温特公司是全球知名的专利信息服务商，其出版的德温特创新索引（Derwent innovations index，DII）是世界上最权威的专利文献数据库之一。DII 通过 Web of Science 平台提供服务，收录 1963 年以来全世界 50 个专利机构、100 多个国家的 5000 多万条专利信息以及专利的引证信息（引文回溯至 1973 年），其中有基本发明专利 2300 多万条，数据每周更新。

与通常的专利文献相比，DII 的专利记录具有以下特点：①仅收录发明专利文献；②由专业编辑对每一条专利记录进行深加工，包括专利名称改写为描述性标题，用行业术语重新编写反映专利新颖性的描述性摘要，避免了专利说明书中一些晦涩难懂的法律术语与文字，同时还对重要著录项目信息进行校正；③提供引文检索与引文链接；④整合了同族专利并提供完整的全记录；⑤用德温特的分类代码、手工代码和索引系统对每一条专利进行人工分类标引，以提高检索的准确性和全面性。

（二）使用方法

DII 整合在 Web of Science 平台，检索规则与 Web of Science 核心合集相同，有文献检索、被引专利检索、化合物检索、高级检索等检索方式。

1. 文献检索 是默认的检索方式，提供主题、标题、发明人、专利号、国际专利分类、专利权人、德温特分类代码等 14 个可检索字段。

2. 被引专利检索 提供 7 个可检索字段，可通过被引专利号、被引专利权人、被引发明人等信息查找某一专利文献被 DII 收录的其他专利文献的引用情况。

3. 化合物检索 可利用系统提供的化学结构绘图工具（须安装插件）绘制化学结构式，准确检索某一化合物的相关专利文献。

4. 高级检索 可使用字段标识、布尔运算符和检索结果集创建检索表达式。

检索结果页面给出了每篇专利文献的专利号、标题、专利权人、发明人以及 Derwent 主入藏号、施引专利等基本信息。点击"下载原始文献"链接到专利原文。

系统提供多种检索结果的排序和保存方式。页面左侧的"精炼检索结果"提供了按学科类别、专利权人名称、专利权人代码、发明人等条件过滤检索结果。点击页面上方的"分析检索结果"链接，可对检索结果进行分析。

四、欧洲专利局专利检索系统

欧洲专利局（European Patent Office，EPO）是根据《欧洲专利公约》于 1977 年 10 月 7 日正式成立的一个政府间组织，其主要职能是负责欧洲地区的专利审批工作。欧洲专利局的专利检索系统 Espacenet 收录了全世界 90 多个国家和地区自 19 世纪以来的 1.3 亿件专利文献，其中包括大量来自亚洲的专利文献，所有专利文献均可免费检索并下载全文。EPO 还免费提供专利翻译（"Patent Translate"）工具，通过与谷歌公司合作，利用机器翻译自动将英语、法语和德语的专利文献翻译为包括中文在内的 29 种语言。

EPO Espacenet 检索功能强大，除了在首页提供快速检索入口外，主要还有智能检索、高级检索和分类检索等三种检索方式。

1. 智能检索（"Smart Search"）　为默认的检索方式，可输入关键词、发明人或申请人名字、号码、日期、分类号等。系统支持模糊检索，能自动识别用户输入的检索词；无须考虑检索词之间的顺序，也无须输入字段标识符；可以使用空格，也可以使用逻辑运算符；最多可一次性输入20 个检索词。

2. 高级检索（"Advanced Search"）　可检索字段包括专利名称（"Title"）、专利名称或摘要（"Title or abstract"）、公开号（"Publication number"）、申请号（"Application number"）、优先权号（"Priority number"）、公开日期（"Publication date"）、申请人（"Applicant（s）"）、发明人（"Inventor（s）"）、合作专利分类号（"CPC"）、国际专利分类号（"IPC"）等。每个字段最多可输入 10 个检索词，支持截词检索和布尔逻辑检索。系统也支持多个字段的组合检索，默认各检索字段间的逻辑关系为"AND"。

3. 分类检索（"Classification Search"）　提供对联合专利分类号（CPC 号）进行检索。CPC是由 EPO 和美国专利商标局（USPTO）联合开发的基于 IPC 的一种新的专利分类体系，于 2013年 1 月 1 日正式启用。检索时，可以直接输入 CPC 号，也可以输入关键词查找相应的 CPC 号，还可以根据系统提供的 CPC 分类体系逐级浏览分类号。

检索结果页面可对检出记录进行排序、输出和下载。点击专利名称进入详细信息页面，点击页面左侧的基本著录信息（"Bibliographic data"）、专利描述（"Description"）、权利要求（"Claims"）、专利附图（"Mosaics"）、专利说明书原文（"Original document"）、被引专利（"Cited documents"）、引用专利（"Citing documents"）、法律状态（"INPADOC legal status"）、同族专利（"INPADOC patent family"）等链接，可分别浏览相应的内容。

五、美国专利商标局专利信息系统

美国专利商标局（United States Patent and Trademark Office，USPTO）是负责专利审批事项的机构，其官网的专利信息系统有多个专利数据库，主要包括：

（1）授权专利全文和图像数据库（USPTO Patent Full-Text and Image Database，PatFT）：收录了 1976 年以来所有授权的美国专利的全文文本，包括发明专利、外观设计专利、植物品种专利、再颁专利、依法登记的发明等，以及 1790 年以来所有 PDF 图像格式的专利全文。1976 年以来的专利提供快速检索（"Quick Search"）、高级检索（"Advanced Search"）和专利号检索（"Patent Number Search"）；1976 年之前的专利仅提供通过专利号/专利分类号进行检索。

（2）专利申请公布全文和图像数据库（USPTO Patent Application Full-Text and Image Database，AppFT）：可以检索 2001 年以来的发明专利申请公布和植物品种专利申请公布。

（3）全球专利检索网络（Global Patent Search Network，GPSN）：可以检索全球范围内其他各国的专利全文，目前主要是 1985～2012 年中国国家知识产权局公布的专利全文。

（4）专利申请信息查询数据库（Patent Application Information Retrieval，PAIR）：可查询、下载相关专利申请的法律状态信息，包括专利申请公布及授权专利的基本资料、审查过程、继续申请、国外优先权、保护期限延长、缴费等信息。

（5）专利公报数据库（Patent Official Gazette）：包含了最近 52 期电子版的美国专利公报的全部内容，可按照专利类型或专利分类号浏览每周授权的专利公报的全部内容。

（6）专利权转移数据库（Patent Assignment Search）：可以检索 1980 年以来的专利权转移信息。

六、世界知识产权组织专利数据库

世界知识产权组织（World Intellectual Property Organization，WIPO）是联合国保护知识产权

的一个专门机构。该机构根据 1967 年 7 月 14 日在瑞典首都斯德哥尔摩签订的《成立世界知识产权组织公约》而设立，于 1970 年 4 月 26 日生效。中国于 1980 年 6 月 3 日加入 WIPO。截至 2023 年 7 月 5 日，WIPO 的专利数据库 PATENTSCOPE 收录了 1.12 亿件专利文献，包括各国专利申请人根据《专利合作条约》（Patent Cooperation Treaty，PCT）申请公开的国际专利 460 万件，数据每日更新。

PATENTSCOPE 检索功能强大，检索页面支持英语、法语、德语、中文、日文等 9 种语言，提供简单检索（"Simple Search"）、高级检索（"Advanced Search"）、字段组合检索（"Field Combination"）、跨语言扩展检索（"Cross Lingual Expansion"）、浏览（"Browse"）等多种检索方式。默认为简单检索，有 8 个预设的检索字段。高级检索支持用通配符、布尔运算符、位置算符和范围运算符完成复杂的查询。字段组合检索可以实现多个可检索字段的组合检索，提高检索结果的准确性和针对性。跨语言扩展检索是 PATENTSCOPE 的特色检索方式，用户只需以某一种语言输入关键词，系统会自动检索包括中文在内的 12 种语言的相关专利文献。

PATENTSCOPE 提供翻译服务，在源文本框中剪切和粘贴任何已公布的专利申请的标题/摘要，系统可实现多个语种的互译，如中英文互译、英德文互译等。检索结果页面除了提供专利著录信息外，还可以按专利国、主要国际专利分类、主要发明人、主要申请人、公布日等对检索结果进行分析。

七、其他可检索专利信息的资源

（一）中国知网专利数据库

中国知网专利数据库包含中国专利全文数据库（知网版）、海外专利摘要数据库（知网版）两个子库。

中国专利全文数据库（知网版）收录了 1985 年以来在中国申请的发明专利、外观设计专利、实用新型专利，共 4470 余万项，每年新增专利约 250 万项。海外专利摘要数据库（知网版）包含美国、日本、英国、德国、法国、瑞士、世界知识产权组织、欧洲专利局、俄罗斯、韩国、加拿大、澳大利亚等的专利，收录从 1970 年至今的专利 1.3 余亿项，每年新增专利约 200 万项。专利相关的文献、成果等信息来源于中国知网的其他数据库。

（二）万方数据中外专利数据库

截至 2023 年 6 月万方数据中外专利数据库涵盖 1.56 亿余条国内外专利数据。中国专利收录始于 1985 年，共收录 4060 万余条专利全文，可本地下载专利说明书，数据与国家知识产权局保持同步，包含发明专利、外观设计和实用新型三种类型，准确地反映中国最新的专利申请和授权状况，每年新增 300 万条。国外专利 1.1 亿余条，均提供欧洲专利局网站的专利说明书全文链接，收录范围涉及中国、美国、日本、英国、德国、法国、瑞士、俄罗斯、韩国、加拿大、澳大利亚、世界知识产权组织、欧洲专利局等十一国与两个国际专利组织的数据，每年新增 1000 万余条。该库整合在万方数据知识服务平台。

此外，国内还有多个商业性的专利数据库，如 incoPat、智慧芽、壹专利等，一些综合性的信息检索系统，如读秀学术搜索、国家科技图书文献中心（NSTL）等，也提供中外文专利文献的检索。

外文专利资源，除了前述欧洲专利局、美国专利商标局和世界知识产权组织的专利检索系统之外，各国官方专利机构的网站都提供专利文献检索服务，如日本特许厅、韩国特许厅、英国知识产权局、德国专利商标局、法国工业产权局、加拿大知识产权局等。

综合性的外文文摘数据库，如 CAS SciFinder、Scopus、BIOSIS Previews 等，也收录了大量专利文献。

第三节 专利检索

一、专利检索的主要类型与步骤

（一）专利检索的主要类型

专利检索有多种类型，常见的有专利技术信息检索、新颖性检索（可专利性检索）、专利侵权检索、专利法律状态检索等。

1. 专利技术信息检索 主要是检索某一技术主题的专利文献，以了解该特定领域的技术发展情况和专利分布状况，寻找解决特定问题的技术手段，辅助研发和科研立项。

2. 新颖性检索 主要是确定申请的专利是否具备新颖性或可专利性，通过对已经完成的发明构思或技术方案与世界范围内公开的专利和非专利文献进行技术信息对比，以判断技术方案是否具备新颖性。

3. 专利侵权检索 主要是为找出可能受到某项工业活动（如生产一种新产品、采用一项新工艺）侵害的专利而进行的检索，包括防止侵权检索和被动侵权检索两种。

4. 专利法律状态检索 主要是了解某一项专利所处的法律状态，如是否授权、授权专利是否有效、专利权人是否变更等。

（二）专利检索的主要步骤

1. 分析检索项目 明确检索目的、检索类型、检索时间段及范围等，确定技术主题和检索要素。

2. 选择专利数据库 根据检索目的和条件，选择公共的免费专利数据库，或者商业专利数据库。

3. 选择检索字段 根据检索要求，选择合适的检索字段。对指向性明确的检索，如根据专利号、专利文献号、申请人或专利权人、发明人查找专利文献，可以直接选择相应的检索字段进行检索。对某一技术主题的专利检索，通常需要在对关键词/专利分类号等检索要素进行深入分析基础上进行扩展。

4. 构建检索式进行检索 根据不同数据库提供的检索途径和检索规则，对检索词和检索字段进行逻辑组配，完成检索表达式的构建，并进行检索。

5. 浏览检索结果，获取专利全文 浏览筛选切题文献。如果对检索结果不满意，可以对检索策略进行反复多次的调整反馈，直到获得满意结果。

专利检索时，反映某一技术主题特征的关键词、分类号、化学结构式等称为检索要素。为提高检索效率，可以先选取几个主要关键词作为基本检索要素进行试探性检索。浏览初步检索结果的分类号、专利名称与文摘，再把切题专利文献的分类号作为检索要素进行分类检索。根据分类检索结果，再提炼、修正或添加检索要素，包括关键词的同义词、近义词等，再次进行检索。经过多轮反馈、调整，在准确表达检索要素的基础上，对检索要素进行合理组配，完成检索表达式的构建。

二、专利检索实例

左心耳封堵是近几年开展的一项临床治疗新技术，通过介入手术的方式应用封堵器堵塞左心耳，预防心房颤动（以下简称房颤）时左心耳血栓的形成。已有多个大型随机对照试验、注册队列研究和真实世界研究证实了左心耳封堵在房颤卒中预防中的安全性和有效性。目前临床上使用的左心耳封堵器有多种，应用最广泛的是美国波士顿科学的 WATCHMAN 和雅培（Amplatzer）的 Amulet。近年来，国产的封堵器也在快速发展中。由于左心耳的个体化差异十分明显，目前还没有一种封堵器可以有效解决所有形态左心耳的最佳封堵问题。徐医生所在的科研团队准备和某企业合作，共同开展左心耳封堵器相关医疗器械的技术研发和改良。他想先系统查找国内外专利文献，了解左心耳封堵器的技术研发现状，掌握信息，启迪思路。

（一）检索分析

本例属于专利技术信息检索，检索目的和技术主题很明确。徐医生用 DII 以及国家知识产权局的专利检索及分析系统查找专利信息。

（二）检索过程

1. DII　确定检索词：左心耳封堵，left atrial appendage closure，left atrial appendage occlusion。

在 Web of Science 主页，选择"Derwent Innovations Index"数据库。进入 DII 数据库页面，默认检索方式为"文献"。选默认的"主题"，在检索框中输入检索式"left atrial appendage AND (clos*OR occlus*)"。这里把左心耳封堵拆分为左心耳（left atrial appendage）、封堵（closure、occlusion）两个检索概念，并使用截词检索，以提高查全率。点击"检索"（图 1-9-3），检索结果为 721 条。

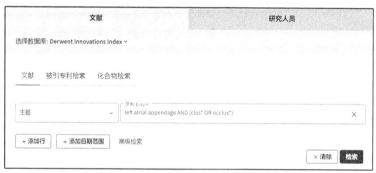

图 1-9-3　在 DII 数据库中检索"左心耳封堵"的专利

DII 的检索结果页面提供了专利的基本信息，包括专利号、标题、发明人、专利权人、Derwent 主入藏号、施引专利等（图 1-9-4）。DII 对每一篇专利进行了深度标引，这里显示的标题与专利说明书中的专利名称不同，是改写后的描述性标题，更易于理解并反映该专利的主要技术点。

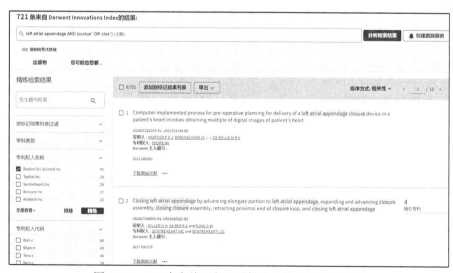

图 1-9-4　DII 中有关"左心耳封堵"的专利检索结果

页面左栏为"精炼检索结果"。在"专利权人名称"栏目下，专利数量排在第一位的专利权人正是生产 WATCHMAN 左心耳封堵器的 Boston Sci SciMed Inc. 公司，拥有专利 45 项（图 1-9-4）。勾选该公司，点击"精炼"，显示该公司的 45 项专利的基本信息。在页面上方"排序方式"的下拉菜单中选择"被引频次：最高优先"，显示专利号为 US2007066993-A1 的专利是该公司被引次数最高的一件专利，共被引 49 次（图 1-9-5）。

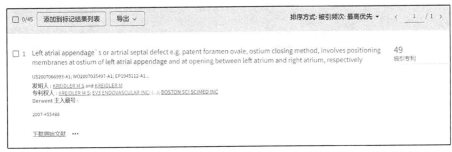

图 1-9-5　DII 显示 Boston Sci SciMed Inc. 有关"左心耳封堵"的专利信息

通过阅读这些专利文献信息，徐医生对 Boston Sci SciMed Inc. 公司左心耳封堵器的技术研发现状与专利申请情况有了进一步的了解。

徐医生继续对 721 篇左心耳封堵相关专利的专利权人信息进行分析。点击检索结果页面上方的"分析检索结果"，分析项目选"专利权人名称"，显示排名前 20 的专利权人的柱状图，其中中国的 Lifetech Sci Shenzhen Co. Ltd[先健科技（深圳）有限公司] 有专利 21 件。徐医生详细阅读了 DII 收录的先健科技（深圳）有限公司的专利，专利号为 WO 2012/163257 A1 的专利公开了先健科技（深圳）有限公司自主研发的左心耳封堵器（图 1-9-6），该专利被引 49 次。同时该专利在

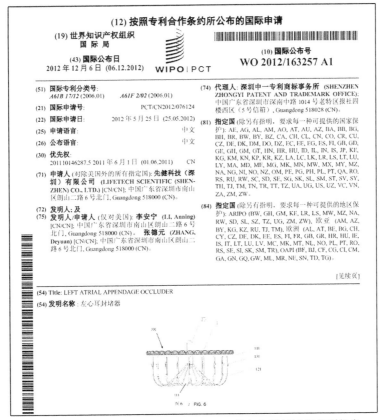

图 1-9-6　专利号为 WO 2012/163257 A1 的左心耳封堵器专利信息

全球进行了布局，其同族专利包括 EP2716237-A1、US2014142612-A1、PCT 申请 WOCN076124 等。该专利族的原始专利是申请号为 CN20111014628 的中国专利（申请日为 2011 年 6 月 1 日）。进一步查阅网络信息，该公司的发明专利"左心耳封堵器"（ZL201110146287.5）荣获了 2021 年第二十二届中国专利金奖。该发明专利应用于 LAmbre 左心耳封堵器系统，其是首款上市的中国自主研发的左心耳封堵器系统。LAmbre 左心耳封堵器系统拥有严密的全球专利布局，已进入 40 多个国家和地区的数百家医院，在中国、欧洲等核心主流市场得到广泛应用。2020 年开始陆续在北美实现临床应用。

2. 国家知识产权局专利检索及分析系统 登录国家知识产权局官网，从主页上方的服务栏目进入"公共服务"，完成用户注册后，即可进入国家知识产权局专利检索及分析系统。

在常规检索页面，默认检索方式为"自动识别"。直接在检索框中输入"左心耳 AND 封堵"，点击"检索"，显示有 449 条数据。

进入检索结果浏览页面，在筛选栏目下，选择"发明""实用新型"两类，点击"确定"，显示有 402 条专利数据。再选择按"申请日升序"，可以看出，最早有关左心耳封堵的专利是深圳市先健科技股份有限公司在 2004 年 6 月 25 日申请的专利"左心耳闭塞装置及其输送器"（专利公开号 CN1711978A），系统还提供了该专利的摘要、主权利要求、著录项目、IPC 分类、CPC 分类、法律状态、同族、引证以及被引证等详细信息（图 1-9-7）。

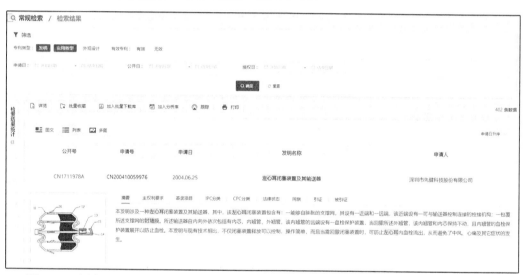

图 1-9-7　国家知识产权局专利检索及分析系统中检出的最早有关"左心耳封堵"的专利信息

在检索结果浏览页面，点击左侧的"检索结果统计"导航条，可以从申请人、发明人、申请年、法律状态、IPC 分类等多个方面对检索结果进行初步分析。例如，分析左心耳封堵相关的专利申请人，专利数量最多的是深圳市先健科技股份有限公司，有专利 42 件。

如果需要对检索到的 402 条专利数据进行深入分析，可以创建分析库，系统可以从申请人、发明人、技术领域的构成、数量、分布与趋势等多个维度进行分析，并以可视化形式呈现。

（三）检索小结

徐医生通过 DII 和国家知识产权局专利检索及分析系统查找了"左心耳封堵"的相关专利信息。与通常的学术论文有所不同，专利文献更注重从技术角度深入揭示发明创造的内容，新颖性强，信息丰富、翔实，格式统一规范。通过专利家族信息还可以了解重点专利在全球的布局情况。

除了查找专利信息，徐医生还查找了相关的学术论文，通过多途径获取多种类型的文献信息，系统全面地掌握左心耳封堵相关医疗器械的国内外研究现状和进展，助力团队研发。

思 考 题

1.什么是专利？授予专利的实质性条件是什么？
2.专利文献有什么特点？
3.查找专利信息可利用哪些资源？这些资源各有什么特点？
4.专利检索有哪些常见类型？简述专利检索的基本步骤。

第十章 医学视频的检索

视频教学资源是学习资源的一个重要组成部分。21世纪以来，多媒体信息技术和计算机网络技术一直在飞速发展，越来越多的人选择应用视频资源来进行教学。视频资源相比于其他教学方式拥有易于被理解、信息量大和直观性强等优势。视频当中的声音、画面和文字等视听信息，能够为学习者提供更加丰富的学习内容，还可以更加有效地提升学习者理解和思考、记忆知识点的能力，刺激他们的感觉器官，能够充分调动学生对临床技能知识学习的积极性和主动性，能够让枯燥乏味的学习过程变成生动活泼的实践活动。医学院校实际教学过程中使用医学视频有利于提高学习效率和教学质量，在医学教学中应用视频教学可以作为一种有效的辅助教学手段，目前也已经得到了相当广泛的关注。因此，提供给广大医务人员个体化的视频资源服务，是一件具有重大意义的事情。

过去的几十余年里，随着计算机的普及，互联网信息化时代的发展，医学视频的大量增多使医务工作者的学习渠道又多了一个选择。然而，并不是所有的医务工作者都能够快速且准确地获取自己所需要的医学视频，甚至有很多都不知道从何处获取专业且相关的医学视频来进行学习。医学视频的来源非常广泛，有国内网站来源，也有国外网站来源，以下各节会分别通过范例来指引大家如何检索相关的医学视频。本章旨在通过介绍医学视频的概念、分类、数据库种类、发展现状等，以期读者能够快速地检索到自己需要的医学视频来学习相关医学原理、知识、方法和技能。

第一节 医学视频数据概述

一、医学视频概念

医学视频（medical video，MV）是指在一定专业医学知识指导下，借助影像技术将相关医务工作者的活动或者通过相关医学知识处理，剪辑后记录下来的视频资源，可提供给后期评价应用、总结和学习。在具体实践中可以分为优化过的教学视频以及真实课堂记录，可以运用在临床教学和医学理论课中。医学视频可以通过补充课堂活动或通过自定进度的在线学习模块来促进学习。尽管在线医学视频随处可见，但对于许多医务工作者来说，决定何时应该使用视频，如何最好地利用视频，以及是使用现有视频还是制作自己的视频，可能是一个挑战。

在过去的十年里，视频在卫生职业教育中的使用呈指数级增长。例如，美国斯坦福大学医学院与可汗学院合作，在翻转课堂模式中使用短视频剪辑开发和教授核心课程。精心设计的视频为医学生提供了灵活的复习材料的能力，以满足他们在这一框架下的个人学习需求。理想情况下，教育理论和最佳实践应该指导视频的使用。关于在教育中有效使用技术的研究表明，教师不仅需要是学科方面的专家，而且还需要对用于传递内容的技术以及支持使用特定教学形式的教与学的教学方法有经验的了解。视频可以在课前向学生提供传统的讲课，并将说教课堂教学转变为更以学生为中心的活动。虽然使用视频来促进学习已经在实验室环境中进行了广泛的研究，但将这项研究转化为医学教育实践仍然存在差距。

二、医学视频的特点

（一）专业性和准确性

医学视频具有一定专业门槛，是具有一定专业医学知识背景的视频，需要传播教授相关专业的医学知识，但同时医学视频也应该具有一定的科普意义。针对不同的应用人群，检索视频所展示的内容也应该有所不一样。例如，医务工作者所需要的是专业性比较强的医学视频，视频中往往会引用专业教科书的知识、专业文献或者已经得到临床验证过的理论，他们需要学习视频中专业的医学知识，方便他们在之后的工作中提升各方面的能力和业务水平。

（二）科普性和广泛性

相对于普通大众而言，大家需要的是具有一定科普价值的医学视频，通过浅显、易懂的医学语言给大家传播医学知识，让医学变得不再那么神秘，使医学更加贴近于生活。传播内容也多种多样，具有广泛性、丰富性。

（三）直观性和动态性

相对于刻板的书本来说，视频更加具有直观性，它能够多角度地观察对象，突破对视觉的限制，还可以突出要点，图文声像并茂，有利于掌握方法和理解概念，它可以从更多维度去调动学生们的兴趣、丰富情绪和集中注意力。有助于反映概念和过程，能够高效突破教学中的难点。

（四）交互性和参与性

视频学习中学生们可以有更多的参与感，他们会更加积极主动地学习，这会使他们自己创造反思环境，从而形成他们自己的新认知结构，也能提升自己的消化吸收能力。学生们使用多媒体实验可以对普通实验进行补充，即对真实情景的模拟和重现，对学生们的再创造和探索能力也有很大的提升。

（五）可重复性和大容量性

视频由于其可以保存的性质，随时随地可以进行学习，限制少并且视频的内容量可以很大，对突破教学中的难点有很大帮助，它还能够克服遗忘，很大程度上可以节省空间和时间，从而提高教学者们的教学效率。

三、医学视频的分类

（一）临床基本操作视频

除了在学术会议、电子期刊或专业视频网站中应用医学视频之外，在医院内部也充分利用了医学学术视频，例如，执业医师技能考试培训过程中，有许多教学医院在进行技能培训时也会使用视频对青年医师和学生们进行教学。又如，美国的得克萨斯大学医学院就采取自己创建视频网站的方式，来提升他们本院外科医师、麻醉医师、设备及耗材管理人员和护理人员处理应对外科围手术期相关知识的技能，这样可以使医疗风险进一步下降，使患者围手术期的安全得到进一步保障。有学者认为，应该建立外科手术学资源库，收集、整理、制作手术影像，结合外科教学大纲，讲解课程中比较抽象的知识，使它们通过直观的多媒体形式展现出来，配以外科实验教具，以便加强学生对教学内容的理解和记忆。

（二）手术视频

现代医学发展越来越迅速，每年都会举办各种级别和分别来自五湖四海的学者们的学术交流会议。会议交流已经不只是单纯文字的沟通，更延展到了幻灯片和影像视频的讨论，手术现场直播也已经搬上了会议的舞台，这使得学者们的学术交流变得更加直观和真实。目前，国内外很多大型学术会议都会特别邀请一些专业的工程师搭建连通手术室与会场的光缆，可以同步转播远在会场之外的高清手术现场，这使得参会代表们在会场就能够清楚观摩到精彩刺激的手术操作。

（三）健康教育视频

医学视频在患者健康教育方面也有应用。一项关于利用计算机、音频和基于视频等多媒体形式对妇科癌症患者及其家属进行健康教育的系统评价研究表明，使用网络或视频资源来进行健康护理教育比传统形式效果更好，对提升患者本人以及患者家属健康护理技能更加有帮助。在临床实践过程中，如果可以模拟演示健康教育内容，并且搭配语言方面解说，再使用音乐图片和文字进一步丰富，然后制作成音视频短片，进行患者教育相关的宣传，它会比传统健康教育宣教更加有效。也有研究表明术前访视应用手术视频能够改善手术患者焦虑。

（四）学术会议（含讲座）视频

每年举行的重大学术会议或者讲座可以通过视频的形式记录下来，由于某些特殊原因，很多专家学者不能到达会议现场，通过视频的形式将会议或者讲座的内容直播或记录下来，供大家学习交流。

四、使用医学视频的建议

我们要解决的问题是：如何以一种有效和高效的方式设计视频，并满足医学生和卫生专业人员的需求？以下9个建议基于对视频在教育中使用的研究回顾，以及我们在临床教育中使用视频来促进学习的经验。这9个建议被组织成一个老师/学生/如何做/的结构来解决：教师应该做什么，学生应该做什么，以及如何在医学教育中有效地使用视频。表1-10-1总结了9个小建议和实施策略。

表1-10-1　在卫生专业教育中使用视频的9个建议和实施策略

建议	实施策略
1. 了解视频内容	学生应该通过观看视频之前、期间和之后的活动来了解视频内容
2. 促进学生参与	应嵌入问题和测验，促进学生的参与
3. 视频内容应与学习目标保持一致	视频内容应与学习目标和结果紧密结合
4. 记录视频内容	视频应该集中在 PowerPoint 幻灯片上，演示者偶尔会出现在屏幕上。音频应配有动画，屏幕上的文字应突出重点，并提供可供参考的文字记录
5. 避免认知负荷过重	应将音频、视频、屏幕文本和随附的文字记录整合在一起，以避免认知负担过重
6. 参与视频制作	学生可以参与视频制作。确保这些视频具有专业质量是很重要的
7. 限制视频长度	视频应限制在10～15分钟；较长的视频应划分为几个较短的片段，或具有超链接索引以便于访问
8. 确定可信专业质量视频	这些视频应该来自可信的来源，高质量，并且不违反相关版权法
9. 考虑视频技术要求	在规划过程中应考虑拍摄、编辑和托管等技术要求，因为这可能会对视频使用的设计和实施造成限制

（一）了解视频内容

让学生为即将在视频中看到的内容做好准备是很重要的。观看视频前的提问或讨论有助于建立学生处理信息的认知基础。例如，在面对面的会议中，应该鼓励学生讨论视频中他们认为困难的任何部分。讨论有助于解释或澄清问题。观看视频时，应避免意外中断。然而，间歇性地停顿来邀请参与，比如回答问题，可以促进更深层次的参与。应该在被动观看和主动观看之间寻求平衡，并嵌入问题或测验。被动观看视频就像是向学生传递信息，在加深对困难理论或抽象主题的理解或促进批判性思维方面往往不是特别有效。互动元素可以促进这些主题的学习。

（二）促进学生参与

大多数视频都是以线性格式呈现的，当观看前后进行讨论时，这种格式效果很好。讨论有助于引导学生注意视频的主要教学要点。通过这样做，学生不再是被动的听者，而是主动的参与者。然而，如果没有物理环境，往往很难长期保持学生的注意力。嵌入问题、测验和反馈等互动元素有助于保持学生的注意力，促进学生的参与，这对在线自主学习的学生特别有用。计算机程序允许教师在视频中嵌入不同格式的问题和测试，它们还使学生可以为视频添加书签、添加注释，搜索特定点，快进、回放或暂停视频，并根据自己的需要多次观看。

（三）视频内容应与学习目标保持一致

视频应用于教育目的。只有当教师仔细设定学习目标，设计学习活动，并将视频的使用与课程的其余部分保持一致时，视频才能促进学习结果，类似于使用任何其他学习技术或教学方法。视频内容应聚焦并说明关键的教学要点，尽量减少无关信息，以减轻学生的认知负担。

（四）记录视频内容

视频利用文字和图像来传递信息，每一种信息都在大脑的不同部位进行处理。文本可以显示为屏幕上的文本或旁白音频。图像可以是静态的，如幻灯片（power point，PPT），也可以是动态的，如动画或运动图像。视频信息呈现的多种形式满足了学生对听觉、视觉或言语学习渠道的偏好。

（五）避免认知负荷过重

视频中的文本和图像分别在我们大脑的语言和视觉通道中进行处理。然而，由于我们的工作记忆容量有限，每个通道只能处理一定数量的信息。当呈现的信息超出我们的认知能力时，就会导致认知过载，这已被证明对学习有不利影响。为了避免认知超负荷，两个渠道同时进行的活动应该被整合。视频的结构应该有助于学生将内容组织成连贯的认知结构，将其与相关的先前知识相结合，并在新的情况下运用信息来解决问题。

（六）参与视频制作

让学生参与视频制作是一项以学生为中心的活动，它加强了内容学习并提高了学生的数字素养。学生可以参与选择视频的内容和传递内容的最有效方式。这种方法被称为边教边学，在职业教育中得到了广泛的应用。通过这样做，学生被放在驾驶座上，在学习过程中扮演老师的角色。在医学教育中，考夫曼主张"学习者应该成为教育过程的积极贡献者"。技术的进步使学生制作教学视频成为可能。例如，学生也可以使用相机来拍摄他们的练习以进行反思或教授低年级学生。他们还可以通过担任视频技术人员来帮助拍摄讲座视频。

（七）限制视频时长

在现场授课和在线学习中，保持学习的注意力和参与度都很重要。根据 2011 年尼尔森社交媒体报告，千禧一代倾向于使用智能手机等多种设备来观看视频。智能手机平台使得对视频长度的关注变得尤为重要。较长的视频需要付出更大的努力才能保持集中的注意力。视频越长，学生完全观看的可能性就越小。普罗伯特（Probert）和卡恩（Khan）提出，"10 分钟视频的优势在于，它对成年人典型的学习高峰期很敏感，而且很容易存档和搜索"。较长的视频应该分成几个较短的片段，中间带有互动元素，或者包括章节标题，这样我们就可以很容易地找到需要重播的片段。

（八）确定可信专业质量视频

随着开放教育资源（open educational resource，OER）运动的兴起，网上免费提供了许多高质量的视频。例如，埃默里大学 Mini 医学院提供由埃默里医学院顶尖教员制作的一系列课程，这些课程可以通过 iTunes 免费获得。教育工作者经常面临一个广泛且可能令人困惑的选择：他们将选择哪一个？OER 运动广泛讨论了质量问题。对这一专题现有工作的审查提出了以下指导方针。第一，视频应该补充您的教学目标。第二，视频应该来自可靠的来源。要评估这一点，你应该问：

作者是这个话题的权威吗？与这一主题相关的作者资历是什么？他或她在哪个机构工作？作者是否有关于这一主题的同行评议出版物？信息是最新的和准确的吗？第三，视频应具有专业性。可信的来源不一定与高质量的视频相关。专业品质的视频包含高品质的图像、音频和文本。视频应该很容易访问。第四，使用这些视频不应侵犯潜在的版权问题。你应该熟知自己所在机构关于使用在线视频的相关政策。

（九）考虑视频技术要求

视频技术的进步使得即使使用基本的家用摄像机或智能手机也可以制作自己的视频。这通常是一种有益的经历，尽管很耗时。重要的是要确保捕获的视频具有良好的音质和视觉质量，并且没有不相关的背景噪声，因为它们很容易分散观众的注意力。一个挑战是在视频制作成本、视频质量和制作时间承诺之间找到平衡。在规划过程中应考虑技术要求，因为这些要求会对视频制作和实施决策造成限制。

第二节　医学视频数据库

近年来视频资源数量日渐增长，规范化整理视频资源有利于医务工作者更快更好地找到自己需要的视频资料，所以我们需要整理、搜集一些专业且分类丰富的医学视频数据库，除此之外，许多医院内部也在建设自己的视频资源共享平台，本节将重点介绍如何快速地在相关的医学视频数据库中检索到自己需要的视频资料，以及如何下载保存，重复利用学习。同时我们也将简单地介绍一下医院视频资源平台的发展与建设。

一、医学视频数据库分类

（一）医学视频网站

医学视频网站中，有一些是公益性质，有的是商业性质。例如，美国的 Video MD，这是一家非营利性视频网站，它的创始人是临床医师，服务对象是医生和患者，创办的初心是希望能够改善医患之间的沟通和交流，在患者健康教育方面提高效率，力争建设成种类最齐全的健康视频数据库。另外还有成立于 1973 年，来自于英国的医学商业视频网站南方视频：数字视频专家（Video South:Digital Video Experts）。当时英国的学术视频交流才刚刚开始，该网站在学术会议、医学教育和临床应用方面都有视频资源。近年来，中国也涌现了"万方医学视频数据库"、"医学视频网"和"华夏医学视频网"等众多医学学术视频网站。其中"万方医学视频数据库"中的医学视频和万方医学网的相关期刊论文、会议论文文献以及学术论文有链接关系，这使得用户们搜索文献更加快捷便利。

（二）医学电子期刊医学视频

读者阅读习惯的改变以及网络技术的发展，使得电子期刊也产生了巨大的变化。以"实验视频期刊（Journal of Visualized Experiments，JoVE）"为例，*JoVE* 是全球首例实验视频期刊，它在 2006 年 10 月被正式创建，是第一本展现医学、化学、生物学、物理等相关学科领域研究过程与成果的视频期刊；*JoVE* 上已发表了 4000 多个实验视频，它们来自于超过 8300 名作者，这些作者来自于不同背景，分别包括生物、医学、化学和物理学领域，他们的教育背景也同样不可小觑，分别来自于加利福尼亚大学伯克利分校（UC Berkeley）、耶鲁大学（Yale）、斯坦福大学（Stanford）、哈佛大学（Harvard）、麻省理工学院（MIT）和哥伦比亚大学（Columbia）等世界知名学术研究机构和高校的实验室。*JoVE* 科教视频库专门为教学设计，涉及生物学、医学、化学、心理学、物理学、工程学等多个分支及交叉学科领域，旨在通过简单易懂的视频展现基础实验教学。目前包含 8 大学科系列，由多个子集组成，每个子集平均收录 15 个教学视频。除此之外，还有中华医学会电子版医学系列杂志，它结合了多媒体技术和各类影视语言，图文并茂，实时同步互动，涵盖文本文件和视频，还出品了光盘版本和纸质导读版本，为我国医学学术交流创造了更丰富的方式。自从 2004 年第一本电子版杂志《中华医学超声杂志》成功创建之后，又出版了其他 30 多种电子版杂志。除了"中国生物医学期刊引文数据库"之外，其他 30 多种电子刊都可以收录视频稿件，这些刊物的征稿说明中也详细阐述了相应视频稿件的标准，对制式、剪辑和声像清晰度等方面都有一定的要求。

（三）传统医学音像制品

传统音像制品，如光盘等在视频资源也有一定的地位。我国的人民卫生出版社就出版了一系列课程，都是以光盘的形式，比如执业医师实践技能操作配套视频、卫生部医学视频教材、病例讨论精选和医学 CAI 课件，它们包含了医学的各种学科类别。目前就有 1300 多种电子音像制品在人民卫生出版社网站进行在线公开售卖。我国较早成立的电子音像出版社之一，"中华医学电子音像出版社"，这些年来也陆续推出了中华医学会医师培训工程、国家级继续医学教育项目等系列多媒体教材。

（四）医学专业网站中的视频

某些医学专业网站也能检索到医学视频。其中中国妇产科网以及医学论坛网是我国国内医学专业典型代表网站。北京协和医院妇产科医师创建的专业网站——中国妇产科网，在妇产科专业网站中受到了极大的关注。手术视频以及专家讲座等栏目是其中最受欢迎的，分别从属于视频子网站和网络课堂栏目。另外中国医学论坛报社主办的医学论坛网，主要展示国内外重大国际医学会议报道、最新医学资讯、疾病诊疗研究进展等，设医学视频栏目，下有新闻快报和手术、专家访谈录、会议等视频专题。国外有 Elsevier 从属的医学平台 ClinicalKey，主要展示有诊疗指南、期刊、影像、视频等 10 多类资源。其中视频资源涵盖 300 多部手术步骤精讲视频以及 17 000 余部内外科视频。

（五）综合学术视频网站中的医学专业视频

综合学术视频网站中也涵盖很多医学专业视频，例如，超星公司独立拍摄制作的学术网站——"超星学术视频"，它主要收集有 8 万余部学术视频，包括医学、基础科学、哲学、历史、文学、教育社科、艺术、农学等相关专业，医学专业又可以分为临床医学、内外科学、药学、基础医学、特种医学和中医学等。除此之外，非学术视频网站如 Ted、Youtube 优酷网、哔哩哔哩以及新浪网等网站视频频道也有一些医学专业视频。

二、医院医学视频的发展与现状

大多数医务工作者获取专业视频资源的渠道有限，如果能把医院的视频资源整合一下，那么能够极大地方便医务人员工作。大部分医院都积攒了丰富的信息资源，此外，私人计算机也能够储备一定的资源，这部分资源需要进行交流互动，它们有些不兼容，有些存在时间过长，想要做到统一规划、资源共享、服务科研教学和整体使用还有很长一段路要走。如果医院的视频资源系统无法做到相互共通，数据资料不能够共享，获取资源和访问的方式也很局限，那么医院视频资源的共享率和利用率就无法提升，体现不了医院丰富资源的价值。从目前看来，医院在视频资源的建设方面，还存在以下缺点。

（1）沟通交流不足：医务人员之间交流沟通方式太少，信息共享和交流不够充分，导致资源的浪费搁置。

（2）数据共享不够高效：数据资源主要储存在个人与其计算机设备中，隔绝了信息分享，也缺少资源共享平台。

（3）资源集成不够高效：医院购买的资源应用系统，缺少相应规划，系统长时间处于分散、凌乱和独立的状态，缺少联系，集成不够高效。

（4）整体规划不足：医院缺乏整体全面的信息化建设规范标准，资源库建设应用不足并且有大量空缺资源，资源浪费比较严重。

因此，医院需要有整体全面的信息化建设规范标准，整体协调教学、科研、共享、服务等方面的建设，搭建一个可以有效应用、合理分配、有效管理的视频资源平台，帮助医务工作者解决信息交流、数据分享的需要，实现资源分享、整合的统一化。

三、医院视频资源共享平台的构建

由于医院医学视频发展存在众多的瓶颈，有一些医院已经开始进行视频资源共享平台的构建，目的为实现医院视频资源管理信息化，在医院医护人员之间更便捷地分享，实现不同科室之间的数据共享与交换，使视频资源管理和应用机制更加充满活力。构建医院视频资源共享交流平台，需要医护工作者自我学习和协作学习，体现协作、共享、交流的教与学的创新模式，为医院提供个性化的信息资源服务。共享数据中心的构建，再加上整合医院现有的资源，医务工作者们就能够便捷地访问共享数据库和服务器中的资源，然后实现服务和信息的交流共享。

四、医院视频资源共享平台建设的应用

医院如果想做到高效应用视频教学资源，就需要为医务工作者们提供方便操作，并且能够互相共享交流的平台，视频教学资源可以按照学科和类别分类发挥它们的作用，视频资源管理模式也需要灵活多变，视频资源交流共享体系需要进一步完善。视频资源共享平台也可以按照个人需要定制，灵活整合资源和应用，其中可以涵盖视频、动态、日志、关注、说说和其他一些应用模块等。私人空间可以和大家分享一些自己学习视频资源的体会、经验和学习总结，还能够与临床经验丰富的同事交流、关注其他好友的动态、参与话题讨论和上传视频。

五、医院视频资源共享平台的应用效果

医院视频资源中心除了可以整合其他应用系统数据之外，全院的医务工作者能够自己上传分享视频，每个作品可以附上标签，如科普宣讲、技能培训等，可以让其他使用者更加方便检索，学习知识。全院的医务工作者既可以参与到资源库的建设中来，也可以成为资源库的分享者，通过对每个学科、多个科室的资源进行全方位的储备和分类，从而构建全院层面的资源知识体系分类，这样全体进修生、规培生也能够和本院医务工作者一样进行学习，对医院来说也是珍贵的教学资源库。例如，手术教学方面，使用视频资源教学平台，比传统教学方式更加真实和生动，更是突破了传统手术示教系统对空间、时间交流的限制；也解决了医院视频资源相对孤立、共享不足和学习方式传统的问题。

有丰富的资源，也要能够得到发挥才能体现其应有的价值。精心整合分类过的视频资源，可以多加利用多媒体技术，为临床读者们提供阅读和展览服务。阅读和展览方式应需要根据医院条件来制定，一方面可以进行网络服务的宣传，另一方面也可以成立视频播放浏览室，在规定时间段进行开放。有重大学术活动时可以在视频网站中进行网络直播，图书馆则可以向全院医务工作者们提前告知直播时间和内容，大家可以根据自己的时间安排，在视频阅览室中直播观看。

六、医院医学视频发展建议

相对于临床科室来说，医院图书馆在技术和资源，人员、时间和场地等方面都有着得天独厚的优势，完全可以为全院医务工作者们提供学术视频的阅览服务。视频资源的高效应用，不仅能

够丰富临床医护技人员临床带教方法，也可以提高医学生的临床操作技能，对继续教育活动的开展也提供极大的便利。医院图书馆想要进一步发展，不仅需要加强学术视频资源库的建设，还需要进一步挖掘文献资源中心的作用，开拓和更新服务内容，然后加强医院图书馆与医院科研和教学、医疗和管理等多个层面的沟通联系，真正发挥医院图书馆在信息化时代下为临床读者提供知识服务的优势。

第三节　医学视频检索

本节将重点介绍四个医学视频数据库的检索过程和步骤，以便大家初步掌握医学视频检索的流程，它们分别是万方医学视频数据库、ClinicalKey 网站、医学论坛网、JoVE 科教视频库。

例 1：通过"万方医学视频数据库"检索相关的医学视频资源

（1）输入网址"http://v.med.wanfangdata.com.cn/"进入"万方医学视频数据库"网站首页。首页包含了检索板块、视频分类和热门推荐等板块（图 1-10-1）。

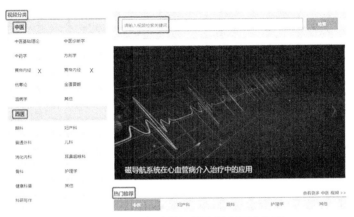

图 1-10-1　万方医学视频数据库网站首页

（2）检索相关的医学视频资源，如检索"冠状动脉支架植入术"，可能有时会没有相关检索结果（图 1-10-2）。

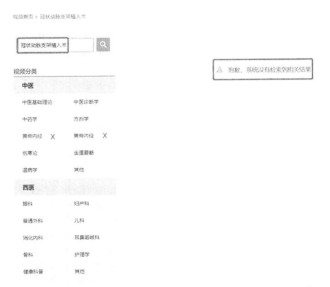

图 1-10-2　万方医学视频数据库网站检索"冠状动脉支架植入术"页面

（3）但是转换一下检索词，如"冠状动脉"，则会出现相关视频资源（图1-10-3）。

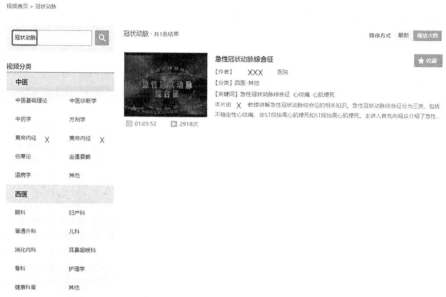

图1-10-3　万方医学视频数据库网站检索"冠状动脉"页面

例2：通过"ClinicalKey"网站检索相关的医学视频资源

（1）输入网址"https://www.clinicalkey.com/#!/"进入"ClinicalKey"网站首页。选择语言模式，为了方便介绍统一使用中文模式（图1-10-4）。

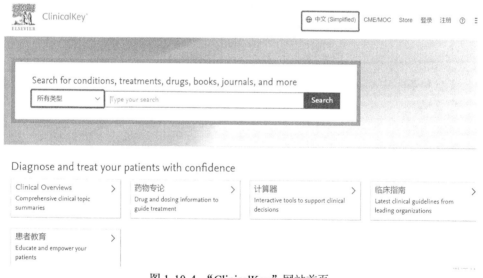

图1-10-4　"ClinicalKey"网站首页

（2）检索相关的医学视频资源，在所有类型中选择"操作视频"选项，然后检索"percutaneous coronary implantation"，有时会没有相关检索结果（图1-10-5，图1-10-6）。

（3）该网站观看视频需要完成账号的注册和登录（图1-10-7）。

例3：通过"医学论坛网"检索相关的医学视频资源

（1）输入网址"http://video.cmt.com.cn/"进入"医学论坛网"网站首页。首页包含了医学新闻、临床病例、会议活动、医学文献、医学视频、医学期刊、健康教育等板块（图1-10-8）。

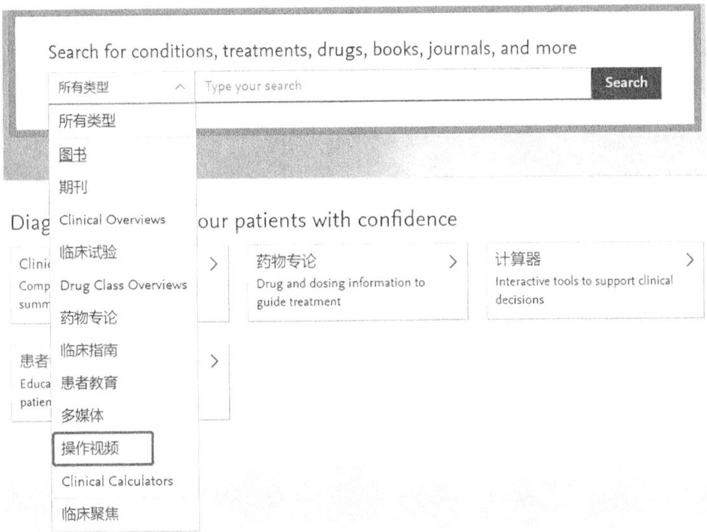

Search for conditions, treatments, drugs, books, journals, and more

所有类型　　　　∧　　Type your search　　　　　　Search

所有类型
图书
期刊
Clinical Overviews
临床试验
Drug Class Overviews
药物专论
临床指南
患者教育
多媒体
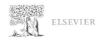
Clinical Calculators
临床聚焦

Diag... ...our patients with confidence

Clini... 　　　　　>　　药物专论　　　　>　　计算器　　　　>
Comp...　　　　　　　Drug and dosing information to　　Interactive tools to support clinical
summ...　　　　　　　guide treatment　　　　　　　decisions

患者...　　　　　>
Educa...
patien...

图 1-10-5　"ClinicalKey"网站搜索视频页面

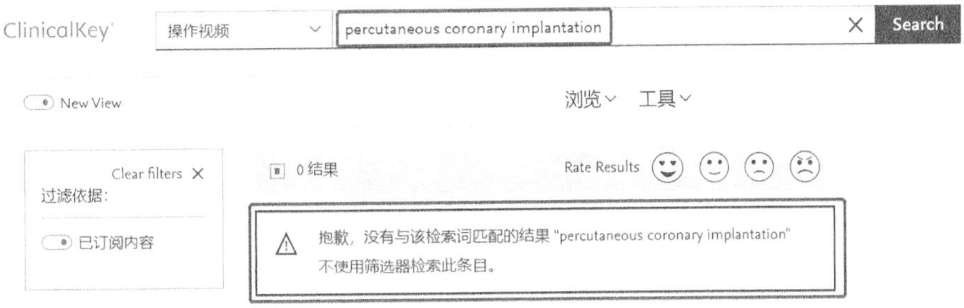

ClinicalKey　操作视频　∨　percutaneous coronary implantation　×　Search

New View　　　　　　　　　　　　　浏览∨　工具∨

Clear filters ×　　　▣ 0 结果　　　Rate Results 😊 🙂 🙁 ☹
过滤依据：
已订阅内容

⚠ 抱歉，没有与该检索词匹配的结果 "percutaneous coronary implantation"
不使用筛选器检索此条目。

图 1-10-6　"ClinicalKey"网站搜索"percutaneous coronary implantation"页面

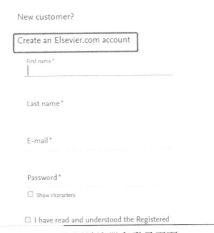

ELSEVIER

Account login

New customer?

Create an Elsevier.com account

First name *

Last name *

E-mail *

Password *
☐ Show characters

☐ I have read and understood the Registered

图 1-10-7　"ClinicalKey"网站注册和登录页面

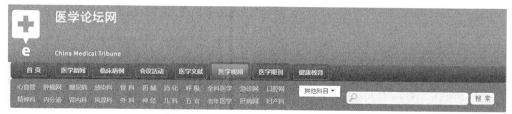

图 1-10-8 "医学论坛网"网站首页

（2）点开"心血管"视频板块，会出现相应的视频资源（图 1-10-9）。

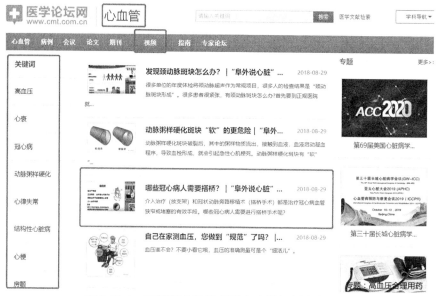

图 1-10-9 "医学论坛网"网站心血管视频分类页面

（3）检索相关的医学视频资源，如检索"冠状动脉粥样硬化"，有时会没有相关检索结果（图 1-10-10）。

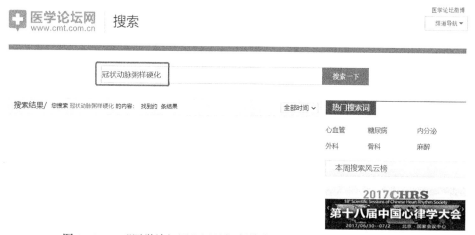

图 1-10-10 "医学论坛网"网站视频检索"冠状动脉粥样硬化"页面

例 4：通过"JoVE 科教视频库"检索相关的医学视频资源

（1）输入网址"https://www.jove.com/cn/"进入"JoVE 科教视频库"网站首页。选择语言模式，为了方便介绍统一使用中文模式（图 1-10-11）。

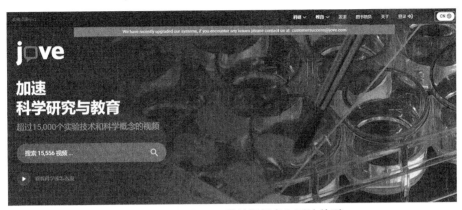

图 1-10-11　"JoVE 科教视频库"网站首页

（2）"JoVE 科教视频库"网站首页有相关视频分类，包括科研和教育两大类，其中有更多学科小分类（图 1-10-12）。

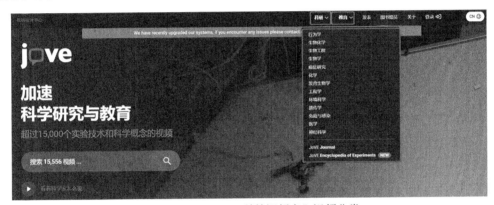

图 1-10-12　"JoVE 科教视频库"视频分类

（3）检索相关的医学视频资源，输入"Percutaneous Coronary Implantation"，可以得到相关检索结果（图 1-10-13）。

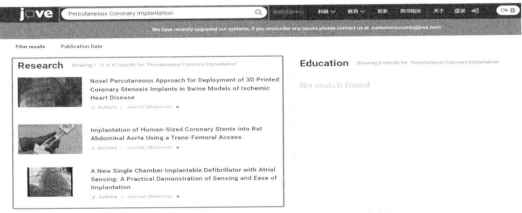

图 1-10-13　"JoVE 科教视频库"网站搜索视频页面

（4）点击搜索到的视频，可进入视频播放主页面（图 1-10-14）。

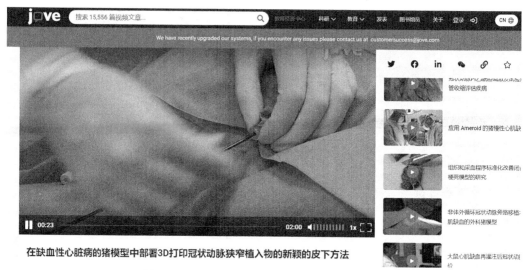

在缺血性心脏病的猪模型中部署3D打印冠状动脉狭窄植入物的新颖的皮下方法

图 1-10-14 "JoVE 科教视频库"视频播放页面

思 考 题

1. 医学视频的特点和分类有哪些?

2. 如何利用现有网站视频数据库检索"冠状动脉粥样硬化"相关视频资源?

3. 你对医院构建医学视频共享平台还有哪些建议?

第十一章 疾病知识信息检索

疾病相关知识不仅是医护工作者的刚需，更是现如今越来越注重个体健康的人们所想要了解的。随着科技进步及网络时代的发展，涌现了众多可以提供疾病知识检索的平台及网站，为专业的医护及医学生等群体提供了学习工具，越来越成为获取最新医学知识的利器。

然而，尽管互联网上检索平台和网页众多，但各家所涵盖及收编的知识良莠不齐。许多专业人士缺乏信息检索相关知识，容易造成检索不全或检索错误等常见问题，甚至有许多医护人员不知道相关的权威检索平台或不知从何处进行检索。本章旨在通过介绍目前常用的疾病知识信息检索网站或平台，介绍其概述、检索方式方法等，以期读者能够快速掌握相关平台的检索策略，以便更好地进行相关知识的学习，了解前沿信息。

第一节 临床医药学知识互动平台

一、概　　述

临床医药学知识互动平台（Clinical Medicine Knowledge Database，CMKD）属于面向临床医药学科的知识交流平台，对外完全开放，该平台能够实现交流互动功能，而且这部分功能越来越趋向于智能化，同时此平台还包含了临床医药学素材库，其中涉及的内容更加科学严谨，除此之外还包括大量和临床医药学有关的实时动态和专业性知识理论。临床医药学知识互动平台属于更加专业化的面向临床医药学的平台，平台中涵盖的内容非常广泛，涉及从诊断到临床治疗，而且包含了世界范围内与之有关的医学图书以及期刊，将更全面、事实性更强的知识管理提供给临床医务人员，以此为基础完成知识结构的构建，同时通过此平台提供专业性更强的临床诊疗辅助。

相比于过去纸质医学文献资源而言，临床医药学知识互动平台更具有优势，该平台覆盖面更广、更具系统性和针对性，相关知识的查询速度更快，效率更高。除此之外，临床医药学知识互动平台提供了性能更优的检索功能，可支持快速高级以及二次查询。而且此平台提供专业性更强的检索入口，能够以更快速度查找相关专业理论，除此之外通过该平台还能实现在线互动交流。

二、平台介绍及检索策略

（一）首页

首页显示的窗口信息有用户登录信息、快速检索框、研究动态。系统支持的登录方式有 IP 以及账号登录，可跳转到首页检索，单击登录，就可将用户登录窗口显示出来（图 1-11-1）。

（二）平台介绍

平台介绍界面显示了 CMKD 介绍、互动点评、临床参考和在线帮助，点击相应位置，就可以跳转到相应界面。平台提供了临床参考，推荐了一些医学专业的图书，医学中文专业期刊，外文医学资源及网站。其中医学专业图书 200 本，并且标明了图书的著者、版本、出版社、年份等信息。推荐阅读的医学中文专业期刊包括了《循证医学》《中华肾脏病杂志》《中华医学杂志》以及《中国循证医学杂志》等 196 个杂志。还提供了外文医学资源及网站信息（图 1-11-2）。

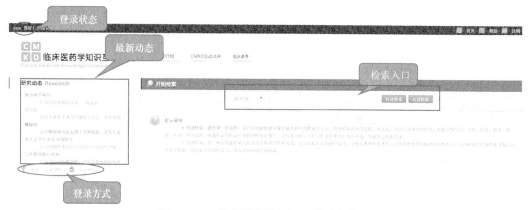

图 1-11-1 临床医药学知识互动平台首页

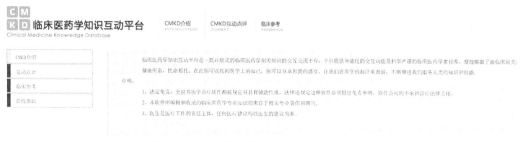

图 1-11-2 临床医药学知识互动平台介绍

（三）检索说明

1. 快速检索 平台中只有单个检索框，使用者首先选择检索类目，并将检索关键词输入检索框内，就能够进行检索，检索类目有疾病、药品、检查、循证、医保、研究动态。通过该方式获取的检索结果可作为二次检索的检索对象，通过二次检索功能重新进行筛选，以更快速度完成检索目录的锁定。选取对应检索入口，同时将关键词输入到对应位置完成检索。检索入口依据检索类目，共包括 6 种。

2. 高级检索 相比于快速检索方式而言，高级检索方式的功能更强大，主要面向专业性较高的使用者。可提供的检索条件类别较多，同时为了提升检索准确率还可以设置限制条件。针对不同检索对象，该方式可进行分类目录检索，涉及的网络资源检索和检索入口覆盖面更广。在检索过程中包含的检索入口包括不同类目和对应的分类导航，不仅能够提高检索效率，而且检索内容准确性更高。

（四）参数检索

1. 疾病 其中包含的疾病超过 6700 种，涉及 27 个专科系统。不同疾病的相关信息有疾病名称、别名、英文名称、定义、致病原因、并发症以及发病机制等。检索入口：疾病名、英文名、别名、所属科目、ICD 号；检索类型：模糊检索、精确检索；疾病分类有老年病科、皮肤科以及儿科等。

2. 循证 其中包括的循证医学证据超过 86 000 条。不同循证记录中涉及的内容有：标题、类别、主要疾病、出处、摘要、适用范围以及关键词等。检索入口：标题、出处、作者、主要疾病、类别；检索类型：模糊检索、精确检索。循证分类有病例报告、系统评价、队列研究等。

3. 检查 包含的检查项目超过 1100 个。不同检查项目中有：科目、项目、英文名、有关疾病、临床意义等。检索入口：英文名称、项目、别名以及科目；检索类别：模糊检索、精确检索。检查分类包括血细胞化学染色、骨髓细胞学检查以及血液生化检查等。

4. 药品　其中包含的药品信息超过 5400 种，不同药品信息中有英文名称、名称、适应证、别名、使用方法、禁忌证、使用剂量等。检索入口：药品英文名称、名称、适应证、别名、所属科目；检索类型：模糊检索、精确检索。药品分类有水、电解质及酸碱平衡用药等。

5. 研究动态　其中包含的与新型疾病有关的专业知识超过 1000 条。其中有：致病原因、研究进展、发病机制、治疗方式、预防手段、研究焦点以及最新研究文献。检索入口：名称、别名、英文名称以及 ICD 号；检索类型：模糊检索、精确检索。

6. 医保　其中包含的医保用药有关信息超过 3000 种，在基于药品知识字段上添加医保编号、报销限制类型、限制范围、说明以及报销剂型。检索入口：英文名称、名称、科目、别名以及报销剂型；检索类型：模糊检索、精确检索。

三、检索结果的处理

图 1-11-3 是以疾病参数为依据检索获取的结果。此页面支持的功能包括三种，分别是二次检索、分类导航区以及 PDF 全文下载。而且结合自身要求还可设置不同页面显示的数据行数，共有 10 行、20 行、30 行可供选择。二次检索：针对当前的检索结果重新进行筛选，从而获取检索目录；分类导航区：针对不同检索对象，结合自身需求选取对应的科目类别完成跨库检索；PDF 全文下载：对于检索获取的结果可支持 PDF 格式全文下载。

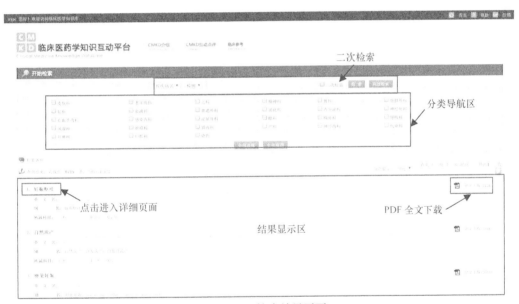

图 1-11-3　检索结果页面

1. 检索结果细览页面　细览页面可支持的功能包括检索浏览有关资源、全文浏览检索结果、PDF 全文下载以及评论和浏览评论功能。浏览有关资源功能：支持浏览与检索结果相关的信息；评论功能：针对某条数据支持发表评论，而且该点评不仅可以显示在该数据的评论区范围内，经汇总后还能够显示在互动点评模块内。

2. 检索浏览有关资源　点击与资源有关的链接可直接跳转到相应页面。通过此页面能够对与之有关的资源进行直接性浏览，除此之外还能够获取更多资源。如图 1-11-4 所示。

3. 知识漫游　点击有超链接的知识点，将进入该知识点的细览页面（图 1-11-5）。

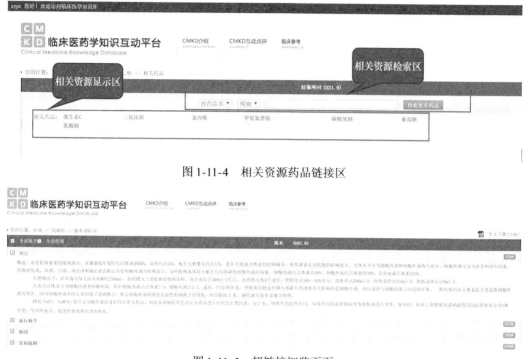

图 1-11-4　相关资源药品链接区

图 1-11-5　超链接细览页面

第二节　中国疾病知识总库

一、概　　述

中国疾病知识总库（China Disease Knowledge Total Database，CDD）属于全球首个中文疾病数据库，主要以临床医学类人士作为面向对象，其主要由解放军医学图书馆和重庆聚合科技公司共同合作完成研发。此数据库属于专业性较强的临床教学和应用工具，为诊断疾病、治疗疾病以及疾病治疗后全部问题提供了解决方案。系统将医学期刊、图书、教科书的内容进行整合，实现不同知识体的有效链接，为不同类型医学专业人士查找医学理论知识提供便利，有助于临床医学信息服务层次的提高。当前中国疾病知识总库共包括了 9 个子系统，分别是循证医学、药品知识、医学视频、辅助检查、疾病研究动态库、医保用药、临床诊疗指南以及疾病知识数据库和临床路径。

二、主　要　内　容

中国疾病知识总库主要集合了人体疾病、不同类型的辅助检查、药物、人体体征、病症、治疗方式和循证医学证据，将上述内容进行交互参照，从而构成层次化更深的跨库应用，精细化相关知识理论。同时组织相互独立、静态的知识因子，将不同语义之间存在的网状联系更形象化地表现出来，使其更具直观性。所以该系统主要将数字化技术应用于图书的知识因子中，将两者相互联合，从而集合不同类型的著作和教科书，将相关知识体内容进行链接，相较于传统的纸质书本有了本质的发展。通过该系统形成的全新服务模式，为相关医学专业人员提供便利，使其在查询医学知识时效率更高，进而进一步升级图书馆的服务层次。

三、应　　用

中国疾病知识总库可作为在校学生学习、实习临床专业知识的参考工具；提升医院临床服务水平，提供专业的循证医学证据；帮助医院临床路径的推广、发展和完善，提高临床医生的知识学习能力和专业素质；提高业务诊疗、决策能力，开创疾病知识咨询服务；创建更具专业化的品牌形象，推动医院建设。

第三节　A+ 医学百科

一、概　　述

（一）A+ 医学百科简介

　　A+ 医学百科（http://www.a-hospital.com/）是一个以"成为一个实用的、面向大众的医学和保健知识库。尽最大的可能帮助尽可能多的人获得正确的健康资讯"为宗旨的专业开放式医学百科网站。它涵盖疾病百科、症状百科、药品百科、急救百科等医学和保健知识。借助文字、图片、影音等媒体普及医学常识，推广健康生活。自 2006 年上线到现在 A+ 医学百科已经为网友提供了 10 余年的保健医院资讯服务。与其他医学、百科网站相比，A+ 医学百科具有以下优点：①具有百科全书式的结构，可以更有效地组织知识，群众更容易获取健康知识点；②具有开放性，可以让所有分享医学保健知识的网友一起参与编辑；③内容不受商业市场的影响，较少的广告信息，网站里的客观医学保健知识更加纯粹；④和百科网站相比，它是专业的医学百科网站，可以更全面、专业地收录医学专题的内容。

（二）主要板块

　　A+ 医学百科首页主要板块内容分为导航栏目、精选内容词条、最新推荐、最近更新文章、热门条目、症状查询、急救常识、解读化验单等（图 1-11-6）。每个板块都有多个二级标题检索按钮，直接点击进入二级标题详情页面，完成进一步的知识获取。例如，在 A+ 医学百科首页的最新推荐栏目点击"H7N9 禽流感"词条，进入词条详情页面可以看到 H7N9 禽流感所有收录资料的目录，以及各级目录下的具体内容，包括疾病概述、症状、临床表现、预防治疗、诊断预后等，并提供站外相关链接资料。

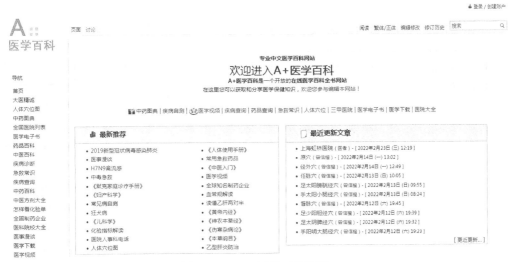

图 1-11-6　A+ 医学百科首页

二、A+ 医学百科主要内容

1. 最新推荐、最新更新文章　推荐当前国内热门及最新文章，可以查看所有用户以及最新文章更新，并且可以使用过滤器针对自己感兴趣信息检索，如"足少阳胆经穴"等。

2. 医学图书　主要是为普通大众读者提供生活指导，为医学专业读者提供文献资料。基本为完整版图书的电子书。收录类别包括养生保健类、西医专业类、中西医医师参考、中西医医学相关法律法规、中医专业类、中医图书下载库、西东网医学资源、西东视频教程医学类。现已收集整理逾700本中医学电子书（txt格式），读者可在线阅读（未分章节）或下载。

3. 症状查询　这一栏目由人体简化图以及全身各个部位常见疾病症状组成。页面中所有症状词条可以直接点击，点击后出现页面包含症状概述、病因、发病机制、鉴别、诊断、实验室常规检查、治疗等相关信息。

4. 急救常识　包含家庭急救、现场急救、院外急救等急救知识。收录了现场急救常识、实用急救常识视频教程、意外事故急救、虫兽咬伤急救、呼吸道/消化道异物急救、眼部急救、妇产科急救等。

5. 解读化验单　此专题的目的就是解决怎样看医学化验单。该专题主要收录了"关于医学化验单"以及"常见的化验单"两个栏目。

6. 全国医院列表　专题由很多子表组成。有的子表按医院所在的区域划分，有的子表在进行划分时依据医院类别或等级。不同医院列表中包含的信息较多，主要是医院地址、联系电话、医院等级、医院类型、重点科室及经营方式等。医院名称链接则对应医院独立条目。医院条目里可以看到更多此医院的相关信息。

7. 疾病查询　专题包含按照不同人群的常见疾病进行分类查询（主要分为男、女、老、幼四个人群）、按疾病发生部位查询疾病、按疾病名称首字母查询疾病、常见疾病分科查询、ICD-10查询、中医病症查询。

8. 中药图典　其中包含的中药图片接近3000种。针对不同中药都配有详细的注解，其中包括名称、别名以及功效等。药品包含动物、中草药以及矿石等不同类型的中药材。大部分图片主要是药材实物照片，也有少数图片属于手绘。其中涉及的中药顺序都是依据药品名称。中药名称链接则对应相应的条目页面。中药条目页面中的内容主要是药材的详细说明，其中包括药材的功效、性味以及用法与用量等。

9. 中医百科栏目　包括中医基础理论（阴阳学说等内容）、中医诊断方法（望闻问切）、中医辨证、中医治则治疗、中药、针灸等相关内容，而对于中药内容，我们看到A+医学百科将中药的查阅方法按分类查药、按归经查药、按药性查药、按药味查药、按名称查药、中药方剂、中药电子书、中药相关这些条目进行分类总结，方便读者查阅。当我们想以病证去查阅中医百科相关内容时，可以看到该栏目中，将多种病证分类，有传染性病证（伤寒、瘟疫等）、内科病证（虚劳、咳嗽、肺炎等）等。

三、检索方式

1. 首页专题词条直接检索　"二、A+医学百科主要内容"中介绍的所有内容都可以直接点击检索进入详情页并进行二次点击直接检索。

2. 搜索框检索　在搜索框中输入任意词条（可以是疾病名称、书籍名称、中药名称等）点击搜索图标，都可以直接转入到详情页面。

四、检索举例

通过首页专题词条检索"狂犬病"相关知识。

首页"狂犬病"词条为蓝色字样（图1-11-7），点击该词条，页面跳转出现狂犬病的相关信息，如疾病定义、知识科普视频、狂犬病的病原体等内容。

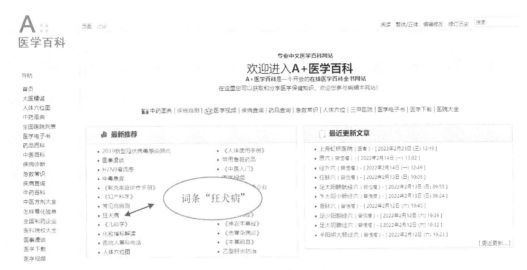

图 1-11-7　"狂犬病"词条

第四节　百度百科

一、概　　述

　　百度百科（https://baike.baidu.com）属于中文网络百科全书系统，是最近几年由百度公司对外推出，完全对外开放的数据库，也能够将其看作是完全对外开放的、持续增长的数字化学习资源库。至 2020 年 10 月为止，该系统中包含的词条总量超过 2100 万个，有 717 万多网友参与其中的编辑，百度百科中涉及了近乎全部的知识领域。百度百科的目的就是构建一个涉及不同领域知识的中文信息收集平台。该平台开展权威编辑项目，和不同行业垂直领域权威机构协作，通过这种方式不断提升百度百科中词条的质量，从而完成 UGC（用户生产内容）转变为 PGC（专家生产内容）的目标。百度百科平台倡导的网络创作精神是协作、平等以及分享，网络百科全书的撰写是由广大网友自愿共同合作完成的。通过百度百科平台，不同网络用户以相关编写和技术规则为参考协同创建不同种类的知识，并持续性进行相关知识的重组，形成广泛合作的网络创作氛围。不同个体都能通过该平台进行访问并完成撰写编辑，将个人知识与大家共享，所有人共同努力，相互协作完成百科全书的编写，并进行持续化更新完善。

二、主要板块

　　百度百科的主要板块内容分为首页、秒懂百科、特色百科、用户、知识专题、权威合作等 6 大板块。每个板块都有不同的内容，分别又包含了不同的二级内容（图 1-11-8）。

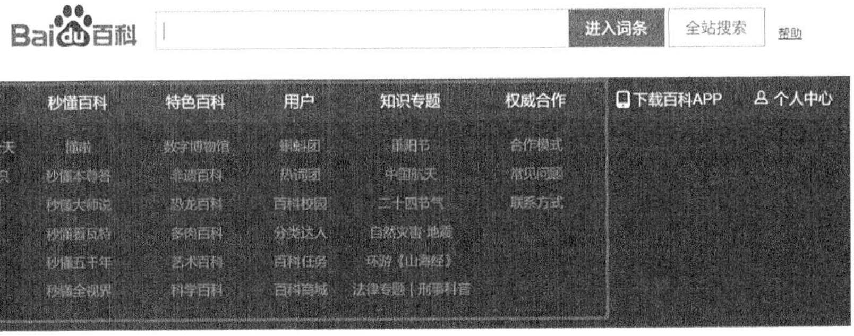

图 1-11-8　百度百科"主要板块"页面

三、主 要 功 能

（一）词条页

词条页的构成有正文内容、名片和相关辅助类信息；其中名片的构成主要包括两部分，分别是基本信息栏和概述，概述主要简单介绍此词条，总结讲解全文；基本信息栏则是通过表单形式将其中的重要信息点列出。

对于正文内容而言主要是依据相应结构详细讲解词条，可设置结构目录，包括一级目录和二级目录；正文部分，除了包括描述性文字外，还可以增加其他媒体内容，比如视频或图片等，通过这种方式便于使用者理解，而且能提升内容准确程度，理想状态是要求每段内容都有参考资料以辅证。

词条正文的结尾部分主要包括学术论文、参考资料和开放分类信息，正文右侧部分主要包括词条贡献榜、统计等辅助性信息，其中的词条统计主要是用户浏览页面和进行编辑的次数以及创建词条的用户等相关信息。

（二）创建词条应包含的内容要求

1. 对词条的定义应该有合理的解释　如"某个人为某个国家的某某家"。针对不同词条而言，必须要具备该类型的定义性解释。通常情况下定义性解释主要以词条主题所属类别为基础，表明在整个知识结构树内此主题的具体位置，从而保证读者在对该主题进行理解时可借助于已形成的知识框架完成。

2. 关注点　指词条及词条某内容"为什么重要"，例如"某件事情产生的主要影响是什么"等。其目的就是表明此知识点和知识结构树内的其他知识点存在的差异，词条存在什么亮点以及被百度百科收录的价值。

3. 重要内容　指每个词条应包含对读者认识本词条主题有核心价值的内容。对于不同的词条而言，"重要内容"会有不同的意义。例如，"食管癌"词条中，病因、病理、发病部位、临床表现、就诊科室、治疗方式、预后等都是必不可少的重要内容，这些部分的缺失会导致读者对词条内容的错误认识。而对于"影像学"词条而言，则主要包括影像学的基本信息、原理、分类以及目前的应用等。"覆盖重要内容"是一个词条存在的基础，当一个新词条被创建时，它应包含最重要的内容，否则就不应该被百度百科所收录。

（三）词条的收录原则

1. 词条名的规范性　首先全部词条名选择的文字需要容易区分、更具理解性，而且尽可能保障使用者在查找词条时相对简单。特定类型的词条还需要符合具体类型的词条命名惯例。

2. 客观事实　百度百科词条只收录客观事实内容。

3. 内容来源可查证　"来源可查证"是指收录于百度百科词条的内容必须注明其来源进行证明，即提供参考资料。

4. 完整的词条结构　词条内容包括对词条主题的定义和详细内容说明，且词条内容应与词条主题紧密相关，保证内容的可读性较高。

（四）编辑页

词条划分为三类：锁定、485/685 保护（具有多样性的词条内容，等级满足≥4 级/6 级，同时还要保证超过 85% 通过率的账号具有编辑权限）、普通类（允许所有用户进行编辑）。锁定词条一般包含以下几类：①有可能此词条内容具有争议，在未获得确定结果之前会锁定该词条；②百度百科平台邀请组织机构或权威性人士为此词条内容提供背景内容（如"艾滋病""中华人民共和国民法典"），为了确保词条内容的严谨性、专业性而锁定词条；③此词条已具备相对完善的内容，为保障词条质量和排版的完整性而锁定词条。

编辑网页过程中，针对显示内容可执行删除、增加以及修改等相关操作，在页面顶端位置设置相关操作功能，其中包括设置主页页面标题、设置字体、添加图片等，除此之外还能够添加公式、代码等一部分特殊性模块，同时也能够将内链增加到内容内，通过这种方式链接到所指词条，用户可基于此进行阅读扩展。

在编辑词条时需要使用规范的文字和措辞：①客观准确的描述：在描述时应用第三人称，禁止出现第一人称；②提高时间计量的准确性；③不得含有过分宣扬个人情感（夸大褒扬或诋毁谩骂）的主观内容。

在编辑词条时，有时我们需要添加一些内链，例如，在搜索词条"食管癌"时，会出现"肿瘤"等与食管癌相关的词条，此处就能够增加内链。与之相关的要求包括：

1. 如果在词条名出现在正文当中的情况下，则不推荐再添加内链。

2. 针对不重要的信息或弱相关信息都不可以添加内链，比如针对词条"手术"，对于其中存在的"疼痛"，则不应该添加内链。

3. 选取内链词语时要尽可能保证准确性，保证词语的连贯性和完整度，如"质子化学移位"不能只添加"质子化学"。

4. 若内链属于多义词，怎样保证选择正确的多义词解释。

5. 在所属词条全文内要保证相同词条内链仅有一个。

6. 针对主要定义、强相关词条和有助于词条理解的信息都应该添加内链，例如，词条"手术"出现了"医疗器械"，需要增加内链（图1-11-9）。

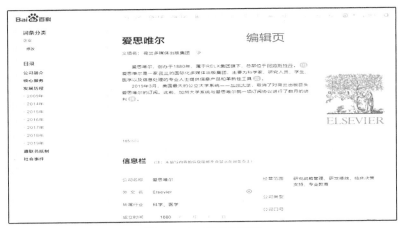

图 1-11-9　词条编辑页

四、检索方式

百度百科目前仅支持特定名词的精准检索方式对用户感兴趣的内容进行检索。如果词条未收录，将会出现内容相关的其他词条。

五、检索举例

检索"食管癌"相关词条内容。在搜索框当中输入"食管癌"，然后点击进入词条，出现的内容包括食管癌的详细概述以及视频作为辅助参考资料，让用户更为快速简单地了解疾病。在疾病首页推荐了相关就诊科室，描述了疾病常见症状。同时详细介绍了疾病病因、病理、临床表现、诊断方法、治疗方法、并发症、化疗期间禁忌、疾病护理、临床研究、术后鼻饲、注意事项以及预防保健等知识，其中部分还包括了不同的二级目录，例如，在临床表现当中包含了早期症状、中期症状以及晚期症状，在治疗方法当中详细介绍了手术治疗、放射治疗、化疗、中医药治疗以及生物治疗等。

如果用户想要了解食管癌治疗方式以及预后只能通过搜索"食管癌"来进行了解，直接搜索"食管癌治疗方式"等未收录的词条，将会跳转至相关词条内容。

如果用户搜索的内容未被百度百科词条所收录，词条页会对用户进行提示并且根据用户的搜索内容推荐相关的词条，或者建议用户创建此词条。当我们输入"胃肠胰腺神经内分泌瘤"时，此词条未被收录，百度百科将会出现以下界面（图 1-11-10）。

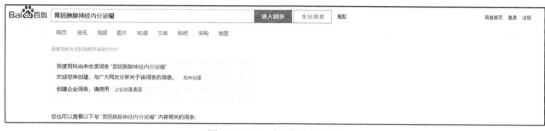

图 1-11-10　相关词条页面

六、个性化功能

（一）秒懂百科

秒懂百科的主要切入点为使用户一分钟理解百科知识，主要通过视频方式将医学常识和知识展示给用户，使用这种方式构成新型的知识传播模式，达到目前互联网用户的不同需求（图 1-11-11）。秒懂百科打破了原有百度百科以文字、图片为主的内容形态，将医学知识变成动态画面，率先支持用短视频呈现词条内容。

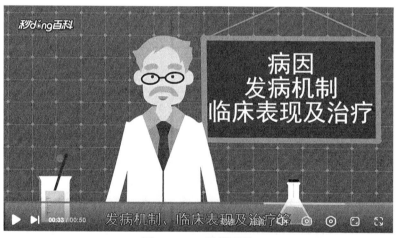

图 1-11-11　秒懂百科

（二）医疗词条"彩虹计划"

百度在 2012 年正式对外推出"彩虹计划"，该项目主要锁定 4 万个与医疗相关的百科词条，通过由医学领域更具权威的专家参与认证编辑，进而使百度医疗卫生知识分享平台更具专业性、权威性，普通用户将不再具备修改经锁定之后的医疗类词条的权限（图 1-11-12）。剩余其他未进行认证和编写的医疗资料，百科词条上会自动提示信息，即"本词条涉及医疗卫生专业知识，认证工作正在进行中，当前内容仅供参考"。百度在 2013 年 5 月 21 日与我国卫生和计划生育委员会临床医生科普项目、中国医学科学院健康科普研究中心以及百科名医网共同合作，上线乳腺癌、肺癌等 1000 多个常见疾病类词条。这部分词条中不仅包括疾病概念，也包含了疾病预防措施、疾病原因、临床症状以及并发症等有关信息，用户可在就医前，有针对性地了解病情，有效指导就医。百度医疗词条彩虹计划得到了医学界和社会的认可，此平台提供了快捷、准确的医疗类常识供用户阅览。将百度医疗类词条进行锁定，获得认证的专家才有权限进行编辑，通过这种方式提升百度百科医疗类词条的专业性和权威性。

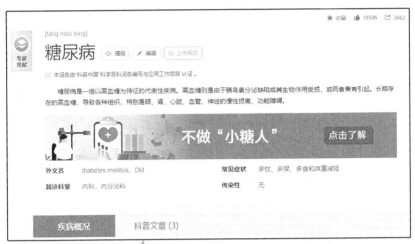

图 1-11-12　医疗词条彩虹计划词条页——糖尿病

七、后效评价

百度百科是全世界范围内最大的中文搜索引擎，百度作为广大网民获取信息的入口以及中文互联网信息枢纽扮演着至关重要的角色。百度百科平台倡导的互联网精神是协作、平等、分享，通过该平台由全部网友相互合作完成百科全书的编写，依据相应的技术规则，通过文化脉络完成知识的重组和拓展。百度百科平台是一个极具创造性的网络平台，该平台始终重视用户的奉献和参与精神，将更多普通群众的力量积聚在一起，完成知识的共享和交流，而且更好地结合搜索引擎，达到用户对不同类型信息的要求。从 2014 年开始，百度百科有了全新的突破，百度百科中包含了丰富多样的文字内容，而且这些内容更具严谨性，图片表现形式更具多样性。除此之外，百度百科发挥不同类型网络平台的中心枢纽角色，通过百度百科平台有望将不同网络信息相互串联，其中包括新闻资讯等，从而使信息发挥最大价值。

第五节　医　景　网

一、概　　述

Medscape（www.medscape.com）中文称为医景网，创建于 1995 年 6 月，是互联网上对外完全免费开放的最大的药物数据库、临床医学全文、文献以及医学继续教育资源网站之一，在网络医学资源领域处于领先地位，旨在为全球医疗专业人士提供最新的医疗新闻、专家视角、医疗药物和疾病信息，以及相关的医学专业教育资源（图 1-11-13）。此外，还设计了应用于手机端的软件（图 1-11-14）。借助于对外免费开放的手机端软件，医务工作人员在访问官方网站，获取其他知名网站健康频道的实时医学新闻时可不受时间和地点约束，有助于医务工作者紧跟世界医疗研究的步伐。

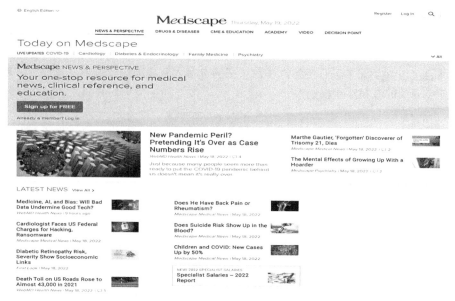

图 1-11-13　Medscape 网页首页

二、主要内容

（一）注册和登录

初次进入 Medscape 应先行注册成为会员。每位会员按注册登记表内选择的专业会进入相应的主页，比如登记的专业为心血管，就会进入到网站的心脏病学主页。如果没有相应的专业可匹配用户的实际情况，或者用户未登记专业，则可进入 Medscape 多专业（multispecilty）主页自由浏览网站中的所有信息库内容。

（二）服务内容

Medscape 用户只需要进行信息注册后就可免费获得如下服务：

1. 根据自身需要选择相应的专栏，其中包括艾滋病、心脏病学、传染病学、疾病学、管理护理、医疗实践、心理健康、肿瘤学、骨科、儿科、药物治疗、初级保健、外科、泌尿学、妇女健康等。

2. 有众多全文数据库，包含的医学新闻和信息涉及的专业较广，其中有艾滋病、心脏病学、传染病学、疾病学、管理护理、医疗实践、心理健康、肿瘤学、骨科、儿科、药物治疗、初级保健、外科、泌尿学、妇女健康，收录了大量患者资料和讨论文档等文献资料。

3. 除了以上数据库之外，Medscape 中的数据库还包括两个自身的，首先是 Drugs 数据库，此数据库内主要存储与药物相关的研究，其中包括药物适应证、使用剂量以及禁忌证等；其次为 Keywords 数据库；除此之外，该网站还支持其他数据库的免费检索，其中包括 AIDSLINE、

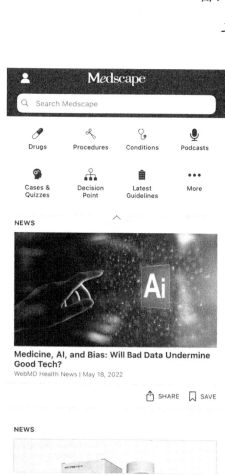

图 1-11-14　Medscape 手机应用首页

MEDLINE 以及 TOXLINE 数据库，这部分数据库全部来源于美国国立医学图书馆。AIDSLINE 数据库中包含了大量和艾滋病/艾滋病毒有关的研究以及卫生政策相关的文献摘要，总计超过 10 万篇；TOXLINE 数据库中收集的摘要主要是和药物以及其他化学品的生理学、药理学等相关的文献摘要，总计 210 万篇。MEDLINE 数据库中主要收入文献题录，涉及 3800 种医学期刊，总计 840 万篇。

4. 从主页中可进入为医学生、医学管理人员、护士、药学人员开辟的专栏，此外还有 Today on Medscape 和 CBSHealth Watch for Consumers 专栏，报告当日医学和保健的新闻和其他有关消息。Medscape 主要面向临床医生，因此更具临床特色，该网站中涉及的临床栏目有：①临床处理系列：将更具专业性、可进行选择的新型治疗手段提供给临床医生。该网站属于交互式医学继续教育电子读本，其中的内容是实时更新的，因此尤其受到临床医生的喜爱。②最新治疗：主要内容为医学继续教育内容，主要包括专家栏目、新型治疗技术、治疗疾病方法评述以及新治疗方针等。③临床实践指南：各专业已发表的重要实战指南。④期刊"扫描"：该网站中主要从不同专业最新发表的文献内容着重选择与临床相关的论文，进行编辑后提供摘要。⑤专家交互和问答等。

5. 每日医学新闻，每天网站中的首页更新的医学信息以及文章信息都是最新的。

6. 支持交互式自我测试内容，这也是该网站的主要特色。

7. 实时更新国际学会或美国协会等不同学术团体的日程安排、会议摘要等内容。

8. 支持在线免费医学继续教育资源的提供。这些内容对临床医生非常重要，网站中的医学继续教育资源都通过 CME 进行标记。

9. 支持电子邮箱账户的免费提供，可通过网站进行用户咨询或医学字典查询。而且，该网站中的全文文献数据库内的资源大多数都是对外免费的，只有一部分借助于 Dow Jones 专业图书馆中的服务是有偿的，但是通常收费较低，一篇文献的定价为 2.95 美元，论文质量高，有很大的参考价值。

三、Medscape 的检索方法

（一）基础检索

首先通过基础检索完成检索类别的选择，选取 Freetext 或 Simple，从而确认检索格式。① Simple 检索：检索对象为短语或关键词，其中短语中含有引号，如 hypertension "infective endocarditis"，值得注意的是连接不同检索词的符号不是 "-"，虽然该检索方式准确性较高，然而检索结果中可能不包含非输入短语顺序的有关文献。② Freetext 检索：通过该方式能够获取检索式内包含某个词的全部文献，所以通过该方式获得的结果更多，利于检索有关概念定义，如 "infective endocarditis prevention"。

完成检索方式的选择以后，将需要检索的短语或关键词输入到对应文本框内，开始检索。需要关注词根检索，例如，输入 "infective"，通过检索获取的结果内可能存在其他关键词的相关文献，比如 "infected" "infective" 等。

（二）高级检索

高级检索方式用于检索的短语或词的组成中包括对检索式进行限定的成分，通过这种方式提升检索精度。

1. 毗邻符　若想要增加不同检索词之间的关联性，可选择使用毗邻符 "＜NEAR＞""＜SEN-TENCE＞""＜PARAGRAH＞" 进行限制。

2. 布尔运算符　若通过检索获取大量结果，为了对检索结果起到限制性可选择应用布尔运算符 "OR""AND""NOT"。

3. 截词符　将符号 "*" 增加到词根或词尾位置，通过这种方式能够获取开头为键入字符的词的所有记录。例如，"pulmonary infections in immunocompromised hosts but I don't want articles on tuberculosis and viral pneumonia included?"对应的检索式是"pulmonary infect" AND "immunocompromised hosts" NOT（tuberculo * OR "viral pneumonia"），更准确的是："pulmonary＜SENTENCE＞infections" AND "immunocompromised hosts" NOT（tuberculosis OR "viral pneumonia"）。

4. 圆括号 可通过符号"（）"对检索术语的逻辑表达顺序进行限制，通过这种方式能够对括号内的指令或词语最先进行检索。

四、Medscape 的特点

1. 丰富的信息量 Medscape 含有不同医学专业的有关信息，这些信息的来源为路透社和有关机构等。Medscape 每日更新不同来源的最新的医学新闻和重要通知。这些新闻按 34 个专科分门别类，可供用户方便筛选。

2. 更具专业性 本网站内包含了临床专业的相关论文以及研究成果，这部分内容都是实时更新的。

3. 信息实时性强 该网站会持续更新医学论文以及医学报道等，保证相关研究成果都为最新的，除此之外还会将新更新内容排列在网页最前端；还可以查询到最新相关医学研讨会、讲座等。

4. 免费游览 本网站内包含了大量的电子期刊和医学课程，其中医学继续教育课程超过 300 种，网站内所有的资源对外都是免费的。在本网站用户可结合标题选择适合个人的课程，不同课程说明内都包含了授课人信息、课程主要内容以及考核方法等。通过在线学习课程的方式可得到继续教育学分，这部分学分是官方机构认可的。

5. 支持个性化服务 使用者能够结合个人专业或者依据个人兴趣完成网页首页的个性化设置，从而便于网站浏览。除此之外，还能够结合选择的专题，依据时段要求向个人邮箱内发送实时医讯。

思 考 题

1. A+ 医学百科与百度百科在检索医学相关知识方面有什么不同？
2. 中国疾病知识总库包含多少个子库？
3. 请简述 Medscape 检索的优点。

第十二章 网络信息资源检索

随着时代的进步和网络的高速发展，互联网越来越成为人们获取信息的主要来源。对于医护及科研工作者来说，互联网更是其了解最新医学知识及科研成果的重要途径，并且也是供全球学者进行广泛交流合作的平台。互联网上各家搜索引擎的检索方法或针对群体不尽相同，许多医护工作者并不了解一些专业的搜索引擎的使用方法。开放存取网络资源也是伴随着网络时代的发展出现的一种比较具有新颖特色的学术信息交流平台以及共享平台。可以说这对于学术期刊垄断局面的打破是十分有利的，提供及时、快速、全面地获取最新学术成果的平台。本章旨在对目前国内外常用的网络信息资源平台进行整合，通过介绍其特点、检索方法或概述等，使读者能够了解具有权威性或代表性的检索平台，以帮助其进一步学习及使用。

第一节 国内外常用搜索引擎

一、搜索引擎定义

搜索引擎以用户的基本诉求为依据进行科学化算法的设定，并且要积极地引入特定的程序，在互联网当中采集收集关键的信息资源。当然对于这些关键信息资源的后期组织工作和处理工作也是十分关键的。还要为广大的用户提供高效的检索服务。检索的基本流程以及获得的相关信息都应该充分地引入到客户系统当中去。在互联网当中，搜索引擎是最关键的一种搜索技术，借助于这种搜索技术的支撑和引导，能够让人们信息收集和搜索的效率不断的提升，能够为人们创造更为友好的网络使用环境，具有信息检索服务的开放性、超文本的链接性和操作简单等特点。

搜索引擎的搜索工作原理可分为三步：一是"蜘蛛"搜索器在互联网上爬行和抓取网页信息，并存入原始网页数据库；二是对原始网页数据库中的信息进行提取和组织，并建立索引库；三是根据用户输入的关键词，快速检索相关文档，并对检出的结果进行排序，并将查询结果反馈给用户。

二、搜索引擎类型

（一）全文搜索引擎

全文搜索引擎是目前广泛应用的主流搜索引擎，并且这种搜索工作所支付的时间成本最低，而且更新也是相当及时的，尤其在用户没有明确检索意图情况下，这种搜索方式非常有效。缺点是信息过于庞杂，查准率低，用户必须从结果中进行筛选。国外具有代表性的有 Google，国内著名的有百度。

（二）元搜索引擎

元搜索引擎，亦称为集成搜索引擎，是基于多个搜索引擎结果并对之整合处理的二次搜索方式。这类搜索引擎最突出的一个不足之处就是没有建设形成自己的数据库。它会将用户所提出的基本诉求向其他的搜索引擎提供服务，并且将结果传递给用户或者是反馈给用户，适用于需要广泛、准确地收集信息的用户。元搜索引擎的使用能够积极地发挥优势互补的作用，这样一来所返回得到的信息总量就会不断地增加，而且信息的全面性也会不断的提升。Dogpile 是比较具有代表性的这一类型的搜索引擎。

（三）垂直搜索引擎

从理论上来看，所谓的垂直搜索引擎指的是针对某一个特定行业内部的数据资料进行的专业性的搜索活动。因此，这种搜索引擎的细分程度更高，并且延伸的范围更广泛。这种搜索引擎会针对某一个特定的领域或者针对某一个特定的人群供给相关的服务，适用于有明确搜索意图情况下进行的检索，其特点是"专、精、深"。举例来说，如果有用户想要购买火车票或者是汽车票的时候，那么必然会对网络当中的一些资源和视频等进行浏览，这样所获得的信息才是最精准的。爱看图标网、职友集等都是比较具有代表性的垂直性搜索引擎。

（四）目录搜索引擎

从理论上来看，所谓的目录搜索引擎就是对人工收集数据的方式过度依赖的一种传统性的搜索方式，是一种提供人工按类别编排的网站目录，各类别下排列着属于这一类别的网站名称和网址链接，以及该网站的概述性摘要信息。这种搜索引擎能够对站内的各种信息资源进行整理和归集，并且逐渐地传输给广大的用户，且该类搜索引擎加入了人工操作，所以信息准确、导航质量高。其缺点在于用户需预先了解本网站的内容，并熟悉其主要模块构成，且需要较高的人工成本来支持维护。这类搜索引擎的代表有新浪分类目录搜索等。

三、使 用 方 法

在搜索引擎中关键词至关重要，每一个搜索引擎的制作过程或搜索过程都离不开关键词，所以在进行搜索之前，准确无误地选择关键词至关重要。

不同的搜索引擎其使用方法有所区别，在具体使用过程中应参考其搜索式说明。简单搜索即在搜索引擎中输入关键词，之后只需要用鼠标点击搜索按钮便可以查询到相关的信息，当然并不意味着所获得的所有信息都是完全精准的，其中必然会存在着一些没有价值的信息资源。除了简单的查询方式外，还支持进阶检索方式，如采用布尔运算符、位置运算符、模糊匹配、限定检索等。

四、综 合 搜 索 引 擎

综合搜索引擎又称通用搜索引擎，这类搜索引擎对信息的采集不受主题限制，内容包罗万象，能满足用户的不同查询需求。应用比较广泛的综合搜索引擎有百度、Bing（必应）、搜狗等。

百度搜索是全球领先的中文搜索引擎，于 2000 年 1 月创立于北京中关村，致力于向人们提供"简单，可依赖"的信息获取方式。最开始百度是以 Google 为蓝本开发的，通过多年努力，现在的百度已经摆脱了当年 Google 的影子。百度以自身的核心技术"超链分析"为基础，提供的搜索服务体验赢得了广大用户的喜爱。

（一）检索技术

1. 布尔运算

（1）"非"运算：减除无关资料，运算符为"—"；当使用"非"运算逻辑时，前一个关键词和运算符"—"之间必须有空格，否则无法识别该逻辑。

（2）"或"运算：并行搜索，运算符为"/"。

2. 精确检索 ""（双引号）及《》（书名号）是百度精确检索的运算符号。

（1）双引号法：告诉搜索引擎这是一个词而不是几个关键字，搜索结果会更加准确。例如，搜索 2 型糖尿病鉴别诊断，添加双引号符号与否的检出结果大大不同。

（2）书名号：有两层特殊功能，一是书名号会出现在搜索结果中，对于搜索作品名等有特殊作用；二是被书名号括起来的内容，不会被拆分。

3. intitle 搜索　检索表达式为"intitle: 关键词"。搜索范围限定在网页标题中搜索，通常是对网页内容提纲式的归纳。intitle 和后面的关键词之间，不要有空格。

4. site 搜索　检索表达式为"site: 关键词"。搜索范围限定在特定站点中，从而提高了查询效率。site 后面跟的站点域名，不要带"http://"；另外"site"和站点名之间不要带空格。

5. inurl 搜索　检索表达式为"inurl: 关键词"。搜索范围限定在 URL 链接中，可获得良好的效果。"inurl"语法和后面所跟的关键词不要有空格。例如，查找关于 spss 的使用技巧，检索表达式为 spss inurl:jiqiao。

（二）检索方式

1. 简单搜索　百度主页（图 1-12-1）默认为网页搜索，只需在搜索框内输入检索词，敲回车键或点击"百度一下"图标，即可获得检索结果。通过点击输入框左上方的链接，如新闻、hao123、地图、贴吧、视频、图片、网盘等，可以进行针对性搜索，缩小搜索范围。

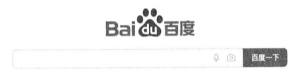

图 1-12-1　百度搜索引擎的首页

2. 高级搜索　在百度首页—设置中，点击"高级搜索"，会弹出搜索框（图 1-12-2）。可以从以下几个方面对搜索结果进行限制："包含全部关键词"，相当于逻辑与；"包含任意关键词"，相当于逻辑或；"不包括关键词"，相当于逻辑非；"包含完整关键词"，相当于精确检索。此外，可以从搜索网页的时间、文档格式、关键词位置、站内搜索等进行限定，提高搜索的准确率。

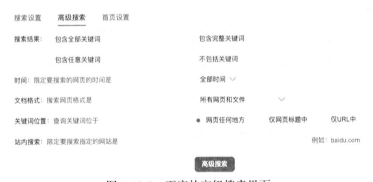

图 1-12-2　百度的高级搜索界面

五、医学搜索引擎

通过调研分析便可以清晰地看出当前针对医学专业搜索引擎的优化推动实施的效果还并不是十分的理想。在 20 世纪 90 年代中期，医学专业的引擎才逐渐出现。国外的医学专业搜索引擎的发展较为迅速，数量也较多，网上医学资源极其丰富并且更新及时。随着互联网在中国的高速发展，国内搜索引擎也逐渐发展起来，形成了百度、搜狗等搜索巨头，在医学领域中，在政府引导、研究机构主导、企业参与下也形成了百度拇指医生、中国医药信息网等医学搜索平台。

（一）Medical Matrix

Medical Matrix 是由美国联合信息学会主持创办的，包括 4600 多个医学网址，这也是迄今为止专业性比较高的一种医学搜索引擎。借助于这一个搜索引擎，能够对互联网当中的医学数据资源进行免费的检索，并且这一个数据库的优势作用就是可以进行关键词的分类，可以进行名录的分类。

因此也就不难看出，进行分类目录搜索活动是这种搜索引擎所表现出来的一个核心亮点。可以根据不同的医学信息划分为专业数据资源、临床应用数据资源、教育数据资源以及市场数据资源等八个关键的类别。并且在每一个大的类别下面又划分为不同属性的板块，如新闻板块、摘要板块、参考书板块、患者教育板块等。针对其中的每一个内容都有相对简单的评论。并且要对链接当中的网址进行一颗星到五颗星的分级分类的评价活动。其中分值在 1 分到 10 分之间处于一颗星的状态，这也就意味着整个网站的内容在编辑上是相当精心的，并且所表现出来的使用价值也是相当明显的；其中分值在 11 分到 20 分之间是两颗星的状态，意味着网站当中的内容十分的可靠，并且维护相当及时，但是作为一种常规性的信息资源，其中很多内容的参考依据的价值作用并不是十分明显；其中分值在 21 分到 30 分之间则是三颗星的状态，意味着整个网站内容的参考价值十分理想，网站的更新十分及时，使用起来十分的便捷；其中分值在 31 分到 40 分之间则是四颗星的状态，表示该网站是该领域的杰出网站，内容丰富，参考价值大；其中分值在 41 到 50 分则是五颗星的状态，表示该网站是在 Internet 医学领域获得成功的最优秀网站。

关键词检索支持模糊查询及通配符（＊）查询。输入词语后可以选择匹配方式：精确匹配、逻辑匹配等。利用网站提供的高级检索功能"Advanced Searching Options"可以进行精确检索，限定查询内容的类型，还可以对单词拼写进行全面的检查，以便能够评判查询得到的内容是否具有实用性。

Medical Matrix 收集的内容专业、全面，收录的网站全部经过资深医学编辑的认真评估，以保证质量，同时还需要对每一项内容进行评论，并且进行级别的划分，这样也可以帮助搜索人员节约更多的时间，我国的很多研究者对于这种搜索方式和信息收集方式是比较青睐的，该搜索引擎的亮点是提供了免费的 Mailing Lists，只要用户订阅了该功能便可定期收到网上新增医学节点的信息（图 1-12-3）。

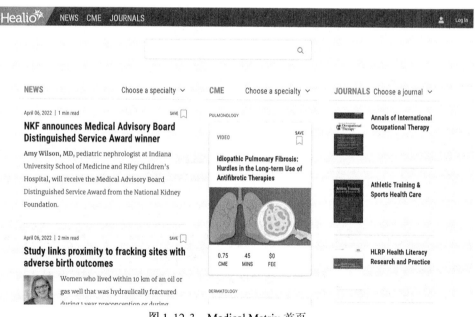

图 1-12-3　Medical Matrix 首页

（二）HONselect

健康在线基金会（Health On the Net Foundation，HON）成立于 1995 年，是联合国经济与社会理事会认可的、非营利性的非政府组织（图 1-12-4）。其创建的 HON 网站（https://www.hon.ch/en/）旨在为患者、医护、网站管理员等提供专业可靠的医学信息，以促进和指导网上可信赖的医学健康信息的开发与利用。该网站提供英语、法语、德语、西班牙语、葡萄牙语、荷兰等语种的界面，指导用户快速获取有用且可信的医疗与健康信息。

HONselect（https://www.hon.ch/HONselect/）是一个健康在线基金会工具，将五种信息类型（MeSH 词、科学文章、医学新闻、网站和多媒体）合并为一个工具，以更好地关注和加快对医疗信息的搜索。因此，其快速有效地找到大量医疗信息的功能，能高效率帮助医护及医学生获取专业知识。

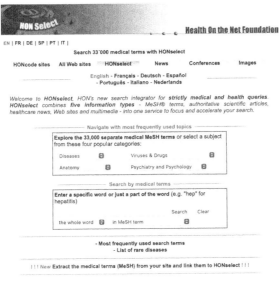

图 1-12-4 HONselect 首页

六、学术搜索引擎

学术搜索引擎以网络学术资源为检索对象，涵盖了互联网上免费的学术资源和以网页形式存在的学术资源，通过对这些信息进行抓取、索引，以一定形式反馈给用户。百度学术于 2014 年创建，是百度旗下的免费学术资源搜索平台，致力于将资源检索技术和大数据挖掘分析能力贡献于学术研究，优化学术资源生态，引导学术价值创新，为海内外科研工作者提供最全面的学术资源检索和最好的科研服务体验，其中收录的网站数量也比较丰富，如中国知网以及维普网等。可以对超过 12 亿的学术资源的页面进行全面的搜索活动。其中学位论文以及各种图书资源等包含在内的各种文献期刊以及学术文献的总量已经达到了 6.8 亿之多，成为全球文献覆盖量最大的学术平台。其可以提供学术搜索、论文收藏、文献互助及学术订阅等的服务，以方便用户使用。

第二节 OA 网络资源

一、概　　述

开放存取这一个资源是随着图书情报领域以及国际学术领域互联网自由传播的发展而逐渐兴起的一种关键的资源。所谓的开放存储指的就是某种文献资料在互联网的领域是可以进行获取的。

任何一名用户都可以随时随地地进行阅读和检索等，用户在使用该文献时不受财力、法律或技术的限制，只需在存取时保持文献的完整性，但是复制和传递都拥有唯一性，这也是确保作者对于产品的版权和所有权的拥有状态处于完整性的一个关键举措，这也是数字化网络环境所衍生出来的一种全新的出版模式。自由和开放是其关键，这也就逐渐打破了学术界的垄断状态，让所有的科研人员都有机会随时随地获得关键的信息资料。

OA 资源主要有四种形式。第一，开放存取期刊，OA 期刊是在 Internet 上公开出版的经过同行评审的学术期刊，采用发表付费，阅读免费的形式，即出版费用由作者支付，任何人可以在图书馆没有购买的情况下免费获得在开放出版期刊上发表的论文全文；第二，开放存取仓储，它由机构或个人将本单位或个人的科研成果以电子全文形式存放在中心服务器或 Web 网页上向外界免费开放；第三，电子预印本，指的就是科研工作人员的研究成果还没有正式发表，但是出于行业交流等原因，在一些学术会议上进行自愿的展示，如中国科技论文在线、中国预印本服务系统、奇迹文库等；第四，开放获取搜索引擎，目的是解决 OA 期刊和 OA 仓储的分散性。Socolar 是我国最有价值的检索平台之一，国外有著名的 Scirus 检索平台等。

OA 资源是一种数字化、在线化、大部分情况下在获取时不受版权与注册限制的文献，具有高时效性、交互性强和学术价值高的特点。例如，电子形式的文献不用经过复杂的出版审查程序，作者的稿件可以在较短的时间内以网络的形式向公众公开，节省了一般出版物的发表周期，能够反映最新的研究成果与动态，对科研人员及时了解专业的最新动态尤为重要。另外，与传统出版刊物一样，许多开放存取期刊同样也要经过严格的同行评审制度才能出版，这保证了免费资源的学术质量。

二、国外开放存取资源

（一）PubMed Central

PubMed Central（https://www.ncbi.nlm.nih.gov/pmc/）是由美国国立卫生研究院（NIH）旗下的国立医学图书馆（NLM）建立的一个生物医学和生命科学期刊文献全文数据库，由 NLM 下属的美国国家生物技术信息中心（NCBI）开发维护，于 2000 年 2 月起向全球公众免费开放（图1-12-5）。PMC 档案包含超过 780 万篇文章，用户不受任何限制并且可以不花费任何的费用，免费地获取全文资料。这些论文在 PubMed 中都有相应的记录。PMC 引入的是作者自愿加入的核心原则，如果加入进来，必须要承诺期刊出版后六个月到一年的时间当中全文都要交给 PMC，这一个平台可以对外提供免费的检索服务。

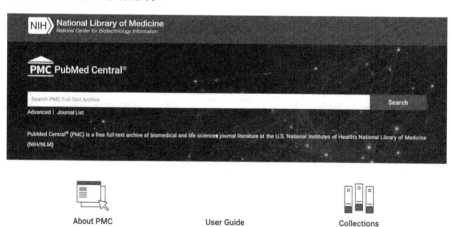

图 1-12-5　PubMed Central 首页

（二）HighWire Press

HighWire Press 是当前全球范围内免费提供全文学术文献的最大的出版商。这一个出版商是由美国斯坦福大学图书馆在 1995 年正式建立的。目前已收录电子期刊 1400 多种，文章总数已达 765 万多篇，其中超过 243 万多篇文章可免费获得全文，收录的内容涉及物理、生物、医学和社会学等领域的期刊。通过该网站还可以检索 MEDLINE 收录的期刊中的大多数文章及其文摘题录。

用户可在该网站首页利用文献作者、关键词、发表的年卷页码等途径进行检索，或通过高级检索界面进一步限定检索范围（图 1-12-6）。HighWire Press 为出版商、研究员和图书馆员提供不同服务界面。学者可以从期刊的字名（"By Title"）、出版商（"By Publisher"）、主题类别（"By Topic"）等途径浏览期刊列表。当选中某一期刊后，可点击其后的链接进入该刊物界面进行浏览，若某论文后标明可免费获取全文，则可得到该文献的 PDF 格式。该期刊提供免费浏览的形式有三种：一是完全免费（free site）；二是免费试用（free trial）；三是部分免费（free issues）。

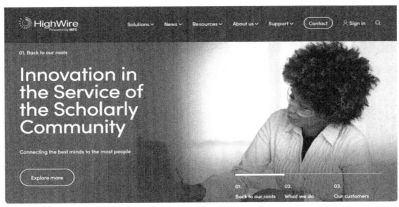

图 1-12-6　HighWire Press 首页

（三）DOAJ

DOAJ（https://doaj.org）于 2003 年在瑞典隆德大学推出，现在包含大约一万多种开放存取期刊，收录了来自 130 个国家的七百多万篇开放存取文章，其中所涵盖的领域也是相当丰富多元的，如科学领域，社会科学领域，技术领域等。DOAJ 收录的期刊均为学术性、研究性的同行评审期刊，或有编辑对文章质量进行控制的期刊，有免费、提供全文、文章质量高的特点，对学术研究领域具有较高价值（图 1-12-7）。DOAJ 遵循创作共用协议，收录的 OA 期刊或论文可以免费浏览、下载和打印，并且不反对商业用途，以改善学术期刊的可见性与可用性，增加学术论文的影响力。

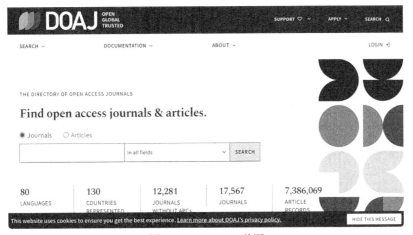

图 1-12-7　DOAJ 首页

（四）BMC

BMC（https://www.biomedcentral.com）可以被看成是一个独具代表性的独立的出版商，出版的所有论文均立即、永久向读者在线免费开放，隶属于 Springer 出版集团（图 1-12-8）。BMC 期刊影响力稳步增长，旗下拥有生物、医学领域的近 300 种期刊，其中 185 本已被 SCI 收入。BMC 从生物医学扩展到物理科学、数学和工程学科，现在在单一的开放获取平台上逐渐成为提供更广泛的学科领域内容的平台。该平台可以让作者通过知识共享署名许可证保留其作品的版权，该许可证明确说明读者如何免费复制、分发和使用其研究。在 2017 年的 BMC 上，该平台共发表了 7 万篇开放获取文章，贡献了 500 多万篇文章的下载量。

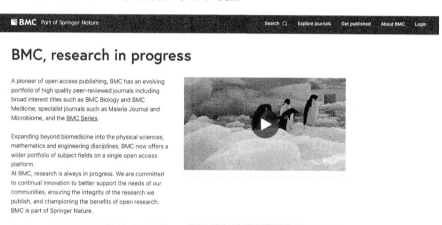

图 1-12-8　BMC 首页

（五）Free Medical Journals

Free Medical Journals（http://www.freemedicaljournals.com），中文名为免费医学期刊网，由法国的 Bernd Sebastian Kamps 创建，提供免费医学期刊全文信息。目前该网站收录了超过 3000 种全文医学期刊，分英语、法语、德语、葡萄牙语、西班牙语、土耳其语及其他语种列出，是互联网上免费提供生物医学全文最多的期刊集合网站（图 1-12-9）。该网站提供了四种阅览方式：其一，按主题浏览，将所有免费期刊分门别类，在每一专业后用数字表明"该专业 ISI 有影响因子的期刊数/该专业免费期刊总数"；其二，按该网站本身对期刊影响力排名的分段进行浏览；其三，按开放存取的时间，分为即时开放、1～6 个月后开放、7～12 个月后开放和更长时间开放；其四，按照期刊名字顺序浏览。通过登记注册的读者，可以定期收到网站的电子邮件，以获取最新的免费医学期刊的信息。

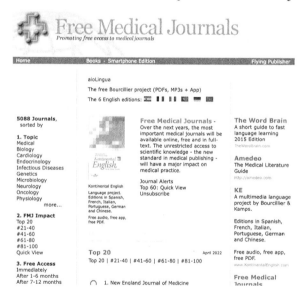

图 1-12-9　Free Medical Journals 首页

（六）PLOS

PLOS（https://plos.org）创立于 2000 年 10 月，是一家由众多诺贝尔奖得主和慈善机构支持的非营利性学术组织，是为科技人员和医学人员服务并致力于使全球范围科技和医学领域文献成为可以免费获取的公共资源（图 1-12-10）。PLOS 出版了 7 种生命科学与医学领域的期刊，所有论文保存在 PubMed Central 中，可以免费获取全文，每种期刊提供刊内检索，另外有检索网站信息的检索入口。在 PLOS 的模式下，其期刊可以直接在网上看到，并可以免费使用，往后再发布或使用也无任何限制，只要按照创作共享注明出处，授权条款的要求，标注作者和来源即可。

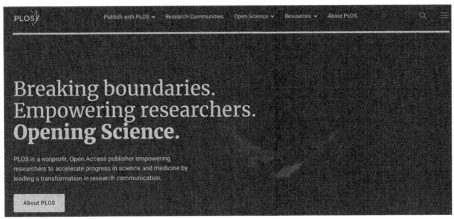

图 1-12-10　PLOS 首页

（七）arXiv

arXiv（https://arxiv.org）是目前最老牌也是包括学科最为全面的预印本网站，现在由康奈尔理工学院维护和运营，向任何人开放，目前服务于物理学、数学、计算机科学、定量生物学、定量金融、统计学、电气工程和系统科学以及经济学领域。作为数字开放获取的先驱，arXiv 现在在八个主题领域托管 200 多万篇学术文章。arXiv 为研究人员提供广泛的服务：文章提交、汇编、制作、检索、搜索和发现、人类读者的网络分发、机器的 API 访问，以及内容策划和维护。提交文章不需要任何费用或成本，但由于投稿人数过多，2004 年网站开始引入审核制度，材料学的文章依然可以不用审核（图 1-12-11）。

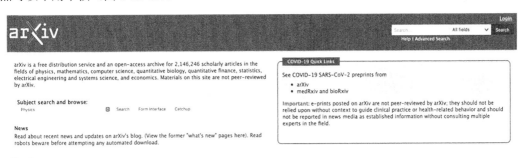

图 1-12-11　arXiv 网站首页

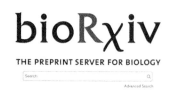

图 1-12-12　bioRxiv 网站首页

（八）bioRxiv

bioRxiv（https://www.biorxiv.org/）是生命科学领域中未出版预印本的免费在线存档和分发服务的平台（图 1-12-12），由非营利性研究和教育机构冷泉港实验室运营。通过在 bioRxiv 上发布预印本，作者能够立即向科学界提供他们的发现，并在手稿草案提交期刊之前收到反馈。投稿到 bioRxiv 的文章不会经过编辑或者审稿，但是，所有文章均经过基本筛查，以去除令人反感和/或不科学的内容，以及可能构成健康或生物安全风险的材料。为了保持专注性，其他学科的文章必须与生命科学相关才能够刊登，已经发表的文章是不允许发表在预印本网站上的。

（九）medRxiv

medRxiv（https://www.medrxiv.org）是一个用于发布医学、临床和相关健康科学的完整但未出版的手稿（预印本）的平台（图 1-12-13）。与其他预印本网站不同的是，该网站在首页有显著提醒：预印本文章没有经过同行评审，不能作为临床应用指导，也不能被媒体作为科学事实进行报道。发表在 medRxiv 上的文章不用经过同行评议，随时可投，一旦发布就可以得到 DOI 号，也可以被引用，网站还提供了文章一键转投的服务，BMJ 旗下的杂志、EMBO，PLOS 系列都可以转投。

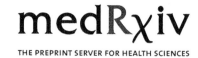

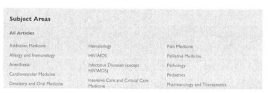

图 1-12-13　medRxiv 网站首页

三、国内开放存取资源

（一）中国科技论文在线

中国科技论文在线是经过我国教育部批准而创办的一个资源网站，其专门针对科研人员广泛提出的论文发表困难以及学术交流过度狭窄的问题进行了解决。这一个科学论文网站的建设能够让科技成果快速的落地，能够让科技成果更迅速地转化为生产力。该网站积极发挥现代化技术手段的优势作用，传统出版物的内涵被彻底地变革和颠覆。传统的评审活动、编辑印刷活动等基本程序都被取消，这也就为广大的科研人员提供了一个更为便捷的交流共享平台。在这里可以及时地进行信息的发表，可以及时地进行成果的推广。并且整个网站充分遵循文责自负的核心原则，每一名作者所投递的论文都需要遵循国家法律法规的相关规定，并且这些论文要表现出较高的学术水平，基本理论足够清晰，精准。符合如上要求者，会在七个工作日之内发布。根据自然科学国家标准学科分类和代码将专业的领域划分为 43 个。该网站还可以为在本网站发表论文的作者提供相关的证明。当然对于作者知识产权的保护也是十分关注的。目前该网站收录的首发论文数达 10 万余篇，免费期刊论文达 129 万余篇（图 1-12-14）。

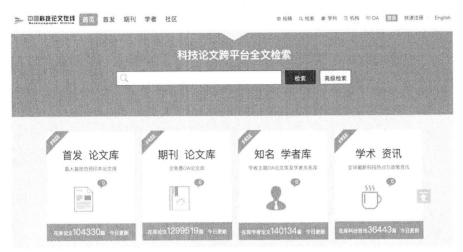

图 1-12-14　中国科技论文在线首页

（二）中国预印本服务系统

预印本实际上指的就是科研工作者的研究成果，还并没有在任何一个出版物上正式出版。但是作者和同行业交流的意愿十分地强烈，他们愿意首先在一些学术会议上或者是互联网当中发表相关的文章。

中国预印本服务系统是由中国科学信息术研究所和国家科技图书馆文献中心共同建设的一个交流系统（图 1-12-15）。具体来说，整个系统收录的学科划分为五个类别，分别包含有自然科学类别和药科学类别等。其中仅仅情报与文献学没有进行二级子类的划分，其他的四个类别都进行了二级子类的划分。如自然学科还包含数学、物理学和化学等。但是该网站只能够对作者提交的论文进行简单的审核，却不能够发挥学术审核的作用。虽然其交流的速度比较快，可靠性比较强，但是由于种种原因，导致一些观点不能够公开，这也是一个短板和不足。

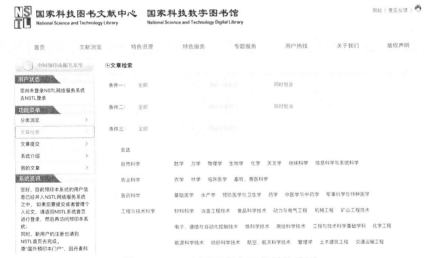

图 1-12-15　中国预印本服务系统首页

（三）中国科技期刊开放获取平台

中国科技期刊开放获取平台的主要管理单位是中国科学院，并且是由中国科技出版传媒股份有限公司主持创办的。其前身是中国科学院科技期刊开放获取平台（CAS-OAJ），因此也可以将其定义为是一个开放获取的文献资源门户网站。这个网站是在 2010 年正式上线运行的。在这个网站的支撑和引导下，科技期刊的学术交流功能得到了全面的提升，整个平台收录的期刊种类达到了 832 种，其中医药卫生期刊有 146 种（图 1-12-16）。

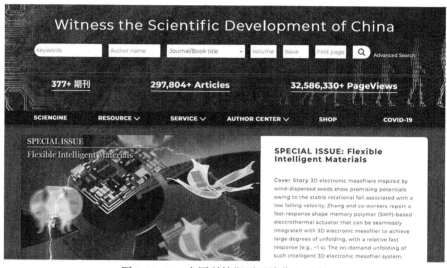

图 1-12-16　中国科技期刊开放获取平台

（四）中国学术会议在线

中国学术会议在线是经过我国教育部批准之后创办的，其关键的服务对象就是广大科技人员，致力于为广大的科技人员提供一个学术交流和信息传输的良好平台。我国的学术会议资源还处于相对分散的状态，并且信息过度闭塞，信息的交流速度比较慢。这一个网站的创建能够为学术会议资源的全面共享提供更好的契机，让广大的师生主体都拥有更为良好的信息传出氛围。可以说这个平台对于师生视野的拓展和思维的延伸都是大有裨益的。该平台能够为用户提供学术会议的信息预报工作以及会议论文的征集工作等相关的服务内容（图 1-12-17）。

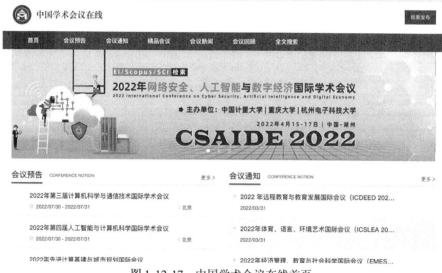

图 1-12-17　中国学术会议在线首页

（五）科学网

科学网是由中国科学院和中国工程院部门共同创建的，这个建设的终极目标就是要成为影响力最为明显的全球华人科学社区（图1-12-18）。经过十余年的迅猛发展，科学网已经成为全球最大的中文科教类新闻资讯集散中心，拥有全球最大的中文科教虚拟社区，全球Alexa网站排名和中文网站排名均在全国科技类网站中遥遥领先，数百万海内外科技界专家正在使用科学网的各项服务，科学网电子杂志用户数量近100万人，这些用户主要是以华人科学家为主。科学网提供的服务类型有：网站首页、新闻、博客、人才、会议、论文、基金等各频道首页和各子栏目以及底层页面添加商业资讯链接。

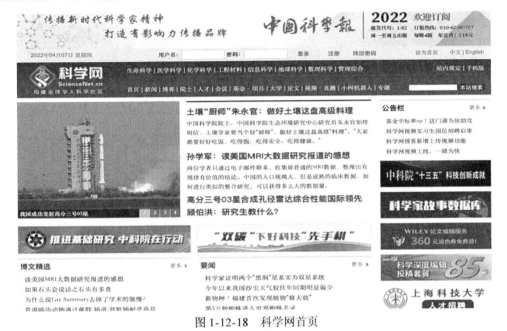

图1-12-18　科学网首页

（六）ChinaXiv

中国科学院科技论文预发布平台（http://www.chinaxiv.org）由中国科学院文献情报中心维护和运营，向所有的科技研发人员提供服务，这里有开放的仓储式的数据库，并且可以接收中英文科学论文的预言本存缴活动以及对已经发表的论文进行开放存档服务，涵盖物理学、生物学、天文学等24个学科领域。用户可以通过平台检索、下载论文，也可以使用ChinaXiv提交他们的论文和评论，同时也可以对已提交论文进行版本更新和管理。ChinaXiv目前已经和《中国科学院院刊》《生态学报》等二十多种期刊达成了合作协议，读者在预发布平台提交的论文，其会优先向相关领域的合作期刊进行荐稿。同时，合作期刊接收的稿件，该平台将率先展示，扩大论文的影响力。具体来说，这一个平台的亮点优势可以从如下五个层面体现出来。

（1）学术自治：该平台具有评论开放以及同行评议等即时交互的功能，可以形成良好的学术自治氛围，为学术信息资源的交流与合作创建支撑。

（2）快速发布：快速存缴与公开发布。邮箱是不需要进行注册便可以直接访问的，这样一来也就节约了发布所需要经历的时间成本。

（3）免费获取：不需要任何的订购服务，用户可以对最新的文章进行全面的浏览，并且可以检索最新的科研成果。

（4）稿件推荐：平台的论文影响力比较强，可以进行推荐活动。

（5）帮助保障首发权：会在第一时间将论文放在公共发布平台进行对外的公布，并且全面保障作者的首发权（图1-12-19）。

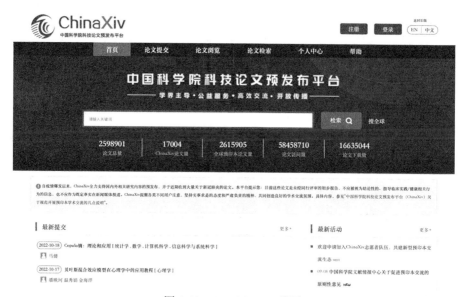

图 1-12-19 ChinaXiv 首页

思 考 题

1.搜索引擎的分类有哪些?

2.请列举一个常用的医学搜索引擎并简述其优缺点。

3.开放存取的形式有哪几种?其特点是什么?

第二部分　医学文献信息检索实践

第一章　医学论文的基本特征与内容格式

医学论文是将医学科学研究的目的、方法和结果以科学语言和规范格式进行报告，对研究结果进行推理论证，形成总结的专业文献。作为医学研究成果存储、传播和交流的载体，医学论文反映着医学发展的方向和水平，也是开展新的医学研究的前提。

医学论文撰写也是科研工作中的最重要环节。医学研究论文的质量高低，一方面取决于研究工作的重要性和创新性，另一方面也取决于科研人员的创造力和学术水平。

撰写合格的医学论文需要掌握其基本规律。因此，本章对医学论文的类型、基本特征、格式与内容，以及选题与研究注册进行介绍，以帮助读者提高医学论文写作能力。

第一节　论文类型

医学论文所涉及的范围很广，种类繁多，其分类方法也多种多样，可按照研究方式、学科性质、写作目的、刊载类型、资料来源等进行分类。

一、按研究方式分类

医学论文按研究方式可分为调查研究性论文、实验研究性论文和总结经验性论文。

（一）调查研究性论文

调查是科学研究中的最常用手段，通常是研究人员在对研究对象不加任何干预的状况下取得研究资料。医学调查研究性论文常指在一定范围内的人群里进行某种疾病或致病因素的调查研究的基础上撰写的论文。调查内容可包括发病情况、病因或症状，以及实验室检查项目等方面，以期发现基本规律，并对疾病防治提出建议。

（二）实验研究性论文

实验研究性论文是通过实验手段获得实验数据资料而撰写的论文，医学实验研究是为达到预期科学目的对实验对象施加相应干预，观察干预后效果的研究方法。其目的是发现未知的新事物或未阐明的新思路，验证研究假说。

（三）总结经验性论文

总结经验性论文常指基于既往的临床经验或案例，将临床实践中诊疗的体会或经验总结撰写的论文；其可为临床实践提供参考，如病例分析或专家经验交流等论文。

二、按学科性质分类

医学论文按照医学学科性质可分为基础医学论文、临床医学论文和预防医学论文等。

（一）基础医学论文

基础医学（basic medicine）论文是对医学基础理论问题进行研究分析，进而阐明疾病本质及其规律的论文。基础医学论文的研究手段以细胞实验或动物实验为主，涵盖了分子生物学、细胞生物学、生理学、生物化学、病理学、药理学、遗传学等内容。基础医学论文报道与疾病发生、发展机制密切相关的新理论、新机制等内容，为疾病的病因、诊断、治疗和预后提供理论依据。

（二）临床医学论文

临床医学（clinical medicine）是研究人体各系统疾病的病因、诊断和治疗，促进实现疾病向健康转化并寻找其规律的学科。临床医学论文是研究者将临床工作中的原始发现和科研实践中的观察结果等资料，经科学分析和整理所撰写的论文。临床医学论文可关注病因、诊断、治疗、预后等方面，有理论研究和技术报告，回顾性总结分析的论文较多。

（三）预防医学论文

预防医学（preventive medicine）是研究疾病的发生、发展和流行规律及其预防措施，防止健康向疾病转化并寻找规律的学科。预防医学论文多为应用研究范畴，主要涉及流行病学调查、卫生保健和疾病防控等方面。

随着时代进步，人民群众对医疗、卫生、保健的需求不断提高，医学模式正发生新变化。以上分类可有交叉，如临床医学论文也可有关于基础医学的内容，也可有预防医学的内容。

三、按写作目的分类

医学论文按写作目的可分为学术期刊论文和学位论文。

（一）学术期刊论文

学术期刊论文是指对医学研究内容进行总结，阐述医学研究成果、理论等内容，并最终发表于学术期刊的论文。学术期刊论文应提供新的科技信息，有发现、有发明、有创新，而不是简单重复、模仿前人的研究工作。

（二）学位论文

学位论文是为申请相应的学位或某学科学术任职而撰写的论文。其是考核和评审的重要文件，可反映申请者从事科研工作取得的成果和独立从事科研工作的能力。学位论文包括学士学位论文、硕士学位论文和博士学位论文等。

四、按刊载类型分类

刊载类型即论文的发表形式，是学术期刊常用的分类方式，即把论文按类型置于相应栏目之下。常见的有论著、综述、述评和病例报告等。

（一）论著

论著是医学论文中最典型的文体。论著是研究者将其临床、科研、经验、体会及教学成果，通过严密逻辑论证、规范编写形成的论文。

医学论著具有四大特点：①具有较为规范的写作形式；②经科学严谨地整理、加工、分析和论证，得出结论而形成；③得出的结论较为明确和可靠，质量与学术价值较高；④内容多为原始创新的成果。

（二）综述

综述是文献综合评述的简称，是指研究者根据研究目的对既往文献进行广泛搜集，经过认真阅读、整理和分析后，对所关注问题的已发表的研究成果、存在问题和发展趋势等予以全面系统地阐述、讨论和评价，进而撰写成文。"综"即全面地、系统地收集既往的研究成果，再进行综合分析，分类整理，理清关系和逻辑顺序；"述"指在大量阅读文献的基础上，结合学科知识和学术背景，对整理出来的研究结果、观点，以及结论加以阐述，给予评论，明确研究进展，发现研究问题和引导未来方向。"综"是基础，而"述"则为提升。

（三）述评

述评是近年来出现的一种新的载文形式。述评可针对病因、诊断或治疗等进行论述和评价，或就当前的热点问题进行评论。述评多代表专家的观点。

（四）病例报告

病例报告是指对发现的疾病或疾病的特殊形式进行报道的一种载文形式，可包括病例报告和病例系列等形式。病例报告可仅报告单个病例的诊治过程和经验，也可将某一时期内相同疾病的病例的特殊资料进行综合分析。

五、按资料来源分类

根据研究资料来源，医学论文可分为原始研究论文和二次研究论文。

（一）原始研究论文

原始研究论文是作者经过调查研究、实验研究和临床研究后，将原始（第一手）的研究资料进行汇总分析。原始研究论文的主要载文形式包括论著、研究信件和短篇报道（如病例报告、技术革新成果和经验介绍）等。

（二）二次研究论文

二次研究论文的研究对象来源于已发表的资料，即以间接资料为主。二次研究论文作者根据研究目的，广泛地收集相关资料，把来自多渠道的、分散的、无系统的资料，按照个人观点或相应规则进行分析总结，呈现出某一学科领域或某一专题的研究水平和进展情况，还可提出新观点和新假设。

第二节　论文基本特征

医学论文是医学科研的总结，在推动医学科学发展中发挥重要作用，是促进医学科研成果交流和提高医疗技术水平的重要载体。因此，撰写医学科研论文需要具备一定的专业知识和写作功底。好的医学研究论文应具备科学性、创新性、实用性、规范性、可读性、简洁性、伦理性和思想性等特点。

一、科　学　性

科学性是医学研究工作开展的前提，是医学论文的首要条件，无科学性的论文则无价值。基于科学性原则，医学论文应结构合理，科研设计严谨周密，研究方法正确可靠，数据结果记录准确，分析论证严谨逻辑，内容符合医学发展的客观规律，经得起推敲和实践的检验。科学性主要表现在真实性、可重复性和逻辑性三个方面：

1. 真实性　即论文数据与内容真实可靠。真实性主要依靠于：①作者严谨的治学作风和实事求是的态度；②科研设计严谨周密，排除影响结果的因素干扰；③研究方法合理可靠；④研究数据准确，所得数据需经过合理统计学分析；⑤分析结果忠于事实和原始资料。

2. 可重复性　也称再现性，指论文方法和结果可经过再次或多次的证实和验证。

3. 逻辑性　是指论文在目的、方法、结果和论证等过程的关系紧密、逻辑清楚、结构严谨、论证透彻和推导合理，不出现无逻辑的推理和规则错误。

二、创　新　性

创新性是指从新视角用新方法进行研究，提出新见解，得出新结论。创新是医学论文生命力的标志，是医学论文的必备条件。创新性反映了论文的特殊和质量，是决定医学论文水平和价值的关键，也是医学期刊刊发论文的重要标准。创新性可从以下三个方面体现：①选题新，体现在选择的题目是前人没有做过的，或虽然做过但结论或机制尚未阐明；②方法新，随着科技进步，学科交叉，运用多学科的研究方法来取得创造性的成果，或使用新方法、新工艺、新理论去研究既往研究过但尚未解决的问题，以求推陈出新；③论证新，用有力论证推翻既往的观点或尚未证实的观点，填补科研领域的空白或推动该领域的理论研究。

三、实　用　性

实用性是指能够满足实践需求，如某种技能性、操作性要求的论文。医学论文面向临床、面向教学、面向广大的医务工作者，其研究成果应能与教学、临床或科研相结合，能为健康服务，能推动医学发展。医学论文的实用性主要表现在可发展学科理论；对教学、科研、临床有指导价值；有利于新技术、新方法和新成果的推广应用。

四、规　范　性

医学论文是一种规范化的文体，有其特有的格式和要求。国际和国家标准都对论文的整体格式提出了具体的要求，对图、表、数字、计量单位、医学名词术语与标点符号等都进行了要求。对疾病的诊断标准、疗效评价标准，检查和检测的操作标准及其正常值的判定标准等的描述应与现行公认的标准一致。

五、可　读　性

撰写医学论文的目的是学术交流，面向的是读者。因此，论文必须具有可读性，即文本流畅，结构清晰。医学论文的可读性往往与研究工作是否取得了实质性进展，结果是否深刻和有启发性，所得结论是否可靠，论文作者撰写水平高低等有关。

六、简　洁　性

医学论文要求文章简短，不得滥用同义词和罕见词。文章尽可能简短，各部分都应简明扼要、言简意赅。总之，医学论文应使用简洁的文本来阐述问题、突出问题和观点，以减少阅读时间，并使读者在短时间内获得更多信息。

七、伦　理　性

医学论文常涉及患者和健康者等研究受试者，写作时须遵守医学伦理原则。例如，尊重并维护受试者的隐私权和肖像权，注意为受试者保密等，特别是涉及人工授精、人体药物试验、变性手术和某些特殊的误诊误治病例报告等，更应严格遵守国际公认的伦理准则。

八、思　想　性

医学论文要符合党和国家的方针与政策。医学论文的撰写在选题和内容上都应体现为国家健康服务，弘扬科学家精神的内容。

总之，学习与掌握医学论文的基本特征，对于如何撰写一篇医学论文具有重要价值。

第三节 医学论文格式与内容

一、医学论文整体框架

作为医学科研成果的呈现形式，医学论文有着独特的格式与要求。由于研究类型和学术期刊的不同，医学论文在格式上可能有一定差异。因此，在撰写论文前，应了解有关研究类型的特定格式，再考虑期刊稿约要求，以便根据其特定要求进行写作。医学论文的基本格式是由"温哥华格式"演变而来的，"温哥华格式"是 1978 年一个由综合性医学期刊编辑组成的小组在加拿大温哥华市为投他们期刊的稿件制定的格式规范而得来的，该格式被众多国际期刊接受并采用，国内大部分期刊与科研人员也使用该格式。2013 年 8 月修订时更名为《学术研究实施与报告和医学期刊编辑与发表的推荐规范》(*Recommendations for the Conduct，Reporting，Editing and Publication of Scholarly Work in Medical Journals*)，2021 年 12 月国际医学期刊编辑委员会 (International Committee of Medical Journal Editors，ICMJE) 对其进行了修订更新，简称"ICMJE 推荐规范"。"ICMJE 推荐规范"推荐 IMRaD 格式 (Introduction, Methods, Results and Discussion)，即引言 (introduction)、方法 (methods)、结果 (results) 和讨论 (discussion)。一篇完整的医学论文应包括以下内容：标题 (title)、作者署名 (authorship)、研究单位、摘要 (abstract)、关键词 (keyword)、正文 (text)、致谢 (acknowledgement)、参考文献 (reference) 等。

二、标   题

(一)标题作用

标题 (title) 是对论文内容的高度概括。标题是读者第一时间接触到的论文部分，具有很强的提示作用。规范的论文标题，可使读者对论文的研究目的、所解决的问题一目了然，激发读者继续阅读论文的兴趣。

(二)标题特点

1. 用词简明，表达确切 标题应选用最简明、最恰当的、能直接概括论文主题的词语。选用大家最熟悉的用词，让读者能迅速理解标题内容，避免使用冗长和笼统空泛的词句，误导读者。

2. 文题相称，重点突出 标题应根据论文研究问题和研究设计来制定，题目与论文内容一致，标题用词不宜夸大。标题应准确地突出论文重点。

3. 反映观点，概括全文 观点是论文的核心，标题应反映论文的观点。一篇论文可拟定几个标题，再根据论文内容或期刊要求进行修改，最终选择最为合适的标题。

(三)标题格式

1. 中文标题一般 20 个字以内，英文标题一般 20 个单词以内。好的标题要简短精炼，用最少的词语概括研究重要内容，省去无意义的非特定词。

2. 标题应具有学术性。标题可以是短语或逻辑词组，尽量避免使用疑问句。

3. 慎用缩写词语符号。标题中一般不使用缩写词，也不用符号。使用的缩略词应具有通识性，避免使用不常用的公式、罗马数字、首字母缩略词及复杂隐晦的词组等。

(四)标题要素

1. 研究对象 在标题中明确论文中的研究对象，如针对"糖尿病"的研究，应在标题中明确论文研究的是 1 型糖尿病还是 2 型糖尿病，便于读者的阅读参考。

2. 干预措施 若对研究对象应用了干预措施，可在标题中提及干预措施。若涉及处理方式的比较，也应在标题中说明。

3. 研究设计 在标题中应体现论文的研究设计，如随机对照试验、系统评价、横断面调查、队列研究等，以便读者能通过标题直接掌握论文类型，迅速辨别是否为自己想要的研究证据。

4. 结局指标 标题中也可明确论文所关注的重要价值的结局指标。

三、作者署名（authorship）

（一）署名意义

1. 承担责任 论文作者需对论文的学术意义、科学价值和数据的真实性与可靠性负责。因此，作者署名可促使作者对论文严格要求，保证论文质量。

2. 成果归属 论文成果归属于署名作者，是作者具有著作权的凭证。

3. 利于检索 读者想要了解作者的研究方向、研究成果时，可通过检索作者姓名而获得。

4. 学术交流 若读者在阅读论文时有疑问，可联系作者，有利于学术交流。

（二）署名条件

ICMJE 建议作者署名要同时符合以下四条标准：

1. 对研究的思路或设计有重要贡献，或者为研究获取、分析或解释数据。

2. 起草研究论文或者对重要的知识内容进行关键性修改。

3. 对将要发表的版本进行最终定稿。

4. 同意对研究工作全面负责。

（三）署名内容

1. 作者姓名 作者署名应用个人真实姓名，而非笔名或其他化名；单位署名可在集体共同设计、协作完成的重大科研项目时使用，并在文末注明具体责任人或执笔者和整理者，以明文责，便于查询。署名应按贡献大小及承担具体工作多少排序。常规上第一作者位于第一位，通讯作者位于最后一位需要在通讯作者姓名右上角加"*"。署名人数一般以原稿为准，中途一般不得更改。

2. 作者单位 根据期刊要求，可能需提供作者单位相关信息，涉及部门、单位、邮政编码和城市等信息。有多个单位的作者，应根据实际贡献署名相关单位。

3. 通讯作者 是作者列表对论文负主要责任的作者，需要用特定标记指明通讯作者。

四、摘　　要

（一）摘要作用

摘要（abstract）集中展示全文的重要信息，弥补标题信息量不足、内容覆盖不全面的缺点。摘要简要地概括论文的目的、方法、结果和结论。医学论文中，结构式摘要具有内容完整、重点突出和信息量大等特点，被多种医学期刊采纳接受。

（二）摘要格式要求

1. 摘要可包括结构式摘要和非结构式摘要两种。结构式摘要通常需分段撰写，主要由背景或目的、方法、结果和结论四部分构成；非结构式摘要不分段落。摘要一般在完成正文后写出，必要时可加顺序号，不举例证。

2. 一般用第三人称撰写，体现其客观、规范，不能带有主观论述。

3. 摘要部分需兼顾简明和完整，中文控制在 100～300 字，英文控制在 250 个单词左右。

4. 摘要通常以文字呈现，避免使用非专业语言、非通用的符号和术语等，不使用除文字以外的表达方式，如图、表、公式等，不引用参考文献。英文摘要置于中文摘要后，与中文摘要内容一致。

（三）摘要内容要素

1. 背景或目的　介绍研究的背景、拟解决的研究问题；若文字允许，增加介绍研究问题的重要性。

2. 方法　介绍研究对象、研究方法及步骤、结局指标、分析方法等内容。

3. 结果　客观总结研究发现、呈现重要数据并说明统计学意义等内容。

4. 结论　基于研究结果总结关键论点和观点、总结研究的学术或应用价值、提出经验教训或对未来研究的展望。

五、关　键　词

（一）关键词作用

关键词（keyword）反映了医学论文的要素，具有高度凝练的特点，是从论文内容中凝练出的最能体现论文主题和内容的词语或词组等。关键词可为编制索引和检索系统使用，以便进入计算机检索系统中。因此关键词的正确与否将直接影响到研究论文被检索效率和研究成果的传播。

（二）关键词分类

关键词可以是主题词或 / 和自由词。

1. 主题词　医学论文中，规范的主题词指由美国国立医学图书馆编制的医学主题词表（Medical Subject Heading，MeSH），其中所有关于医学的概念均被规范成了相应的主题词。一个主题词可指代它所有的同义词和近义词、学名和俗名，以及单数和复数。通过将所有相关概念指定为一个统一的规范用词后，即主题词后，可提高文献被检索效率，有利于查全和查准。

2. 自由词　是不加任何制约、未被主题词表收录的用词。自由词可以是新技术、新学科中的名词术语，也可从论文的题目、摘要和正文中提取能表达文献主题、未经过规范加工的词语。

（三）关键词格式要求

关键词一般位于摘要下方，一篇医学论文常使用 3～8 个关键词，中、英文关键词要对应。

（四）关键词内容要求

1. 词性要求　关键词词性应为名词，或者为其他词性（如动词、形容词）与以名词为中心搭配的名词词组。

2. 优先从 MeSH 中选取　凡是 MeSH 词表中有对应的主题词，应首先选用 MeSH 中的规范主题词作关键词，其对应中文译名可在中国医学科学院信息研究所编译的医学主题词注释字顺表中选取。中医药关键词可从中国中医科学院中医药信息研究所编写的中医药学主题词表中选取。

3. 具有专指性　专指性指一个主题词只能表达一个主题概念。在 MeSH 词表中若有对应的专指性主题词，则不能使用 MeSH 词表中的上位词或下位词，若词表中无与论文主题相对应的主题词，则可使用与论文主题相符的上位词。

4. 在论文中有明确出处　关键词应以摘要为基础，从摘要中提炼出若干足以代表研究对象、学科范围、研究方法、研究结果的词，也可从论文的题目、引言和正文中提炼。

5. 自由词的使用要求　可在以下几种情况使用自由词：① MeSH 词表中无对应的主题词；②一些较新且未被收录的概念，如新理论、新学科、新技术、人物、产品、地区等。自由词也不可随意使用，应尽可能使用常规用词，或查找较权威的参考书或工具书，用词需概念明确，词形简练。

6. 反映论文的中心内容 关键词是对论文内容和中心思想的浓缩、提炼，可从几个方面来参考并选择：①论述的主要内容；②研究的目的和结果；③研究问题的重要手段和方法；④创新点或为读者所关心的问题。

六、引 言

引言（introduction）的内容围绕为什么要进行该研究而展开。

（一）引言内容特点

1. 言简意赅、突出重点 引言内容需要简洁精炼，引言应避免大篇幅讲述医学技术的历史渊源和立题研究过程，交代医学话题的研究背景要直切主题，对有较强针对性的内容仅列出最切题、最有代表性的参考文献出处即可，切忌过多引用论文。

2. 实事求是、客观评价 在引言部分，要对论文的价值进行论述，但对论文价值的评价要客观，采用正确语言，客观描述当前的研究背景、目的和意义，避免过分夸大事实。

3. 层次分明、主题递进 引言应围绕论文内容展开，逐渐递进和明确研究主题与目的。

（二）引言格式要求

引言的篇幅应适当，若太长会使读者乏味，若太短则不易阐述清楚。中文引言字数一般以1000字为宜，英文一般不超过1000个单词。

（三）引言内容要素

1. 研究问题的背景 通过简略的篇幅介绍该研究的背景，如疾病的流行病学、危险因素等内容，提出研究需开展的现实情况，为研究开展的必要性、重要性、现实意义提供依据。

2. 研究问题的当前进展 该部分进一步介绍开展研究的依据，阐述当前的研究进展和理论基础。

3. 介绍研究问题/目的 在前述研究背景及进展下，明确提出研究拟解决的问题，也可阐明研究的创新点、理论价值和实际意义。

七、方 法

方法（methods）部分介绍怎么做这个研究，应介绍研究是怎么开展的，交代清楚整个研究的流程，提供科学、可信和可复制性的内容。

（一）方法内容特点

1. 详写和略写 方法内容有较大伸缩性，可对叙述进行详略安排。内容详略程度可参考以下三种情况决定：①属于创新性的、发明探索性的方法等，均需详细阐述研究设计原理、研究方法步骤、操作要点等，可呈现必要的线路图或示意图等；②若实验方法为前人的、公认的方法或进行重复性实验，只需要写出方法名称，进一步引用既往文献；③若引用别人的研究或在前人的实验过程或方法上加以改进，则需要详细阐述改进部分，简要描述其余部分，并引用参考文献。

2. 按逻辑顺序安排内容 可根据研究步骤，或疾病发生发展的客观规律结合论文的关键问题，按照研究工作的逻辑顺序介绍方法内容。

3. 根据研究设计调整小标题 不同研究设计的研究内容不同，如随机对照试验、病例报告、队列研究等，具有不同的、各自特征的研究步骤。应根据研究设计介绍内容。

（二）方法内容要素

1. 研究设计　阐述研究设计，如为随机对照试验、横断面研究、队列研究或病例 - 对照研究等。

2. 研究对象　明确研究对象的性质或特性、纳入与排除标准等。包括：①研究对象为动物时，应写明动物名称、种类（品种品系）、来源、性别、数量、年龄、体重、健康状况、特异基因型、遗传修饰等；②实验对象为微生物或细胞时，应写明微生物或细胞的种、型、株、系来源，代数、密度、培养条件和实验条件；③临床研究应提供受试者的招募地点、诊断及分型标准、病程、样本量、年龄、性别、职业等。

3. 研究设备　如在基础或临床研究中，使用了相关的设备，应详细报告主要设备类型、名称、型号、厂家、使用及操作方法、主要参数和精密度等。

4. 研究材料　若试验或实验中涉及材料使用，如药品和试剂时，应写明名称、厂家、成分、规格、纯度、型号、批号等。

5. 操作步骤　介绍研究的相关操作和步骤，如对于动物实验中手术与标本制备过程、实验与记录的手段、观察步骤等；标本存储步骤和条件，临床试验中受试者治疗方法，药物的名称、剂量、剂型、使用方法及疗程，非药物操作的时间、地点和人物。

6. 结局指标　介绍研究的结局指标，可分为两类：主要结局指标和次要结局指标。

7. 统计学方法　为验证研究目的，按照顺序和分析流程、原则详细描述对于各类数据采用的统计学方法、类型和设定统计阈值等。

8. 其他内容　应根据论文类型，介绍与研究相关的关键信息，如伦理审批、质量控制等方面内容。

在具体的研究中，上述内容要素不一定都具备，应结合实际情况，研究过程中涉及哪些要素就应该报告哪些内容，方法部分的内容主要根据文章的内容和类型而定。若内容较多，可使用附件描述。

八、结　　果

结果（results）部分阐述研究发现的结果或现象，介绍研究成果，为验证论文论点、回答问题提供依据。

（一）结果内容要求

1. 逻辑清楚，突出重点　将研究结果根据事实材料的逻辑顺序展开，可根据研究进程先后、不同观察内容或不同施加因素等进行分段或分节介绍。

2. 准确无误，实事求是　对于研究收集的数据结果、统计分析结果应反复确认，确保准确无误。不能无中生有，夸张描述。

3. 图表配合，叙述简洁　结果部分选用适当的图和表结合文字进行叙述。

（二）结果内容要素

1. 数据　如实准确地呈现统计分析后的数据资料，而不是将全部的原始数据呈现在论文中。

2. 文字　文字内容用来阐述研究结果，如具体数据、图表中的重要信息、变化规律等，而非强调研究过程，不是把结果提升为理论上的结论，所以该部分一般不引用参考文献。

3. 表格　表格可包含大量数据，让研究内容简洁明了，优化版面。表格应具有自明性，不阅读文字部分也可理解表格内容。

4. 图片　从研究结果中得来的照片或绘制的图片可用于支持研究结果，也可让研究结果更形象、直观且通俗易懂。

（三）表格格式

医学论文中的表格一般采用三线表，即由顶线、栏目线和底线三条横线组成框架，无竖线存在，两侧应是开口的。表的组成要素包括：表序、表题、项目栏、表身、表注：①表序，即表格的排序，是将表格按其在文中首次被提到的顺序，采用阿拉伯数字进行连续编号，如"表1"、"表2"；②表题，即表格名称，位于表格上方，表题简短但具有自明性，读者阅读表题即可知晓表格所介绍内容；③项目栏，即顶线与栏目线之间的部分，其中交代了表身中该栏信息的属性与特征信息；④表身，即底线以上和栏目线以下的部分，是表格的主体；⑤表注，即对表中的符号、标记、代码，以及需要说明事项的解释，一般位于表格下方。

（四）图片格式

医学论文中常用的图包括统计图、示意图、照片和记录图等，图的设计应当清晰合理，对于稿件插图的数字图像，应提交适合印刷出版的格式：

1. 清晰度要求方面，图片分辨率一般不低于300dpi。

2. 图片应具有准确性，如图片只展示论文需要的部位，同时注意遮盖隐私部位。

3. 图片有完整性要求，如病理图中应标明染色方法和放大倍数，涉及缩放尺寸的，应注明缩放标尺。

4. 按图在文中被提到的先后顺序进行连续编号。

5. 若使用已发表的图，则必须注明出处，且需获得许可。

此外，需要明确标注图注、图例，说明图内横纵坐标的含义；标明横纵坐标刻度、计量单位；图例和图注应对图中的符号、箭头、数字、字母、缩写，或未尽问题加以解释。

九、讨　　论

讨论（discussion）部分是研究结果的延伸，包括对研究结果进行解释和论证，对其意义进行阐述。

（一）讨论内容要求

1. 逻辑展开，分段撰写　讨论需进一步解释、分析和说明研究结果，而非对结果的重述。

2. 广泛查阅，科学论证　讨论需结合现有研究结果进行分析论证，因此需大量查阅相关文献，评价自己与他人研究的异同。对前人的工作要集中概括，用科学理论和实际证据支撑研究结果，支持自己的观点和分析。

3. 围绕主题，阐明观点　讨论应有的放矢地围绕研究主题展开，对其进行深入分析论述，并阐明作者的学术观点。

4. 实事求是，客观评价　与他人工作对比时，应实事求是、客观地评价他人与自己的研究结果，不能采取削弱他人、抬高自己的策略。论证自己研究成果时，避免随意提出本研究不能支持的观点和结论；避免超出事实，扩大结论。

（二）讨论内容要素

1. 总结主要研究发现　讨论中，首先应简明扼要、有逻辑地对论文中的主要发现进行总结，为后续进一步讨论做铺垫。

2. 对比既往研究结果　将本研究结果与既往研究结果做比较，找出异同，分析相关因素。可引用与本研究结果相似的以往文献，以增加研究结果的可靠性或准确性，并突出本研究的独到之处。

3. 探讨作用机制或变化规律　基于已有研究成果或科学理论，引用关键文献，探讨本研究结果的变化规律和作用机制。

4. 阐明理论意义或应用价值 根据研究结果，客观地、实事求是地阐明其可能的理论意义和应用价值。

5. 优势或者局限性 总结研究的优势，突出研究结果的重要性或创新性。介绍研究的局限性，为读者使用本研究结果提供指导。

6. 对未来研究的展望 可根据研究过程中出现的基本研究结果，为未来应用研究结果提供参考。

十、结 论

结论（conclusion）内容可概括为是论文最后的总体结语，概括总结研究结果，指出其理论或现实意义。其可包含在讨论部分中，也可独立于讨论部分。

（一）结论内容要求

结论不是研究结果的简单罗列，是论文在研究结果的基础上进行分析和思考，结合推理判断，形成最终的观点与认识，因此具有简明性和概括性。结论还需精炼完整、逻辑严谨地呈现，且应与研究主题和研究结果相符。

（二）结论内容要素

结论可涉及以下内容：①总结研究结果，解释了什么问题，有什么规律；②研究的意义与价值，解决何种理论或实际问题，有何种应用价值；③对未来研究的展望，有何新的见解，有哪些不足之处和尚待解决的问题值得下一步研究。

十一、参考文献

参考文献（reference）是论文的重要组成部分，是论文内容的知识基础和科学依据，是在科学研究过程中参考依据的具体表现形式。

（一）参考文献意义

1. 科学的传承性 任何一篇医学论文，在提出问题、设计方法、总结结果、建立论点、完成论证及提出结论等各个环节上，都离不开对前人研究成果的借鉴。引用参考文献是问题起源、学术发展和成果展示的关键链条，是医学进步的脉络。

2. 知识产权的尊重 对于本论文和其他论文的观点及结果，需用参考文献来区分。在论文中，只要使用了他人的研究观点、数据或材料，都应按使用的顺序标明，通过参考文献进行引用以尊重知识产权。

3. 支持和简化论证推理过程 论文中包含推理、提出或论证观点的过程。借助于参考文献，可直接点出重要观点或成果，从问题的实质开始讨论，简化推理论证过程，精炼文字。

4. 提供论据 论文中的任何结果和观点都应科学和严谨。因此在使用自己的事实资料解释自己结果和观点同时，还可引用他人的结果来支撑自己研究的结果和观点，为研究提供论据，提高研究结论的可靠性。

5. 与读者资源共享 论文中的参考文献涉及该研究领域中的重要研究成果和知识基础。读者可通过查看论文的参考文献，获得更多有价值的研究，实现资源共享。

（二）参考文献要求

1. 引用关键的、最新的、权威的参考文献 引用与研究历史、背景、技术、方法或结果关系最为密切，最能支持自身研究观点或方法的参考文献。除经典的研究成果和理论外，应尽量参考最新的（3～5年内）研究文献。

2. 引用亲自阅读的参考文献 引用一篇参考文献时，应确保该文献已经亲自阅读，对于参考部分内容亲自确认。

3. 引用公开发表的资料 尽量引用公开发表的期刊文献，公开发表的书籍或公开网站等。未公开的资料交流范围往往很小，较难查阅，不宜列入参考文献。

4. 采用规范化的格式 各个期刊或出版社对参考文献的格式细节有不同的要求，需确保参考文献使用标准化和规范化的格式。

（三）参考文献格式

参考文献一般需按期刊要求进行设置和编辑。可用相应软件便捷编辑和管理参考文献。若引用已投稿但尚未被录用的稿件时，应注明"未发表"（unpublished）；若引用已被接受但尚未发表的文章时，应注明"已接受"（accepted），以上情况均需获得相关作者的同意。

十二、其他资料

根据期刊格式和要求不同，医学论文中还可包括致谢、基金资助、作者贡献、附录、利益冲突声明等内容。

（一）致谢

致谢（acknowledgement）是对某些不具备作者署名条件，但对本研究工作或论文撰写有较大帮助和支持的个人、单位或组织表示谢意的一种方式，是对他人贡献的肯定。致谢的对象可包括个人、单位或组织，其致谢范围较广，对于研究工作中，提出指导性意见或建议、提供材料或便利、提供数据分析帮助或指导论文写作或修改等者，都可在致谢中表达。

（二）基金

基金（funding）是指研究工作或论文产出的资助机构，如国家自然科学基金等；对于标注方式，一般应标明资助者和资助编号。

（三）作者贡献

多数期刊已要求在论文中说明作者贡献（author contribution），即交代每位作者在研究中所做的工作内容。

（四）附录或补充材料

附录（appendix）或补充材料（supplementary material）是正文主体部分的补充项目或参考项目，并非必要资料。通常由于版面限制，相对不重要的方法和结果等可放进附录或补充材料中。

（五）利益冲突声明

在医学研究中，利益冲突（conflict of interest）是指在研究中可能涉及的经济利益等内容。医学研究中的利益冲突主要包括研究者责任、出版者责任、资助者责任和监管者责任。近年来，医学研究中的利益冲突越来越受到重视，需按期刊要求或根据 ICMJE 制定的表格来披露利益冲突。若不披露相关利益冲突，可能导致撤稿。

（六）注释

注释（annotation）也称作注解，用于对文中的一些概念或词语做以简要说明，包括正文夹注、脚注和尾注等。文中夹注指在正文中插入圆括号，标注引文的文献来源。脚注通常列于本页的脚处，并加十字线与正文相隔。只有一个注释时，脚注符号可用星号"*"或井号"#"；注释多于一个时，可写在所注内容的右上角。尾注的符号同脚注。通常用于较复杂内容的注释。这种注释的文字较长，一般列于文末，写作形式上与附录形式相同。

（七）缩略词

应使用标准缩略词（abbreviation），避免非标准的缩略词使读者难以理解。论文中出现的缩略词均应在第一次出现时注明全称（计量单位除外）。

第四节 论文选题和研究注册

一、医学论文选题

医学论文的撰写与医学科研工作的各环节密切相关。研究工作是否有意义、医学论文是否有价值取决于论文选题。选题的过程是将所学理论知识与实际情况相结合，并考虑选题的主观情况和现实条件，同时要能够满足医学需要，对实践过程起积极推动作用，或者对临床中的实际问题有所突破，促进学科发展。总之，若论文选题能够体现上述作用，那它就是有需求和有价值的。医学论文可根据不同学科性质来选题，如基础医学论文、临床医学论文及预防医学论文等；也可根据不同研究方法来选题，如调查性、实验性和总结经验性等。选题应该结合研究团队的研究能力和研究方向，不能盲目。

二、医学研究注册

（一）临床研究的注册

1. 目的与意义 2005 年，国际医学期刊编辑委员会（International Committee of Medical Journal Editors, ICMJE）推行了临床试验的注册，要求所有的临床研究在受试者开始登记之前，将研究工作信息发布在公认的临床试验注册网站上，否则该研究相关的医学论文就不能在国际性医学期刊上发表。此外，世界公认的临床研究伦理指南《赫尔辛基宣言》规定，在招募第一例受试者之前，需确保临床研究已在公开的注册平台中注册。

临床试验注册旨在提升临床研究质量，促进临床试验透明化。临床试验注册向公众展示了目前的研究问题、研究目的、研究方法、研究流程和研究负责人，有利于公众对试验结果进行督察、追踪，提升维护公共利益的道德责任，以促进医学研究的发展。此外，临床试验注册可减少结果报告偏倚，避免不必要的重复研究，有助于促进国际协作等。

2. 注册平台 目前，已有多种国际临床试验注册平台，多数期刊以 ICMJE 制定的临床试验注册指南为指标，接受 ICMJE 认可的注册机构及任何世界卫生组织国际临床试验注册平台（World Health Organization International Clinical Trials Registry Platform，WHO ICTRP）的注册机构对临床试验预先进行信息注册。各临床试验注册中心情况如表 2-1-1 所示。

表 2-1-1 各临床试验注册中心网址

注册中心名	认证机构	注册网址
美国临床试验注册中心	ICMJE 认可机构	http://clinicaltrials.gov/
国际传统医学临床试验注册中心	WHO ICTRP 一级注册机构	http://itmctr.ccebtcm.org.cn/zh-CN
黎巴嫩临床试验注册中心	WHO ICTRP 一级注册机构	https://lbctr.moph.gov.lb/
英国国际标准随机对照试验注册中心	WHO ICTRP 一级注册机构	http://www.isrctn.org/
中国临床试验注册中心	WHO ICTRP 一级注册机构	http://www.chictr.org/cn/
澳大利亚 - 新西兰临床试验注册中心	WHO ICTRP 一级注册机构	http://www.anzctr.org.au/
欧洲临床试验注册中心	WHO ICTRP 一级注册机构	http://www.clinicaltrialsregister.eu/

续表

注册中心名	认证机构	注册网址
德国临床试验注册中心	WHO ICTRP 一级注册机构	http://www.drks.de/
巴西临床试验注册中心	WHO ICTRP 一级注册机构	http://www.ensaiosclinicos.gov.br/
印度临床试验注册中心	WHO ICTRP 一级注册机构	http://ctri.nic.in/
韩国临床研究信息服务中心	WHO ICTRP 一级注册机构	https://cris.nih.go.kr/
日本临床试验注册中心	WHO ICTRP 一级注册机构	https://jrct.niph.go.jp/
古巴临床试验注册中心	WHO ICTRP 一级注册机构	http://rpcec.sld.cu/
伊朗临床试验注册中心	WHO ICTRP 一级注册机构	http://www.irct.ir/
非洲联盟临床试验注册中心	WHO ICTRP 一级注册机构	http://www.pactr.org/
斯里兰卡临床试验注册中心	WHO ICTRP 一级注册机构	http://www.slctr.lk/
泰国临床试验注册中心	WHO ICTRP 一级注册机构	https://www.clinicaltrials.in.th/
秘鲁临床试验注册中心	WHO ICTRP 一级注册机构	http://www.ensayosclinicos-repec.ins.gob.pe/en/

（二）系统评价的注册

1. 目的与意义 通过规范注册系统评价，公开研究方案的概况及具体信息，可加强研究过程的规范性，有利于提高系统评价研究的质量。

2. 注册平台 系统研究和 meta 分析的注册平台主要有三个：Cochrane 协作网、PROSPERO 注册平台和 JBI 循证卫生保健中心。

（1）Cochrane 协作网：Cochrane 系统评价（网址：https://www.cochranelibrary.com/）是由作者根据 Cochrane 协作网统一工作手册的要求完成的系统评价。Cochrane 系统评价研究总体设计较为严谨、对注册质量的把控较严格，从注册到完成全文撰写都需经过编辑团队和同行专家的评审，其被认为是研究质量最好的系统评价。

（2）PROSPERO 注册平台（网址：https://www.crd.york.ac.uk/PROSPERO/）：是英国国家健康所（National Institute for Health Research，NIHR）资助创建的系统评价注册平台。PROSPERO 注册平台重点关注卫生健康及方法学等相关领域的系统评价，传统文献综述的注册均不在其注册范围。

（3）JBI（Joanna Briggs Institute）循证卫生保健中心：是国际性学术组织，致力于护理、康复和精神卫生等领域，是目前全球最大的循证护理协作网。JBI 循证卫生保健中心指导 JBI 系统评价的题目注册、制作过程及最终报告完成。与 Cochrane 系统评价的工作流程相似，JBI 系统评价从题目注册、方案提交到最终发表均需经过严格审核。

思 考 题

1. 论文的基本特征有哪些？
2. 阐述医学论文的 IMRaD 模式组成及其内容。
3. 临床试验注册平台有哪些？

第二章　医学文献阅读及技巧

　　阅读文献是把握最新科研动态，在此基础上提出自己的科学假说，指导自己的研究设计，凝练自己的研究创新性和扩充自己知识的必经途径。医学文献阅读有不同的读法，不同阶段不同目的下，阅读的侧重点和方法有所不同。大量的文献是做好科研的基础，也是激发灵感的基石。面对海量的文献信息我们往往会感觉无从下手。那么，我们应该如何高效地进行文献阅读？本章节将从文献来源、文献阅读的一般程序、确定文献阅读范围、如何阅读一篇文献、文献阅读的注意事项、整理与综合文献等六节内容阐述医学文献阅读注意事项和技巧要点。

第一节　文 献 来 源

一、文献来源分类

　　文献可根据其出版类型及载体分为以下几种类型。

（一）图书

　　图书（book）是以文字或图像的形式记录信息的媒介，是迄今为止文献的最主要类型，目的性和针对性强，也是文献信息机构收藏的主要出版物。根据联合国教科文组织的规定：图书是指超过49页装订成册的印刷品，不足4页称为零散资料，之外为小册子。图书有特定的书名和著（编）者名，每种书有不同的篇幅（印张）和不同的定价，并标有国际图书标准书号ISBN，可以重印和修订再版。图书较为权威，但出版速度慢，即时性有所欠缺，一般仅反映3～5年以前的内容。图书按功用性质可以分为两大类：一类是供读者阅读的图书，如专著、教材；一类是用于信息检索的图书，如字典、百科全书等。

（二）期刊

　　期刊（journal）是按照一定的规则，定期或不定期出版的连续性出版物，其在名称、版式、篇幅和内容范围等方面有着严格的规定，按一定的卷期号或年月顺序号连续出版，目前新流行的开源期刊有些也采取连续编码的形式，并没有具体的页码。期刊的内容新颖、出版周期短、通报速度快、信息量大，是主要信息源。

（三）会议文献

　　会议文献（assembly documents）的种类繁多，包括论文、报告会议要点、专题资料等，在各种学术会议上公布和讨论，相较图书和期刊文献，会议文献的内容更为新颖、更具专业性和针对性、质量较高，往往代表某一学科或专业领域内最新学术研究成果。

（四）科技报告

　　科技报告（scientific and technical report）是一种典型的机关团体出版物，是科研单位或政府用来总结特定项目的汇总性报告，内容包含对该项目的研究进度、研究成果、研究过程及进展的正式报告，或项目人员对某学科或课题的阶段报告及成果总结。科技报告一般按照特定模板，自成一册，篇幅长短不等，有连续编号（即报告号，通常由报告单位缩写代码＋流水号＋年代号构成），发行范围控制严格，不易获取原文，并且由于保密性较强，公开性需求不高，一般装订简单，且出版发行不规则。

（五）政府出版物

政府出版物（official publication）又称官方出版物，其并非传统的学术研究或讨论性文献，而是指各级政府及其所属机构自行出版的文献资料。政府出版物的内容要求以相关单位的需求为主，范围广泛且规则可相应变动，分为行政性文件和科技文献。行政性文件包括政府法令、规章制度和各种调查统计等；科技文献包括科技报告、技术改革、调查报告和科学政策等，具有较大参考价值。

（六）专利文献

专利文献（patent document）是发明人或专利所有人对某种实用新型和工业品外观设计的研究、设计、开发和试验成果进行说明及备案的有关资料，是保护发明人、专利所有人及工业品外观设计和实用新型注册证书持有人权利的有关资料的已出版或未出版的文件（或其摘要）的总称，主要包括专利申请书、专利公报、专利分类资料、专利检索工具以及专利从申请到结束全过程中包括的一些文件和资料。专利文献时效性强，包容性广，标准化程度高。在申请专利前，发明人必须先进行专利文献的检索，以评估和分析自己提供的技术及研究成果是否已经存在类似或雷同的文献说明。国内的专利文献可以通过国家知识产权局和中国专利信息网国家知识产权局专利检索咨询中心等进行检索和查阅；国外的专利文献可以通过 Derwent Innovations Index 等检索，一般仅能检索到专利摘要和主要信息，全文则不易获得。

（七）学位论文

学位论文（degree dissertation）是指高等院校或科学研究单位的学生为取得相应学位，在攻读该学位期间对自己参与科研项目的进度及成果汇总的相关说明，有博士论文、硕士论文、学士论文之分，学位论文为非卖品，一般不会公开发行，仅在相关单位的图书馆及其他国家规定单位中保存。在我国，中国科学技术信息研究所是国家法定的学位论文收藏单位，它集中收藏和报道国内各学位授予单位的自然科学和技术科学领域的博/硕士学位论文。

二、查找有关学科领域的文献

目前，随着信息迭代的不断加快，大量的科学研究成果的分享更多地依赖于学术期刊的发表。随着计算机存储技术和网络通信的普及，电子文献得到迅速发展，如网络数据库、电子期刊、网络全文图书等已经成为最重要的信息获取渠道，也是文献资源收藏的重要组成部分。

第二节　文献阅读的一般程序

随着医疗信息化、医学科技创新和大数据时代的到来，掌握医学文献搜集和利用的知识技能变得更加重要，将能更好地帮助医务人员了解国际前沿、熟悉专业动态、更新知识储备、创新诊疗手段。医学文献收集和利用贯穿科研选题、论文撰写、临床和教学工作的全过程。本节将重点介绍查询、阅读文献的一般程序。

一、查询文献的一般程序

文献查询是从事医学科学研究的重要手段和基本技能。基于现代信息技术的发展，文献查询的一般程序较前出现了新的变化，但仍存在共性原则和基本步骤，把握住这些基本点，制定好文献查询策略，才能最大程度地实现查全查准的目标。查询文献的一般程序包含：分析课题明确检索目标，选择数据库，制定查询策略，输出查询结果和获取原始文献等。

二、阅读文献的一般程序

我们只能根据实际研究需求，筛选一部分文献进行不同程度的阅读。因此，掌握阅读文献的基本方法论非常重要。大体而言，阅读文献的一般程序包括以下几个步骤。

（一）初步筛选

初步筛选的目的是帮助研究人员确定某篇文章与自己的研究方向是否相关，是否值得一读，该怎么读。一般建议先读有权威性、代表性、时效性的文献，有利于在最短的时间内掌握整体脉络。

（二）粗读文献

粗读就是粗略、快速地阅读，以求尽快了解文章的梗概，目的是在短时间内帮助确认这篇文章是否值得精读。最高效的办法是首先通过阅读图标及其标题、注释，从而对核心数据内容形成概要认知。如此可迅速帮助读者进一步了解该项研究的内容和目标，通过和自身科研课题的对比来确定是到此为止，还是进一步精读余下的章节。

（三）精读文献

精读的对象是与自己从事的专业和学科、现阶段的工作重点关系最密切，且有较高的理论或应用价值的文献资料。精读是为了使读者了解文章的细节信息，包括实验的具体方案、步骤、技术细节等，对于自身研究项目的设计和开展具有重要参考价值。在精读环节，读者需要深度挖掘的是文章的方法、结果和讨论部分，尤其是结果部分。

（四）归纳总结

归纳总结的目的是帮助读者梳理文献的脉络和思想，提炼出对自己研究有价值的核心信息，也方便在后续的科研工作中能够通过笔记来快速定位相关文献以及其中的重点内容。近年来流行的思维导图软件，对于深度解析文章脉络、整理文献笔记非常有用，尤其是对于初学者非常友好，推荐尝试。

第三节 确定文献阅读范围

文献阅读贯穿科研工作的始终，对于刚刚迈入科研工作的研究生而言，文献阅读更是万里科研征程上的第一步。文献阅读的本质是为科研实践服务，文献阅读的范围事实上反映了科研工作的需要。通常研究生在进行科研工作时要经历"选题""设计""实验""整理"等阶段，各个阶段对于文献阅读具有不同要求，有时需要"囫囵吞枣"，有时需要"细嚼慢咽"，即使同一篇文献，在科研工作的不同阶段，阅读它的侧重点也大不相同，可能需要反复阅读。因此，我们以科研工作的不同阶段为线索，详细阐述研究生应如何根据科研需要确定文献阅读范围。具体来说就是应当以问题为导向进行文献阅读，针对不同阶段，需要明确：①文献阅读的目的；②阅读文献的类型；③文献阅读的内容。

一、选题阶段的文献阅读范围

（一）选题阶段的文献阅读目的

"选题"是科研工作的第一步，在这个阶段，科研工作者通过文献阅读需要实际解决的问题就是明确拟探索领域的科研现状。明确拟探索领域的科研现状实际上解决的就是科研工作中"要做什么"这个问题，具体来说就是解决以下三个问题：①拟研究的领域是什么；②该领域的研究热点是什么；③该热点当前的研究有何成果和存在哪些不足。因此，选题阶段的文献阅读应当围绕上述三个问题展开。

1. 拟研究的领域是什么 不同于本科阶段"大"而"全"的通识类教育，研究生教育强调的是"精"而"专"，要求研究生在某一领域能够产生独到、原创性的成果。因此，在文献阅读方面，研究生需要明确自己要专攻的领域。

2. 该领域的研究热点是什么 明确了拟研究的领域，文献阅读需要解决的下一个问题就是明确该领域当前研究的热点是什么。欲解决这个问题，研究生在阅读文献的过程中需要能够整理出该领域研究的历史脉络是什么。具体来说，就是通过阅读文献明确：①该领域最早的研究是什么；②该领域最新的研究是什么；③该领域有哪些经典研究（即被引用次数多的文献）；④该领域当前的热点是什么。

3. 该热点当前的研究有何成果和存在哪些不足 确定了当前拟研究领域的热点，下一步文献阅读需要解决的是选题阶段中最重要的问题——当前热点研究的成果与不足，这是课题设计的基石。

（二）选题阶段的阅读文献类型

通常一个研究领域的热点问题近5年的文献都数以百计，如此大量的文献阅读起来对于科研新手而言困难重重。针对此，接下来需要解决的问题是将文献分门别类，根据需要进行"粗""细"有别的阅读，如此快速地提取有效信息，辅助选题的完成。研究生在进行科研文献搜索时，文献资源大致可以分为如下几类：教材、专著、论著、综述、学位论文、会议论文等。各种类型文献的时效性、侧重点各不相同，针对不同的阅读目的可以选择不同类型的文献。

1. 针对明确研究领域 建议从教材、专著类文献入手，这些文献中的内容比较系统，对于初级研究者而言，可以提供基础性的知识储备。

2. 针对明确领域的研究热点 建议从综述、学位论文（尤其是博士学位论文）类文献入手，这些文献中往往有对一段时间内该领域文献的系统总结，这对于研究生理清该领域研究的历史脉络，并从中发现经典文献、具有影响力的研究团体很有帮助，此外，此类文献亦有对这些研究的分析、梳理，这对寻找热点问题很有意义。

3. 针对热点研究的成果和不足 建议以综述为引导，从最新的论著、会议论文类文献入手，在整个选题阶段的文献阅读中，这部分的工作量是最大的，也是对课题设计影响最为深远的，高质、快速地完成这部分文献阅读工作是课题设计成功的保障。

（三）选题阶段的文献阅读内容

明确了需要读哪些文献，接下来研究生遇到的挑战就是如何快速提取这些文献中的有效信息，也就是确定针对这些文献的阅读内容。就选题阶段的文献阅读而言，不同类型的文献建议采用不同的阅读策略。

1. 针对教材、专著类文献 前文已述，此类主要是用于了解、明确研究领域，这些文献应当"浅尝辄止"，主要的关注点在基础概念上，搞清楚"是什么"即可。

2. 针对综述、学位论文类文献 此类文献是选题阶段文献阅读的重点。在本阶段需要精选3~5篇高质量的综述进行精读，也即"细嚼慢咽，好好消化"。这里"高质量"综述是指由权威研究团队撰写的，时效性好、涵盖文献数量多、研究相关性强的综述文献，这些综述中往往有对该领域相关科学问题系统的总结以及高屋建瓴的论述。

3. 针对论著、会议论文类文献 此类文献数量最多，对后续的课题设计意义也重大，通过此类文献，研究生可弄清某领域的研究现状。

二、设计阶段的文献阅读范围

（一）设计阶段的文献阅读目的

经过选题阶段的文献阅读，研究生已经对拟研究领域的科研成果有了初步认识并确定了课题的研究方向，也即明确了"要做什么"。那么，设计阶段的文献阅读要解决的问题就是如何开展这一工作，也即回答"怎么做"。因此，设计阶段文献阅读工作的实质就是寻找适宜的实验方法，这里"适宜的实验方法"有两层含义：①其结果具有有效性；②其实施条件具有可行性，包括人力、设备、时间、费用等。

（二）设计阶段的阅读文献类型

前文中已经概述过文献类型的相关问题，从设计阶段的文献阅读目的出发，在该阶段中，研究生应当着重学位论文、论著以及会议论文类文献的阅读。需要强调的是：①就学位论文而言，应当聚焦近5年的博士学位论文；②就论著及会议论文而言，应当聚焦最新的或者近5年引用次数最多的文献。

（三）设计阶段的文献阅读内容

总体而言，选题阶段对于文献阅读的要求最高，也是课题工作过程中阅读工作量最大的阶段。进入课题的设计阶段，文献阅读的数量较前会显著减少，但是对于质量的要求大大提升了。在选题阶段，有些文献"浅尝辄止"、有些文献"狼吞虎咽"，但是到了设计阶段，对文献阅读的要求都是"细嚼慢咽"，做到精读、细读。"细嚼慢咽"的核心是加深对各种实验方法的理解，而需要理解的内容就是各种实验方法的"有效性"与"可行性"。这通常不是初级研究者闭门造车所能实现的，往往还需要与有经验的科研工作者讨论，此时的刨根问底将大大提高实验阶段的工作效率。

三、实验阶段的文献阅读范围

（一）实验阶段的文献阅读目的

总体来讲，实验阶段是整个课题进行过程中对文献阅读要求相对较少的时期。该阶段中，研究生的工作重点是完成实验，理论上此时研究生已经完成了拟探索领域的文献整理，并且有了充分的实验设计。因此，实验阶段的文献阅读目的是查漏补缺，具体来说就是针对实验过程中出现的各种问题提出修改方案，这实际上是科研工作者对文献阅读理解的提升过程。

（二）实验阶段的阅读文献类型

从根本目的上讲，实验阶段的文献阅读与设计阶段的文献阅读类似，都是指导实验如何具体实施，因此在文献阅读类型上也是相似的，都是着重于学位论文、论著以及会议论文类文献的阅读。

（三）实验阶段的文献阅读内容

之前已经提到，实验阶段中，研究生一方面要回顾已读过的相关文献，另一方面还要补充新的文献。①对于已读过的文献而言，在此阶段中研究生的工作重点是阅读"结果"部分，通过相关对比检测自身实验结果的有效性、可信度，这个过程中的关键是"想"，不是"读"。②对于领域内的新文献而言，尤其是有影响力团队的高质量文献，一定要通篇精读，这里往往蕴含着该领域的实验新方法或者科学问题的新认识。

四、整理阶段的文献阅读范围

（一）整理阶段的文献阅读目的

整理阶段是科研工作的收获时刻，此阶段的工作核心是展示科研成果，对研究生而言，主要就是撰写论文，这也是科研产出的主要标志。相比于设计阶段、实验阶段，整理阶段对文献阅读的要求又有所提高，不单单是对阅读数量的要求，更重要的是对内容理解上的要求。整理阶段文献阅读的目的是实现对实验结果的解读，具体地来说是帮助研究生完成论文中"讨论"部分的撰写。从某种程度讲，讨论是论文撰写的重中之重，通过它读者才能理解所研究课题的意义与价值。

（二）整理阶段的阅读文献类型

整理阶段是课题进行过程中，对研究生逻辑思维要求最高的阶段，从该阶段文献阅读目的出发，研究生应当聚焦于高质量的综述、学位论文以及论著类文献。这里高质量的文献应包含以下元素：①顶级期刊；②具有影响力的团队；③引用频率高；④时效性好。对于研究生而言，整理阶段最重要的就是学习逻辑思维，并将其应用于自己的课题中。

（三）整理阶段的文献阅读内容

逻辑思维在整理阶段工作中具有重要性。在一篇科学文献中，最体现研究者逻辑思维的地方莫过于"讨论"部分。因此，就研究生而言，在整理阶段工作中，对于筛选好的文献，应当注重阅读"讨论"部分。通过讨论部分的阅读，学习作者的逻辑思维，同时也有助于理解自身研究在该领域整体研究中的地位与价值。应当说，整理阶段是研究生作为科研工作者，学术思想形成、升华的阶段，所以文献阅读不能粗枝大叶，要做到"精""细""准"，这对研究生在未来科研道路上的发展至关重要。

第四节　如何阅读一篇文献

一、医学文献的种类及特点

医学文献报道医学领域一些前沿的发现和理论，也是从事医学工作的人员进行交流沟通的重要手段，要做好医学科学研究及临床工作，就必须通过阅读医学文献来了解所从事领域的前沿研究和研究现状，跟踪最新的研究动态。目前，大部分的研究成果都发表在医学期刊上，因此，这里主要介绍医学期刊文献的类型。常见的医学期刊文献类型包括：

1. 实验研究　是针对动物或处于人工控制环境中的患者的相关研究。

2. 临床试验　对纳入研究的受试者进行药物、外科治疗或其他干预，然后对其进行随访和观察，观测干预措施的效果。

3. 调查研究　在一组患者、卫生专业人员或其他人群样本中进行调查。

4. 二次研究　研究的数据来源于其他多项研究。

5. 定性研究　是从访谈、观察或调查中获得的主观信息，而非定量信息。

6. 文献综述　是对某一课题或研究专题当前最新进展的综合性介绍和总结，通常需要阅读分析大量相关资料并归纳、整理各类学术见解。

二、如何阅读医学文献

医学文献种类繁多，而大多数的医学研究成果都发表在医学期刊上，因此，此部分主要介绍如何去阅读医学期刊文献。大部分的医学期刊文献都包括以下几个部分：题目、摘要、引言、方法、结果、讨论和结论。在评估一篇论文是否值得阅读时，应该根据方法部分的设计而不是假设的意义、结果的性质或潜在影响，抑或是讨论中的推测来决定。

（一）严格评价文献

尽管大多数的医学文献在发表之前都要经过同行评议来减少错误，提高文献质量，但这并不意味着能彻底消除错误和偏倚。因此，严格评价文献就至关重要。许多循证医学教科书以及《JAMA 医学文献用户指南》详细介绍了严格评价文献的方法。对于缺乏经验的读者，可以从以下几个问题入手评价文献：

问题1：这项研究的目的是什么？可以解决什么临床问题？

研究论文的引言应该简洁明了地说明研究的背景。除非引言中已经提到要检验的假设，否则应该在论文的方法部分明确说明。

问题2：进行了一项什么类型的研究？

通过阅读文献判断这个研究是否是原始研究，即是报道了最为原始的研究结果，还是二次研究。

问题3：这项研究的设计是否合理？

解决这个问题最好的办法是明确这项研究所涵盖的研究领域。大多数研究都涉及下列一个或多个领域。

1. 疗效评价 测试替代疗法、手术方式、不同药物治疗以及其他治疗措施的疗效。随机对照试验为首选的研究方式。

2. 诊断测试 证明新的诊断测试方式是否有效可靠。首选的研究设计是横断面调查，是因为横断面调查既进行了新测试，又可以获得诊断方法的金标准。

3. 疾病筛查 在人群中证明那些可应用于症状出现前发现疾病方法的价值。首选的研究设计是横断面调查。

4. 预后评估 通过研究来评价处于疾病早期状态人群的预后结果。纵向队列研究为首选研究方式。

因果关系：确证某些致病因素是否是导致疾病发生的原因。队列研究或病例对照研究为首选的研究方式，但这取决于疾病的罕见程度，病例报告也可以是选择之一。

（二）题目及摘要阅读

文献的摘要是对文献全文的高度概括，而题目则是摘要的概括，阅读文献题目可初步了解文献研究内容是否为感兴趣领域，文献摘要简明扼要地介绍科学研究的背景、方法、结果及结论，清晰、准确地概括论文基本信息，还提供一些必要的细节。文献摘要是大部分读者首先阅读甚至是唯一阅读的内容。现在大多数的文献检索系统都免费提供文献的摘要，需要进一步阅读摘要的文献是：通过阅读文献题目，认为此文献是感兴趣的内容，需要阅读摘要来初步了解这个文献研究了什么内容。如果在摘要中发现了一个重要的事实或结论，下一个关键的步骤就是对照正文中的研究设计和结果进行检查。

（三）引言阅读

文献的引言通常是为了吸引读者阅读整篇文献所报告的结果。在引言中，作者会解释为什么进行这项研究，以及它为该领域的证据体系增添了什么新的内容。批判性地阅读引言需要关注文献所报道的内容是否是创新的、合理的？文献的作者是否展示了新的方法、疗法或者新发现。在阅读引言的过程中需要思考既往是否已经有相类似的研究？这个研究能否为已有的研究成果添加有意义的内容？

1. 这项研究是否比既往的研究规模更大、持续时间更长，或者更具实质性？

2. 本研究的方法是否比既往的研究更严格？它是否解决了既往研究方法的不足？

3. 这项研究的研究内容是否可被重复？

4. 如果是临床研究，那么本研究中涉及的临床问题是否足够重要？关键决策者是否对此有足够的怀疑？

（四）方法阅读

对于大部分文献，方法部分并不需要进行阅读，但如果文献报道的研究方法是读者研究所用的方法，或者研究的方法决定研究的结果，那么就要阅读研究的方法，如果不仔细注意阅读方法部分的细节，就很难评价结果部分中报告的内容。

完整的研究方法应包括以下内容：

1. 研究所用的足够详细的方法或干预措施，以允许其他研究人员评估和重复该研究。

2. 研究所使用的材料、试剂和设备。

3. 如果是临床研究还应包括受试者（包括对照组）、纳入/排除标准、样本量、干预措施等。

4. 分析结果的统计分析方法，受试者知情同意及伦理审查和停止研究的规则。

（五）结果及讨论阅读

研究结果会介绍研究的发现，并通过图表进行展示，研究结果与研究方法应呈对应关系。而在研究讨论部分会解释研究的发现而不是罗列结果。在阅读文献讨论部分时，首先要寻找的是关于该研究的主要发现及其临床重要性。文献的讨论部分要回答的最重要的问题是：研究最终结果是否支持最初的假设，如果不支持，为什么不支持？讨论部分还会探讨他们的结果与既往研究结果的一致性或差异性。这里与引言不同的是，讨论部分通常包括对相关文献的全面回顾。此外，讨论部分也是作者介绍其研究结果实际应用价值的地方。

三、医学英文文献阅读技巧

（一）医学英文文献的特点

1. 文体特点

（1）语言质朴：医学英语重在于信息传递，很少使用复杂修辞手法。

（2）说理客观：医学文献重在于公正、客观地评价自己和别人的工作，内容均是通过科学方法获得，而非主观臆断。

（3）逻辑严密：医学文献的内容是从事实出发、层层递进的，文章前后逻辑性很强。

2. 词汇特点

（1）两栖词多见：普通词汇意义众多，其中有一部分还含有特有的医学意义，称为两栖词。

（2）词汇复杂：医学英文文献中有大量的缩略词，如 TBil（total bilirubin，总胆红素）；合成词，如 squamous intraepithelial lesion（鳞状上皮内病变）；拼缀词，如 hepaticcirrhosis（肝硬化）由 hepto（肝脏的）与 cirrhosis（硬化）组成。

3. 句法特点

（1）大量使用长难句与复杂句。如：Strategies for successful transplantation are much needed in the era of organ shortage and there has been a resurgence of interest on the impact of revascularization time on outcomes in liver transplantation. 译文：在器官短缺的时代，能使得移植成功的策略是非常必要的，学术界开始对肝脏移植中器官血管重建时间对预后的影响产生了兴趣。

（2）大量使用名词化结构，名词作定语使用频繁。在医学科技文体中，行文需要简洁、表达客观、信息量大。如：Marginal grafts are increasingly utilized in the era of organ shortage to expand the donor pool. 译文：在器官短缺的时代，边缘器官被越来越多地用于扩大供体库。

（3）大量使用被动语态。如：Temporary portocaval shunt has been used in critically ill patients with toxic liver syndrome due to fulminant hepatic failure. 译文：暂时性门腔静脉分流术已用于因暴发性肝衰竭而出现中毒性肝脏综合征的危重患者。

（二）阅读技巧

1. 重视章节标题，分析连接词和总起句 IMRD 结构是 SCI 论文的基本结构，由前言（introduction）、研究方法（methods）、研究结果（results）、讨论（discussion）四部分组成。可以根据各个章节的标题快速掌握文章脉络，此外，科技类论文逻辑性很强，上下文之间的连词，有助于掌握文章脉络理解全文。

2. 仔细推敲查询普通词汇，记忆常见词根　医学文献中会出现大量的复杂词汇，因此掌握常见的词根有助于快速理解复杂词汇。如单词 Cholecystectomy（胆囊切除术），如果知道 Cholecyst 代表胆囊，-ectomy 的后缀代表切除术，那么这个单词就很容易理解。再比如一些英语中的常见词汇在医学英语中有特定的含义，如"secondary infection"，secondary 在这里的意思是继发而不是第二次。

3. 阅读分析句式，认识中英文之间差异　中文大多用主动，而英文大多用被动，在阅读过程中把握中英文句子之间的差异。当遇到复杂句式时，需要找对句子主干，分清长句主谓宾，以及后面的状语。

第五节　文献阅读的注意事项

一、评估文献的价值

阅读文献的前提是文献本身是高质量、值得阅读的。斯坦福大学教授 Robert David Siegel 在他的"Reading Scientific Papers"一文中，详细介绍了如何评估一篇文献是否值得阅读。"一般来说，人们不会试图征服他们遇到的每一篇文章。文章实在太多……他们往往会按顺序研究文章，同时决定是否进一步关注它。而决定则取决于以下几个因素：①文章是否足够有趣。②文章是否与自己的工作相关。③文章是否具有重要意义。④文章是否质量高且准确无误。⑤文章是否细节翔实且不晦涩。⑥文章是否内容丰富。⑦文章是否简短。"因此，按照上文中提到的获取学术型文献的方法，可以找出与自己研究相关的文献，每读完一篇文献都应该根据上述文献质量评判标准进行评估，以尽快提高学术鉴赏力，避免无效及低效阅读。久而久之，我们就可以比较容易地从中筛选出值得阅读的那部分文献。

二、掌握阅读文献的技巧

学术型文献与教科书不同，不仅本身带有许多新知识，其所基于的知识也可能是阅读者所不熟悉的。加上作者的写作风格不一，涉及的新概念较多，因此阅读起来往往比较困难。

Siegel 教授指出，为了充分理解一篇文章，应该准备好将一篇文章至少读两遍、三遍或四遍（即使有经验的科学家也需要一遍又一遍地阅读文章）。在此过程中，读者往往会惊奇地发现，第一次读时似乎完全无法理解的内容，在随后的阅读中似乎变得易懂起来。

即使是这样，有些内容读者仍然难以理解，因为：①读者缺乏足够的背景知识；②内容本身太复杂；③内容根本没有意义。读者应该做一些准备工作，以便获得足够的背景资料，充分理解一篇文章，其中包括：①查找文章中列出的参考文献中的观点；②教科书的相关内容；③在字典中查询相关词汇；④向该领域的研究者或者可能知道的人请教。

为了有效面对看似有难度的文献，Siegel 教授提出阅读文献的五阶段法则：①在第一阶段，评估文献；②在第二阶段，找准关键词；③在第三阶段，理解论文处理问题的方式；④在第四阶段，首次阅读全文、图和表；⑤在第五阶段，加强理解。结合笔者自己的理解，五个阶段详细介绍如下。

（一）第一阶段：评估文献

1. 快读一遍标题，寻找关键信息。然后慢慢读标题，直到读懂为止。

2. 翻看作者，看看有没有该研究领域熟知的名字，这是判断文献质量的一个重要方法。

3. 看日期　在医学分子生物学及临床医学领域，信息变化很快，日期可能是最重要的。在医学相关政策研究问题上，日期则不如思想质量重要。从研究完成、文章写好到发表之间有一定的滞后期。除了发表日期，很多期刊还会列出文章收到的日期，以及文章被接收的日期。值得注意的是，经过细致审稿的期刊更容易被延迟发表。

4. 看关键词　很多文章有一个简短的关键词列表，虽然它们有时会有误导性，但通常具有相当的信息量，应该作为重要参考优先查看。

（二）第二阶段：找准关键词

1. 快读一次摘要，寻找关键词　摘要是一篇文章的精华，里面包括了文章的背景，方法，结果，结论。虽然信息量不多，但是结构完整，它是整篇文章的骨架，对新手比较友好。通过查看摘要中的背景和结论可以快速判断是否需要继续读下去。如果值得继续阅读，则需要仔细阅读直到读懂为止。

2. 读引言　引言往往是一篇文章中最容易阅读的部分。在很多情况下，它也是信息量最大的，但并非呈现新的信息，而是整合背景信息；很多作者还会用一种比摘要中更容易理解的方式来介绍他们研究的重点内容。阅读时应注意重点读其中的背景介绍和课题开展的原因部分。

引言中往往还会引用很多参考文献。如果这些参考文献中包含正在被阅读的文章标题相关内容，那么这些参考文献的重要性就比较大，值得重点阅读。

（三）第三阶段：理解论文处理问题的方式

1. 仔细阅读图表以及注释　阅读图表可以让读者快速了解文章中使用的研究方法以及结果，注释则可以使读者理解各部分在说明什么结论，有助于快速把握文章。虽然有时第一遍读时难以完全理解，但将帮你知道当真正阅读文章时需要注意什么。

2. 阅读讨论部分　作者会在该部分对文章的结果进行分析讨论，并解释导致这些结果的原因，同时还会比较本文的结果和其他相关研究文章中的结果。此外。讨论部分作者引用的文献由于与本研究相关度较高，往往也是读者需要的。如果该部分很短和/或很容易理解，则可将整篇文章粗略读完。

（四）第四阶段，首次阅读全文、图和表

1. 最好能够将文章打印出来。

2. 把摘要和引言再浏览一遍。这时应该能够对它们有一个充分的了解。

3. 跳过方法部分。只有当读者计划在研究中使用某些研究细节时，才需要仔细研究方法部分。方法的某些部分，如化学药品的购买地或病毒菌株的获得时间，实际上并不有助于对文章的理解，可以放心省略。只有方法部分有助于理解文章的其余部分时才可选择阅读。

4. 阅读结果部分。

5. 阅读讨论部分。

6. 研究图和表。

（五）第五阶段，加强理解

1. 重读文章全文，最好多读几遍。

2. 对文章进行标注。圈出不认识的字，检查重要的点，质疑不理解或看起来不合理的东西，删掉错误的东西，记录进一步的想法或问题。

3. 查阅参考资料。查阅没有完全解释清楚的知识点；查阅课本，明确常识点；查阅不熟悉的单词。

4. 重读摘要。Elisabeth Pain 采访了 12 位处于不同职业阶段和领域的科学家，介绍他们是如何阅读文献的，并将采访稿发表在科学杂志上。采访内容包括：①你如何阅读论文？②当有些东西你不明白时，你会怎么做？③你是否曾觉得阅读论文不堪重负，你如何应对？④你还有其他想分

享的建议吗？结合笔者的理解，将采访内容总结如下。

（一）如何阅读文献？

通常先阅读摘要，了解这篇文献对读者是否有价值，只有有价值的论文才值得继续读下去。随后阅读引言，理解文章中需要被讨论和阐述的具体问题。带着这些问题转到结果中的图形和表格部分（可以先试着找出最突出的一两个表格），从而能够对文中的数据有所理解。之后开始阅读讨论部分，了解文献中创新性成果是如何融入现有的知识体系中的，同时需要关注论文对数据局限性和数据合理推断的认识。如果在读者觉得特别有趣或者有争议的陈述之后有参考文献，应该查找并阅读这些文献。通常可以把方法部分留到后面阅读，以弄清楚一些技术细节。

（二）文献中有些东西不明白时，应该怎么做？

这取决于难以理解的部分在多大程度上阻止读者去关注文章的主要论点。通常不需要在第一次阅读时就试图理解所有的细节，而且很多情况下通读论文就可以使读者不熟悉的术语到最后变得容易理解。但如果不能理解的部分对于读者很重要，可以通过网络搜索来让自己明白论文中术语和概念的含义，同时也能试着问询同事，甚至可以直接联系文章的通讯作者，这是效率最高的解决方式。

（三）当感觉阅读论文不堪重负时，该如何应对？

首先必须意识到有些论文是多位科学家多年共同工作的结果，期望在一个相对短的时间内消化和理解其中的所有内容是不切实际的。论文的有些部分可能不需要像其他部分那样深入理解，但如果这篇论文的某些内容对于读者的研究很重要，需要认识到这种混乱其实是一个了解关键信息的机会，这篇论文很可能对读者有所帮助。可以试着将文章拆分成若干部分，并在接下来的时间里进行阅读。对于真正难以理解的论文，和同事们甚至是文章作者进行讨论也很有帮助。同时也需意识到，有些论文本来就写得很糟糕，不值得费力去读。

三、学会凝练总结

很多读者在阅读文献时只是简单地做下标记，看似用很短的时间就读完一篇文献，但因为没有对文献的提炼与总结，往往事倍功半。学会凝练总结则可以使阅读文献变得更有效率。

1. 他山之石，可以攻玉　平时需要积累那些有参考价值的科研思路、实验方法和常见的科研套路。文献中的研究思路和方法很可能成为将来解决自己课题某一个问题的关键所在，而常见的科研套路则可以让新入门的读者能够在以后的研究中更加容易把握研究要点。

2. 再次强调做笔记的重要性　尽管文献管理工具已经可以从很大程度上将文章的各方面都较好地概括，但应记住"好记性不如烂笔头"，应当养成边阅读边做笔记的习惯。除了标注文章要点外，还可以记录以下内容：①读者对文章的理解与评价；②对读者的研究有帮助或有所启发的内容；③阅读过程中吃不透的内容或者读者有不同看法的内容；④英文文献中值得借鉴的表达方式和语句。可以使用目前流行的笔记软件来帮助完成阅读笔记。

3. 发现研究空白从而找到创新点　在阅读大量文献之后，读者会发现各类研究之间存在某些空白，结合自己的思考，便能找到一些新的研究方向，有助于创新研究。

四、结　语

医学领域的高质量文献大部分都是英文文献，从事医学研究的科研人员需要让自己养成阅读英文文献的习惯。由于我国是非英语母语国家，在刚开始阅读英文文献时难免会感觉吃力和不适应，但只要坚持正确的阅读文献方法，持之以恒，最终可以在阅读英文文献的过程中熟能生巧，实现质的飞跃。正如施一公院士所言:"科学论文的阅读水平是循序渐进的。每个人开始都会很吃力,所以你有这种感觉不要气馁。坚持很重要,你一定会渐入佳境。"

第六节　整理与综合文献

文献是写好论文的材料,也是研究的基础。研究者的文献功底极大地反映了他本身的专业素养和能力。缺乏文献的支撑,就好比建筑物没有地基一样;而空洞乏力的引用文献就像蜃景或空中楼阁一样毫无根据。尊重文献就是尊重前人的研究,因此,在写论文的过程中,阅读、理解、整理文献是非常重要的。

在写论文之前,要根据需要对文献进行整理和合理使用。整理文献的目的在于:

首先,是整理所选择问题的背景及研究进程。任何问题的研究都遵循一定的发展脉络,不了解问题发展的脉络就不能深入研究该学术问题。也就是说,我们可以通过学习了解这个问题是从何而来,从而了解判断这个问题的未来进展延伸的方向。不仅要梳理该问题在国内的研究现状,更要梳理国际学术界的前沿进展,以把握该问题的全面的基本情况。

接着,整理文献是对前人学术贡献的致敬和认可。真正原创的研究几乎不存在,任何的研究都是在前人研究的基础上进行新问题的探索。正如牛顿所说是站在巨人的肩膀上。在具体的科学研究中,巨人不是某一个个体,而是对该学术问题作出贡献的所有前人。学术传承就是尊重学术历史,如果不尊重前人的学术贡献,就很难开拓新的研究领域,也很难深化学术研究。同时,自己的选题或可以继续深化前人的研究,或发现和弥补前人研究的漏洞和不足,这才真正体现了选题的研究价值。

整理文献的根本目的在于发现先前研究的问题点,并为自己的研究打开突破口。实际上,多数问题的解决并非一代人之功,往往一代人只能解决那一代人认知水平里的问题,为此,有必要反复研读前人的研究成果,与自己的研究进行比较分析,通过不断的阅读和探索,达到深入和创新,这才充分体现了阅读和整理文献的价值。

一、整理文献中的问题

笔者与周围大量开展学术研究的学生沟通了解后发现,文献的下载在多数时候都是盲目的,学生们通常抱着一种先下载下来,后面会慢慢阅读的想法。结果却是下载的文献体量很大,但往往没有达到应有的目的。

未经仔细阅读的文献就不是自己的文献,同样未整理归类的文献更谈不上去阅读它了。那么我们首先需要知道,对于文献该如何进行分类。对于初学者,我们可以先阅读和关注文献三个部分:①文章的结论部分(文章的最终目标,与预期的设想是否一致,是否需要改进)。②论文的图表(文章试图在展示什么,是用什么方法完成的)。③论文前言的末尾(作者开展这项工作的原因,依据和方法)。

二、整理文献的方法

不少作者将一口气总结领域内所有相关文献的做法称为文献整理,实际上这是存在问题的,容易造成工作量的增加和时间的浪费。正确的文献整理方法,一是整理有代表性的研究,即在权威刊物上发表的能够代表学术发展基本现状和背景的论文或权威论文。二是整理代表性论文。代表性论文是指权威学者或活跃于学术界的作者撰写的论文。这些论文也代表了学术发展的基本方向。三是从研究的角度整理文献,用具体问题具体对待的方法来整理文献,范围就会大大缩小,有利于笔者把握文献。为了能让各位同学在整理文献资料的过程中少走弯路,在这里想要跟大家分享一些笔者的心得体悟,望大家能从中汲取到一些对自己有益的经验。

（一）第一种方法：时间轴法

1. 首先将所下载的文献按照发表的时间顺序标号，然后就所研究的领域，从最早的信息开始，对前人的研究成果（譬如：具有里程碑意义的事件）、研究水平和研究历程中出现的争论焦点、研究历史的演变、目前该课题的研究状况以及未来的发展前景等内容进行整理和综合分析。

2. 在 Word 中将这些资料绘制成表，分类编排。

3. 纵向比较各个时间节点下前人研究的理论水平，横向比较不同学科领域对此研究主题的研究视角和研究方法，同时保持头脑清醒，既不盲信作者的观点，也不全盘否定作者的研究，弄清楚所研究问题的现状和争论焦点。

4. 在前人理论的基础上，提炼出自己的见解和研究思路。

（二）第二种方法：主题线法

1. 首先从研究课题入手，略读所下载的相关文献的标题、摘要、关键词，然后注意标注下载的文献所被刊载的期刊的影响力。

2. 根据论文的研究视角和所略读过的文献的研究视角，提取出里面的核心概念，于此建立相应的母文件夹，并标注好相应的说明。然后，根据核心概念，再分成具体的子维度，建立相应的子文件夹。

3. 接下来要做的就是把所找到的这些文献分门别类地放到对应的文件夹中。如果搜集到的文献数量较多，可以在整理的过程中把一些影响力不大的报刊上发表的文章先删掉。

4. 然后细读文献，觉得有价值的论点，可以用高亮来进行标注；觉得和自己的研究关联较大的内容可以用下划线来进行标注；觉得新颖的研究方法或独到的见解可以借助批注功能，在文档旁边插入相应的笔记。

5. 对国内外研究主题的各研究观点进行组织讨论，剔除一些重复、过时的材料，保留那些系统、严谨、能正确阐明研究成果和研究水平的相关材料和一些深刻的学术观点，以及含有新方法、发展前景等内容的资料。

6. 最后最好把这些前期做好的准备工作重新归入到一个表格中。

思　考　题

1. 在使用 EndNote 时，如何对中英文文献进行批注更改？

2. 对之前整理的 50 篇文献进行编号，按不同主题/研究类型进行整理。

第三章　综述的撰写

面对浩如烟海的医学文献，研究者们常倾向于从综述类的文献中对感兴趣的专题进行学习思考，对专题发展的脉络进行梳理，寻找相关领域研究的空白点或争论点。与此同时，研究者们围绕研究问题，将繁多的相关专业知识通过文献综述形式进行系统地梳理，可起到加深理解，巩固记忆和深化认识的作用。文献综述是一种重要的文献信息资源。撰写综述可积累知识，锻炼能力和提升科学素养。医学的本质特点决定了医学相关综述的写作需严格遵守基本规范，并具备严谨性和指导性。

第一节　综述的基本概念

一、综述的定义

综述（review）是文献综合评述的简称，又称文献回顾或文献分析，它是指研究者针对某一领域或专业的相关文献进行全面检索和收集，在阅读大量文献研究的基础上，经综合整理、归纳和分析而撰写形成的一种学术论文。综述主要反映某一时期内该领域的研究现状（包括主要学术观点、研究成果、研究水平、争论焦点、存在问题及可能原因）、新发现、新技术、新动态和新趋势等。

综述兼有"综"和"述"两种成分："综"即尽可能全面地收集不同的研究成果，经过综合分析、分类整理，使材料逻辑通畅、内容精炼、层次分明；"述"则是指作者在阅读大量文献的基础上，结合自身的专业知识和学术背景，对文献观点和结论加以评述，以明确当前研究进展，引导未来研究方向。因此，"综"是基础，"述"为提升，综述不仅仅是相关领域学术研究的"堆砌"，更重要的是，作者需要持全方位的、批判的眼光对综合后的文献进行全面、深入、系统地评价。

综述作为一种学术论文形式，可称之为三次文献，是对研究领域内相关的一次文献（期刊论文、专利文献、科技报告、会议记录和学位论文等）和二次文献（目录、索引和文摘等）经过阅读、分析、对比、归纳、加工、整理而形成的综合评述，可让读者在短时间内了解当前相关领域中某分支学科或重要专题的新进展、新原理和新技术，对后续研究具有重要指导意义。在医学研究中，医学综述可作为基础性的研究工作，用来反映当前某种疾病、某种理论或某种治疗措施的新进展、新动态和新技术等，并对相关领域的基础研究人员或临床实践人员具有很好的指导作用。

二、综述的特点

综述不同于原创性学术论文，它是一种高级情报研究产品，是对原始文献的再创造，能够体现作者的立场、见解和学术水平。综述的特点具体如下：

（一）内容的综合性

综合性是综述最基本的特征，即通过"纵横交错"的写作方式来展现某一领域内的研究概况。研究者不仅以时间发展脉络纵向叙述该领域的研究进展，而且横向比较某一专题的研究现状、不同观点、不同方法和不同结论。所以，借助此种写作方法可帮助作者积累大量的原始资料，经过综合分析、总结、整理和消化，使原始文献资料精炼清晰，从而更好地把握该领域的发展规律和趋势。

（二）语言的概括性

综述是对原始文献中与研究主题相关的理论、观点、方法进行描述。综述不是机械地照抄或摘录，而是将文献中有用的理论、观点和方法用简洁的语言加以概括，提取出数据，并省略原始文献中的论证、计算和推导过程等细节，有助于读者快速、宏观地理解该领域内的研究概况。

（三）信息的浓缩性

综述浓缩了大量的原始信息，集中反映了一定时期相关研究领域内几乎所有的文献内容。因此，一篇综述可纳入几十甚至上百篇的原始文献，信息密度较大。关于一篇综述需要纳入的参考文献的数量，尚无定论。有的研究者认为几十条参考文献足够，但有的研究者主张高质量综述的参考文献至少上百条。通常使用综述正文每页引用的参考文献的平均数，或被综述原始文献的页数与综述文献的页数之比来评估综述的文献压缩程度。具体医学综述的集中程度应根据是否纳入了足够的原始医学文献和综述探讨的主题是否得到充分反映来决定。

（四）评述的客观性

综述的客观性有两个方面，一方面，综述要如实地反映原始文献的内容，即要客观地描述和列举各种理论、观点、技术和数据，不允许随意歪曲，也不允许断章取义。同时，也要避免因理解不同而产生的误解。另一方面，在对前人的理论和观点进行阐述和分析时，要持一种客观的态度，不能出于个人喜好和偏向片面的评论。这种主观评价不仅不能体现文献综述的权威性，还会使读者在参考和学习过程中感到困惑。此外，在对某些领域的前沿做出预测时，要以事实为依据，以科学推导方法为手段，不能单凭主观臆断莽撞下定论。

（五）研究的先进性

综述不局限于写该领域的发展历史，更多地偏向于搜集最新的相关资料，获取最新的信息，及时向读者传递最新的科研动向，激发读者创新的火花。因此，医学综述选题要反映学科的新成果、新趋向、新经验和新问题，为读者提供最新的具有启迪或指导意义的信息。"新"是写好综述的关键，也是综述的灵魂。

（六）内容的临床性

医学综述大多是针对某一学科的具体临床问题通过文献分析总结出该领域的动态、观点和发展趋势。医学综述最重要的目的还是要提高临床医生自身的医疗水平，指导医疗实践，有利于促进医学科学的交流和发展，对临床研究具有直接或间接的指导和推动作用。

三、综述的作用

（一）有助于提供综合信息

综述是在大量原始文献的基础上浓缩形成的文章形式，可帮助读者花费较少时间了解当前学科的历史背景、争论焦点、研究现状和发展趋势等。某一领域学术造诣较深的专家撰写的综述，不仅具有丰富的该领域研究的资料积累，还具有对该学科的现状、水平和发展趋势的深入了解。因此，此类综述能起到引领学科研究方向的重要作用。

（二）有助于发现新的研究突破口

综述通过将前人所做的相关研究成果进行概括性地梳理，使读者可通过阅读综述进行横向和纵向对比，纵观该领域的发展沿革和当前水平；概览国际、单位或方法的异同和分歧的焦点。追踪渊源，了解当前研究成果的研究视角和研究方法，能激发研究者的思想和研究灵感，发现新的研究突破口。一篇高质量的综述具有系统的分析评价和科学的趋势预测，可以为新的科研选题的确立提供支持和示范。

（三）有助于学科横向联系

其他相关学科的读者可能对该领域的了解较少，因此，综述是外行专家和学者快速了解本研究领域的途径。专家和学者通过阅读本领域综述，能够扩大研究的视野，最大限度地结合各自研究方向，形成新研究领域。研究者们也可通过学科交叉，开展跨学科的研究，促进交叉学科的形成。

（四）为科研决策者提供参考和依据

科研管理者和决策者对于科研政策的制定和研究方向的整体把握尤为重要，因此，他们需要全面了解多个研究领域的当前发展现状及未来发展方向。综述可使用较通俗的语言把最新的发现和成果传递出来，可以有效地帮助科研决策者调整知识结构，扩展知识面，可为科研部门确定研究重点和学科发展方向提供参考与依据。

（五）提供文献回溯的线索

综述后附有相关的参考文献（reference），这些参考文献都是经过作者阅读之后专门选定的，相当于一个小型的专题索引检索工具，针对性较强，能够代表该领域现有的重要研究成果。读者可将其作为专题索引检索工具来使用，通过对综述中的参考文献进行追溯，从而快速地获取所需的原始文献。

（六）有助于提高科研人员的归纳和分析能力

研究人员在确定特定领域内相关的问题后，通过阅读、收集、分类、整理相关领域研究的文献，就会对研究问题有比较清晰的认识。在撰写综述的过程中，在前期的基础上进一步归纳、分析和总结，可以提高研究者分析问题和解决问题的能力，为进一步的科学研究和论文写作奠定坚实的基础。因此，对于科研人员论文写作能力的培养与提高，撰写综述是十分必要的环节。

第二节　综述的种类

综述所涉及的范围很广，种类繁多，其分类方法也多种多样，可按照综述的目的、综述报道的时空范围、文献信息的加工深度、综述报道的内容和综述写作的方法等进行分类。

一、按照综述的目的分类

（一）基本综述

基本综述是对某个研究课题的现有知识进行总结和评价，其目的是陈述现有知识的概况，写作时不应掺杂作者的个人观点，将原始文献中有价值的资料展现给读者，一般适用于本科和硕士研究阶段。

（二）高级综述

高级综述是由某一领域学术造诣较深的专家、学者撰写的综述，比基本综述更进一步，研究者首先陈述有关研究主题的现有知识，在此基础上结合自己对国内外研究进展的了解，要提出进一步的研究问题，开展深入研究，以期得出新的发现和结论。由此可见，高级综述是确立原创性研究问题的基础。

二、按照综述报道的时空范围分类

（一）纵向综述

纵即历史发展纵观，纵向综述就是以时间为轴，围绕某一专题对其历史背景、发展原因、目前状况、趋势预测做纵向描述。此种写法的特点是脉络分明、详略得当。一些专题研究跨越的时间范围广，涉及的文献资料多，因此，在进行综述时，要抓住重点成果，将资料进行有机结合。对重复研究和结论相同的文献则适当列举。在对某一主题进行动态性研究时，一般使用纵向综述的写法，如个体疾病风险的动态监测等，可直观地反映出某种疾病的发展过程。

（二）横向综述

横向综述不分时序，它是在同一个时间层面进行横向对比，主要是对尚未解决的问题或者某一问题看法上的不同意见展开叙述。一般对国内研究和国外研究现状进行分类阐述，既能够展示国内外不同学术观点、见解、方法和成果的优劣利弊，又能够深入分析产生差异的原因，为进一步的学习和借鉴提供基础。对于已取得成果的研究，如新的发明、理论、检测或监测方法等，一般使用横向综述的写法。

（三）纵、横向交叉综述

纵、横向交叉综述即采用纵横结合的写作手法进行文献综述。此种写法的特点是综合性较强，即既可以沿着时间线来叙述整个研究发展的过程，又能直观地概括专题当前的研究进展、面临的问题和有待进一步解决的内容。此外，当各种论点需要相互印证和比较时，通常采用纵、横向交叉综述的写法，通过广泛地综合文献资料，全面系统地分析某一专题的发展脉络及其研究现状，进而把握本课题的发展规律和预测发展趋势。

三、按照文献信息的加工深度分类

（一）叙述性综述

叙述性综述（narrative review）是传统的文献综述，主要是作者采用定性分析的方法对相关问题或专题的文献资料进行整理和分析，并以精炼的语言对论文中阐述的数据、方法、理论、观点及发展概况等做客观的描述。叙述性综述具有客观性，即必须客观地介绍和描述原始文献中的各种观点和方法。一般不对文献进行理论性评价，仅是对这一领域的研究成果进行罗列。通过阅读叙述性综述，可帮助读者在短时间内了解某一领域研究的历史脉络、研究动态和研究现状，节省大量的时间。

（二）评论性综述

评论性综述（critical review）是在对某一问题或专题进行综合性描述的基础上，通过对比、分析和评论，提炼出自身理论观点的一种信息分析报告。评论性综述的主要特点是分析和评论，也被称为分析性综述。一般认为一篇综述文章中"述"与"评"的比例以 7 : 3 为宜。在评论时要用简洁的语言提炼出原创性观点，在综合前人理论的基础上提出新的命题，启发读者思路，引导其寻找新的研究方向。评论性综述的作者应该是某一学科领域具有较高水平和准确表达能力的专家。因而，评论性综述在撰写的难度、论述的深度和学术水平的高度上，一般都超过叙述性综述。

（三）专题学术会议综述

专题学术会议综述是将国际性、全国性或区域性的学术会议概要和与会人员的论文进行汇总，形成一种专门的学术会议文献或论文综述。专题学术会议综述侧重于对专业学术会议的综合分析与评述，材料来源多样，内容广泛丰富，是一种针对性很强的信息分析研究成果。专题学术会议综述最主要的特点是预测性，据此可以预测本领域未来的研究方向，为科研选题提供借鉴。

四、按照综述报道的内容分类

（一）背景式综述

背景式综述一般出现在论文的开头，主要介绍某一研究专题的国内外研究现状和发展历程，并将该研究问题置于一个广泛的研究背景下，从而突出该研究问题在相关研究领域中的重要程度。例如，通过叙述 2 型糖尿病的流行病学来体现其在慢性疾病中的重要地位。

（二）历史性综述

历史性综述是一种介绍性的综述，主要用于回顾一个理论或技术形成和发展的过程。历史性综述一般用于对某个特定领域的重大问题进行回顾。例如，假针灸在针灸临床试验中的发展历史。通过阅读历史性综述，读者会对某一领域的全貌有基本的认识和了解。

（三）理论式综述

理论式综述是对各种解释相同现象的不同理论进行综述，分别对各种理论的优缺点进行对比，并对其解释力进行评估。例如，探索某种疾病的发病机制需要做理论式综述。

（四）方法性综述

方法性综述是研究者对某一研究的方法部分进行总结，以评估相关研究中不同的样本、研究设计、测量方法对研究结果的影响。例如，运用了何种模型，这种模型是如何设计的。可参考目前的研究，通过对一些文献的梳理，来证明这种方法已在哪些方面得到广泛应用。

（五）整合性综述

整合性综述是对现有的知识和成果进行推理、总结和综合，并将其与以往的研究成果相联系，从而产生新的、整合性知识。整合性综述既可对先前的研究进行综合性回顾，亦可从中产生新的知识和结论。整合性综述可实现多种目的，例如，定义概念、回顾和发展理论、总结证据，并对特定的研究主题进行分析。

五、按照综述写作的方法分类

（一）传统综述

传统综述是研究人员根据特定目的或兴趣，针对某一领域、专业或研究专题，搜集大量相关文献资料，在广泛阅读和理解的基础上，采用定性的方法，综合分析、归纳整理和提炼该领域的研究现状、最新进展、学术见解或建议，做出综合性介绍和阐述的学术论文。传统综述可以帮助读者在短时间内了解某一专题的研究概况和发展方向，但往往受限于专家个人的知识和信念。此外，传统综述所搜集的资料不要求全面，可能造成一定程度的偏倚。

（二）系统综述

系统综述（systematic review）又叫系统评价，系统评价的定义为"对明确提出问题的证据进行审查，使用系统的、明确的方法来识别、选择和批判性地评估相关问题的研究，并从纳入的研究中提取和分析数据，所使用的方法必须是可重复的和透明的"。系统评价强调全面地收集相关问题的研究资料，采用科学、严格的方法评价、筛选和综合文献，据此得出当前解决问题的最佳结论。

（三）范围性综述

范围性综述（scoping review）是"对现有研究文献的潜在规模和范围进行初步评估，旨在确定研究证据的性质和范围（通常包括正在进行的研究）"。范围性综述作为一种较新的综合证据的方法，主要用于一个研究领域或主题的相关文献尚未得到全面审查，或者此领域内的文献研究表现出庞大性、复杂性或异质性，不适合进行更精确的系统评价。此外，对于尚未得到广泛研究的领域，范围性综述是调查当前研究领域的研究现状、程度和方法学的一种有效途径。

（四）映射性综述

映射性综述（mapping review），又称系统性映射（systematic map），是对一个特定主题的现有文献进行标注和分类，发现文献中的不足，以便确定对这些文献做进一步综述和/或开展初级研究的综述。映射是个数学概念，表示两个集合里的元素能够通过一个对应法则关联起来。映射性综述，就是一个主题的初级研究，在综述论文中有对应的表示，也就是分类或归属。映射性综述能够为深度的系统性综述提供更广的文献背景，此外还可以为政策制定者、相关实践者、特定研究者了解政策与实践方面的具体问题提供明确信息。映射性综述经常与范围性综述相混淆，它们属于两种不同类型的综述。映射性综述更多地基于研究问题，范围性综述则更多地基于研究主题。

综上，无论何种类型的综述，一篇高质量的综述应具备流畅的语言表达能力，清晰严密的逻辑性论述，分明的层次结构及新颖的学术价值和观点。

第三节　综述的写作原则

一篇综述需要缜密构思和精心组织，包括确定选题，搜集、评价和整理相关资料，系统综合各种来源的信息，采用批判性思维对文献进行阅读、归纳、分析，最终撰写成文。综述需要总结以往文献研究中的优点及其存在的问题和不足。综述书写过程中的每一个步骤需要遵循以下的原则。

一、选题的原则

医学综述的选题范围可大可小，大到某一领域、学科或专题；小到某种药物、方法或疾病，而选题是否恰当，直接关系到综述价值。因此，医学综述选题需遵循下列原则。

（一）针对性原则

选题应具有社会意义和现实意义，且需要是针对明确定义的医学问题，否则可能会包含海量的文献资料。如果综述主题太过泛化，论述起来难以面面俱到，不能深入讨论实际问题，对读者的帮助有限。

（二）预见性原则

作者在选题的过程中，应从学术和决策角度出发，立足当前文献研究基础，探索并发现研究领域值得关注，但尚不为研究者所注意的或者研究者关注较少的医学问题进行综述，以补充研究成果的完整性，填补研究领域的空白。

（三）可行性原则

确定选题时应充分考虑自己是否具有完成选题的人力、物力和时间条件，以确保综述能顺利完成。

（四）独创性原则

在决定选题前，应广泛调查是否有研究者已经做过该主题或者正在进行同类综述的撰写，避免不必要的重复,以保证综述的独创性。

二、搜集文献的原则

全面搜集文献是写好综述的基础,为写出一篇好的医学综述,搜集的文献必须确保内容全面翔实,不遗漏重要文献。因此,搜集文献时需遵循广泛性、代表性和时效性原则。

(一)广泛性原则

医学综述的广泛性原则包括:一是指学科范围广泛,在搜集本专题的相关文献资料的基础上,还要搜集相关交叉学科和基础学科的文献资料;二是指文献类型广泛,可包括期刊、学位论文、会议文献、专利文献、图书、科技报告等各种形式的文献资料;三是搜集的时空范围广泛,查找文献时不仅要查找所要进行综述的相关领域的原始研究,还要查找以往发表的同主题综述。如果该综述选题已经有综述发表,可试图找到以前的综述中没有充分涵盖的新角度或者可加入新的文献。

(二)代表性原则

在搜集文献时可能会出现许多观点相似的文献,此时就要注意搜集国内外具有代表性的文献资料。如由医学专业学科代表性期刊、政府或专业的学术研究机构以及该领域权威专家或学科带头人发表的文献等可一定程度代表当前的发展水平和认识程度。

(三)时效性原则

确定合理的检索时间,有助于获取符合要求的目标文献,筛除部分无效信息。不合理的检索时间不仅增加文献筛选阶段的工作量,还容易造成文献收集不全、不新,而使该领域的最新研究成果得不到及时的反映,造成重要观点和发现的缺失。

三、筛选文献的原则

由于综述引用参考文献很多,信息庞大,搜集的文献资料往往是分散的。因此,必须抓住专题最主要和最重要的方面,且筛选出的文献需要确保可靠性、相关性和新颖性。

(一)可靠性原则

筛选文献时,为保证引用的参考资料正确,需要全面阅读原始文献,并且要反复核对数据,选择可靠文献,不能仅阅读文摘或二次引用文献。在筛选过程中,可从出版社、期刊影响力、期刊类型(核心期刊等)、文献被引频次等来判断文献资料的可靠性。

(二)相关性原则

在筛选文献过程中,为确保文献相关性,应围绕综述题目,全面阅读全文,选择与研究主题相关的文献资料,文献内容要对综述的研究问题和目标有参考价值,避免选用与主题不相关的文献资料。

(三)新颖性原则

选用最新文献可反映该领域科学研究的最新动态和成果,说明选题具有前沿性。除历史研究外,医学综述一般应选择与论文密切相关的近3~5年的文献。医学各学科的发展有其内在规律,学科不同,要求也就不尽相同,不能一概而论,不能以文献的发表时间来评价论文新颖水平。

四、写作的原则

写作是在完成选题、文献的检索和整理归纳后,将作者的学术观点和评价体现在文字上。医学文献综述的写作原则如下。

（一）"5W"写作原则

"5W"原则既是文献综述的写作原则，也是标准学术规范。"5W"原则的内涵是什么人（who）、什么时候（when）、在什么地方（where）、为什么（why）、提出了什么学术观点（what）。遵循"5W"原则进行文献综述写作，可使综述具有严密的逻辑结构。

（二）紧扣主题原则

文献综述是对研究问题已有成果的回顾和梳理。因此，所综述的文献必须与研究问题相匹配，围绕综述主题清晰明了、准确无误地论述观点，而不能脱离研究的主题。否则，就会破坏综述内在逻辑的一致性，造成不必要的混乱。因此，作者在撰写文献综述时，一定要紧扣综述的主题和假设进行撰写。

（三）文献树原则

文献树原则也称为"学术谱系"原则。意在强调写作逻辑的演进关系。在撰写医学综述时，应系统地梳理文献资料的演进历程，按照"由远到近"，"由前到后"（时间上），"由大到小"和"由宽到窄"（空间上）的方式写作。"文献树"写作原则的目的，是为弄清楚文献资料的内在逻辑和演进规律，为后续研究提供理论基础。

（四）述评结合原则

综述，就其本质而言，是作者搜集大量文献，筛选与主题密切相关的文献进行阅读、归纳、整理、分析后写成的富有科学性和逻辑性的综合文章。医学综述写作必须述评结合。述评结合是基于作者积累的学识和实践经验，对所整理出来的文献结果和结论进行叙述和评论，反映作者的观点和见解，并与综述的内容构成整体。只有"述"没有"评"，则是一盘散沙，偏离了文献综述的目的；只有"评"没有"述"，研究问题则持之无据，难有说服力。因此，在全面把握研究文献的前提下，应进行归纳整理，解析出现有研究的"贡献"与"不足"。

（五）客观性原则

为确保综述述评的客观性，应尽可能阅读文献原文，确保读懂其意，避免断章取义；客观公正地分析引证与自己观点相同或不同的文献；提供充足的论据以阐述自己的观点和见解，保持客观公正的态度分析和评价其他作者的贡献。

（六）批判性原则

采用批判性思维广泛阅读并评价相关文献。有理有据地论证自己的观点，敢于合理客观地质疑、批判来自权威的观点。一篇高质量的医学综述不仅要总结文献，更要进行批判性的讨论，客观评价医疗措施的优势和劣势。读者通过阅读文献综述后，能够清晰了解所综述领域的主要进展、有争议的领域和主要的研究问题。

第四节 综述的写作步骤与方法

综述是学术论文的重要组成部分，它能够为研究者的学术创作提供理论依据、激发创新点，是阐明前人研究贡献、理论发展脉络、现有研究的局限等重要工具。综述也是一种特殊类型的学术论文，它能够帮助研究者告别文山书海，迅速了解本领域的发展状况。因此，富有条理性、逻辑性、科学性地进行综述写作显得至关重要。综述的撰写需按照一定的步骤来进行，每一步的工作都要为下一步打好基础。

一、确定选题

一个好的选题通常是源自感兴趣的现实问题。选题必须是一个明确的问题，并与具体的学术领域相联系。选题的确定在综述的写作中至关重要，选题是否恰当直接关系到综述的价值。

（一）综述选题的要求

1. 新颖性 医学综述选题的过程中，应考虑在内容、角度或学科动向方面具有一定的创新性。可考虑知识尚未普及、原始报道积累较多、意见不一致而存在争论或进展较快的新课题，且为自己较了解的相关医学领域。选题的新颖性直接关系到综述的影响力。

2. 从实际出发 选题应从实际需求出发，选择近年来确有进展，且为本专业科技人员所关注的主题。选题一定要考虑是否能促进当前社会或专业学科的发展。

3. 题目明确 综述题目应该具体明确，不可过大。如果题目过于宽泛，论述起来难以面面俱到。精准的题目，容易进行深入探讨。初学者写综述，宜用小题目，从小范围做起，积累经验后逐渐扩大到更大范围的题目。另外，题目一定要和内容相吻合。好的题目从看题目便知其内容梗概。

（二）选题来源

1. 可选择与本人研究方向一致或与所从事的专业密切相关的选题 对收集的相关资料容易理解，掌握本专业的发展动态，写出符合实际需求的综述。

2. 可选择国际上较新的，不被大多数本专业科技人员所熟悉的题目 以此来扩展医学相关人员的知识面，推进医学科学发展。

3. 可选择国内外有关医疗保健、卫生防疫或科研教学中迫切需要解决的问题 这类选题符合国家经济建设和社会发展的长远需要，能为提高疾病防治水平、增强人类体质和提高人口素质服务。

4. 可选择医学科学情报工作者的研究成果 情报工作者的研究成果能关注、追踪和配合医疗各方面的发展动态，充分开发和反馈新疗法、新技术，从而能为医疗、科研和教学提供借鉴。

二、收集文献

确定选题后，应围绕选题开展相关资料与数据的检索和采集工作，即收集文献。文献的收集即围绕主题检索相关信息，找出能够支持选题的最有力的论据。充足的文献资料是写好综述的基础。收集的文献资料应具有代表性、新颖性和实用性。作者可通过以下途径进行相关文献的收集。

1. 期刊和文献资料 期刊文献里常有重要的近期进展性资料，可使综述紧跟最新方向，更具有指导意义。在收集的过程中需注意以下几点：

（1）应尽可能收集最新的文献，以近3～5年发表的文献为主。

（2）在介绍特定专题的形成及发展过程时，有必要引用经典的旧文献。

（3）要引用原始文献，不能根据文章摘要而引用，或间接引用，尽量不用译文，以免曲解文献观点。

2. 与专业相关的各种中外文数据库及网络资源 收集权威性的专著、教科书或学术论文等。专著集中讨论某一专题的发展现状、有关问题和展望；教科书叙述比较全面，提出的观点为多数学者所公认；学术论文能够反映一定时期内的进展和成果，有助于作者把握该领域的研究动态。

三、管理文献

综述写作过程中需要查阅大量的文献资料，随着检索及保存的文献数量不断增加，对检索文献的有效管理就显得尤为重要。通过文献管理软件可对收集到的大量文献进行分门别类管理，使得科研人员能够高效便捷地对文献进行整理归纳，以提高工作效率。随着科技的不断发展，文献管理软件的种类也越来越多。目前较成熟且被广泛使用的主要有 EndNote、NoteExpress、Reference Manager 和 RefWorks 等。

四、阅读文献

阅读文献是综述写作准备阶段的一个重要环节，也是一个消化吸收文献的过程。对于收集到的文献应制定有效的阅读策略，有计划地进行阅读。

（一）准确理解

阅读文献应先浏览其题目、摘要和结论。有时文献题目与拟写综述相关，而实际内容并非如此。通过此种方式可排除部分文献，提高阅读速度。对于剩余文献则应仔细阅读，认真理解。遇到较为生疏的知识，应请教相关专业人员或阅读相关书籍，以准确理解文献内容。

（二）把握重点

对该主题的历史、现状及趋势应有明确认知，需要在不断阅读的过程中把握重点，形成一定观点，围绕主题来组织和整理相关文献资料。

（三）分类阅读

对于收集到的文献资料，应分粗读与精读。通过粗读可了解全文梗概及背景，有助于在精读时迅速把握全文关键点。精读则要对方法、数据、结果等仔细阅读，透彻理解。

（四）提炼观点

写综述不是简单地罗列现象或堆积数据，而是经过阅读文献进行思考、归纳、分析，再结合实践经验，对自己观点进行论述。

五、拟定提纲

（一）梳理思路，拟定提纲

经过仔细阅读文献，对拟写的综述可形成一个大体轮廓。梳理写作思路，按逻辑顺序列出提纲。提纲对综述的撰写可起到以下作用：

1. 提纲设计是研究者整合观点并转化的过程　提纲设计的过程，是研究者整合他人研究成果并理解转化为个人的内在理解的过程。这个整合转化的过程使研究者能充分理解、分析、归纳和阐释观点。

2. 提纲拟定是梳理观点的一种方式　设计提纲的过程是安排主要观点论述顺序的过程。研究者在这个过程中系统地整理、收集和组织文献观点，以确保能够进行清晰、有逻辑的论述。

3. 提纲陈列是综述撰写的设计蓝图　提纲是综述撰写的路线指示图（indicating diagram），它搭建出了综述的总体设计，并标明其本质特征。提纲为整篇综述提供了宏观的图景，也为每一个部分提供了具体的规范要求。

（二）反复凝练，发现问题并及时修改提纲

经过对内容的反复凝练，发现问题，并进行相应调整，使提纲逐渐完善，为综述的撰写搭建

框架。作者可通过以下思路审视所拟提纲是否完整、清晰，是否能为下一步的综述写作提供指导。

1. 提纲是否为一个完整整体　提纲应列出主要的大小标题、相应标题下计划论述的具体问题及内容，以及总结与展望等。

2. 提纲中主要观点的论述方式是否连贯合理　设计提纲时，研究者需组织信息，编排观点，使其能够被清晰具体地表达。

3. 观点的论证思路是否符合逻辑　提纲的设计过程中，作者应反复斟酌，何种信息表达在先，何种信息表达在后，应将其以合乎逻辑的顺序进行排列阐述。

4. 结论是否建立在合理有力的论证基础上　拟定提纲的过程中，研究者应考虑是否有足够的信息来解答所要研究的问题，结论是否会对实际问题或学术问题产生影响或指导意义。

六、撰 写 初 稿

当拟写综述的提纲逐渐完善后，就可根据此结构进行综述撰写。综述的撰写过程中要求用心提炼出所获得的文献信息并论述自己的观点。

（一）综述的写作目的

1. 通过综述撰写增加自身对主题的深刻理解。

2. 通过综述撰写促进他人理解自己所要表达的观点。

（二）综述的内容结构

1. 前言　前言（introduction）部分简明扼要地表达写作目的、研究背景和研究现状，使读者对综述内容有一个初步认识。

2. 正文　正文内容通过比较各种观点和论据，以阐明专题的历史背景、研究现状及未来趋势。

（1）历史背景（background）：是指围绕某一专题，按照时间先后顺序或专题发展层次，对其进行纵向描述。简要说明各个阶段的发展状况和特点，通过历史对比来表明目前的发展水平，梳理现存的问题。

（2）研究现状（research actuality）：是对某一专题在国际和国内的各派观点、各种方法和成果等进行横向描述。通过横向对比，可梳理各种观点、方法和成果的优劣或差距。通过将这些内容整理分析形成综述，可对同行起到启示及指导作用。

（3）未来趋势：是指预测未来研究的发展趋势。对于目前尚未解决的问题要尽可能详尽描述，这些问题通常可作为未来研究的一个方向，同行对此可予以借鉴。

3. 总结展望（summary and scope）　此部分内容是对医学综述正文部分的简要阐释。主要概述该医学专题国内外研究现状、应用价值、目前问题和发展趋势，并对此提出自己的观点及见解，充分发挥综述对科学研究的引导作用。

4. 参考文献（reference）　引用参考文献是对原作者的尊重，也是为综述中论据的阐述提供相应的科学依据，同时也为读者提供查阅原始文献的线索。参考文献的引用应参照相应的标准，确保格式准确。

七、修 改 定 稿

综述完成之后需经反复修改才能定稿，作者可从以下三个方面对综述进行修改。

（一）语言是否精炼

综述撰写的每个环节都贯穿着很强的学术性，体现着作者的专业水平及分析归纳能力。因此，语言表达是否精炼通顺，用词和术语是否准确统一，逻辑思维是否清晰缜密就显得尤为重要。

（二）内容是否精简

综述撰写往往是根据几十甚至上百篇文献综合而成，初稿容易写得过于冗长，此时应考虑精简内容，可通过参考同行建议，压缩或删减篇幅。

（三）参考文献是否准确

要反复核对正文中引用的参考文献和给出的文献条目是否一致，参考文献引用的信息是否齐全，格式是否符合所投期刊的要求。

思　考　题

1. 文献综述的写作应该遵循哪些原则？
2. 怎样才能更好地把握文献综述的写作方法？
3. 怎样选择一个好的综述题目？
4. 综述写作中搜集与筛选参考文献时，有什么注意事项？
5. 文献综述写作有什么要点？

第四章 系统评价的撰写

系统评价（systematic review，SR）是循证医学的基本研究方法。循证医学要求医师对患者的诊断、治疗、预防、康复和其他决策应建立在当前最佳研究证据、医师专业技能及患者价值观三者结合的基础之上。循证医学要求在进行医疗决策时应尽可能地根据客观研究结果来判断。循证医学是以证据为基础的，其本质就是遵循证据。系统评价是能提供当前最佳证据的最重要的研究方法，已广泛应用于各领域中。本章介绍系统评价的撰写过程。

第一节 系统评价概述

一、系统评价的定义

（一）系统评价

系统评价是针对某一具体临床问题，通过对所有相关临床研究进行系统且全面地收集，并将收集到的研究逐一进行严格的评价与分析，筛选出符合纳入标准的研究，进行定性或定量合成，最终得到可靠结论的方法。

（二）meta 分析

meta 分析是用于综合和分析多个独立研究的结果，并判断研究间异质性，从而得出更全面、更准确的结论。

（三）系统评价与 meta 分析的关系

系统评价和 meta 分析均被认为是最好的二次研究方法。前者是运用定性描述或定量分析方法的二次研究，后者是运用定量分析方法的二次研究，可交叉使用。

二、系统评价的起源

系统评价这一概念，最早可追溯到 1936 年。1972 年，《效果与效率：卫生服务随想》一书出版，在该书中提出检验卫生干预措施的最佳方法是随机对照试验。1979 年，英国著名学者 Archie Cochrane 意识到单个随机对照试验不足，光凭单个临床试验的结果难以准确判断医疗干预的效果。因此他提出"应根据特定疾病 / 疗法，将所有相关的随机对照试验收集起来进行综合分析，并随着新的试验结果的出现而不断更新，以便得出更可靠的结论"。Cochrane 主张医学干预的研究结论应建立在经过严格评价的随机对照试验的汇总分析的基础之上。他的这种主张最终发展成为系统评价必要性的理论基础。20 世纪 80 年代，"系统评价"这一概念首次被 Cochrane 正式提出。1992 年 10 月，以 Cochrane 命名的世界第一个 Cochrane 中心——英国 Cochrane 中心在牛津正式成立。1993 年 10 月，第一届世界 Cochrane 年会召开，会上宣布国际 Cochrane 协作网正式成立，并建立 Cochrane 图书馆。为纪念 Archie Cochrane 所做贡献，中心、协作网及图书馆均用"Cochrane"命名。目前，Cochrane 图书馆已成为国际最权威的循证医学数据库，Cochrane 系统评价也是当前认可度最高的系统评价。

三、系统评价与传统综述的比较

传统综述（简称综述）是对某一领域、专业或方向的研究问题搜集大量相关文献，在广泛阅读和理解的基础上，采用定性的方法，综合分析，归纳整理出该领域的研究现状、最新进展，做出综合性介绍的论文。与传统综述一样，系统评价也具有回顾性、观察性研究和评价的特征，但系统评价又不同于传统综述，制作系统评价的过程是一个科学研究的过程。系统评价与传统综述其区别见表 2-4-1。

表 2-4-1　系统评价与传统综述的区别（根据 Petticrew 2001 改编）

特征	系统评价	传统综述
研究的问题	集中于某一临床问题	涉及的范围常较广泛
原始文献来源	来源全面、明确，且通过多种方式获取文献	常未说明，常不全面
纳入和排除标准	预先制定，以减少选择性偏倚	常未说明
检索相关文献	尽可能找出所有相关文献	检索常不全面
文献选择	标准明确	无统一标准，常存在潜在选择偏倚
原始文献的评价	使用推荐的评价工具进行评价	一般无
研究结果的合成	以定量合成为主，如 meta 分析，较客观	以定性分析、归纳和描述为主，较主观
注册	提前在相关网站上进行注册	不需要注册
报告规范	根据报告规范（PRISMA）进行撰写	一般无
证据等级	较高	较低
更新	定期根据新证据进行更新	一般无

第二节　系统评价制作步骤

一、系统评价选题原则

系统评价是一种通过收集、分析、评价原始研究，整合研究间的结果，从而得出综合结论的研究方法。作为一种研究方法，系统评价的制作应科学、严谨，应进行研究设计并制定完整的研究方案，系统评价选题是最重要且最关键的一步。选题应遵循实用性、必要性、科学性、创新性和可行性五大原则。

（一）实用性

系统评价多为医疗保健措施的管理和应用提供决策依据。系统评价选题应来自临床医疗实践，具有解决临床实践争论的实用价值。

（二）必要性

系统评价关注的临床问题应具有必要的研究价值，因此首先应当选择疾病负担重，或重大健康问题进行研究，如心脑血管疾病、恶性肿瘤和新生儿疾病等。

（三）科学性

系统评价选题的科学性体现在明确选题是否有科学依据，研究结果能否回答和解决有关的临床科学问题，为临床决策提供科学依据。

（四）创新性

系统评价选题要有创新性，不能照搬照抄他人的研究，尽可能不要开展他人曾发表过的系统评价。

（五）可行性

选择系统评价题目，一定要考虑实施的可行性，如是否掌握文献检索方法，是否掌握相关软件的使用，是否掌握文献质量评价工具，是否有良好的统计学知识及英语能力等。

只有充分重视和遵循以上原则，才能做到正确选题，减少后期开展研究和撰写的难度。

二、系统评价问题的提出与构建

系统评价通常是针对特定问题。因此，在确立题目时，应围绕研究问题明确要素。建议采用 PICO 原则来构建问题。P（population/problem）指研究人群或问题。确定研究人群时，应考虑以下要素：如何界定疾病？研究人群特征是什么？人口统计学差异（如年龄、性别、种族等）是否存在？I（intervention/exposure）指干预措施或暴露因素。确定干预措施类型时，应考虑：关注的试验和对照的措施是什么？干预有无变化（剂量/强度，使用方式、人员、频率、时间等）？C（comparison/control）指对照组或其他可用于比较的干预措施。O（outcome）为结局指标。

在确定系统评价的问题后，需要明确该问题的内涵与外延、范围和重要性。此外，还应该考虑对问题的形成或导致结果变化的因素，理清影响因素与问题的联系，有利于后期对检索证据的分析。

三、确定纳入与排除标准

系统评价与传统综述相比有明确的纳入和排除标准。系统评价需事先确定纳入和排除标准。文献检索完成后，基于纳入与排除标准，研究者根据标题、摘要等，对文献进行筛选。纳入标准指符合研究要求的一系列指标或条件，排除标准指在满足纳入标准范围内其他不满足研究要求的条件。系统评价纳入标准的基本原则如下。

（一）标准的排序先主要、再次要

纳入标准的条目应按照条目的重要性进行排序，先主要，再次要。这样方便读者理解，一旦有一项标准不能满足，就可将该文献排除。

（二）是否纳入不能以研究的结果为基础

研究是否纳入是基于系统评价的设计，不能根据结果来决定研究是否被纳入，否则会给系统评价带来偏倚。

（三）适当调整系统评价的问题

对于系统评价，如果没有与所关注问题相关的研究，则不能制作系统评价。此时，可从研究价值的角度来调整所提出的问题。

四、文献检索

文献检索是系统评价质量最重要的环节之一，往往容易被忽视。查准和查全是评价检索质量两个重要的标准。查准主要取决于关键词的选取。研究者应根据其研究问题使用关键词、MeSH 词及布尔运算符。关键词和逻辑关系确定后，如何查全是关键，主要体现在数据库的选取。英文数据库包括 EMBASE、PubMed 和 Cochrane 图书馆。中文数据库包括 CNKI、万方、CBM 和维普。

至少由两名研究者独立完成文献检索。意见不一致时，应讨论和协商解决或寻求第三名研究者解决。此外，还应进行附加检索（检索注册试验，检索纳入研究的参考文献、灰色文献），或与该领域专家进行交流等。

方法学过滤器用来提高检索结果的敏感性与特异性。标准化的检索策略即为一种过滤器，其原理就相当于将过滤器的检索结果与主题检索用布尔运算符 AND 连接并输出结果。过滤器的使用分为两步：①利用主题词、自由词等进行检索，并将检索结果运用布尔运算符进行组配；②使用过滤器筛选出符合的原始研究。文献检索的具体操作流程可参考本书第一部分。

五、筛 选 文 献

为避免漏筛，通常由两名或两名以上的研究者根据纳入和排除标准独立筛选文献。基于纳入和排除标准，通过阅读题目、摘要和全文，筛选出符合要求的文献。然而实际情况复杂，纳入与排除标准之间常存在灰色区域，研究者需特别注意。筛选文献可参考 PRISMA 流程。

六、评价纳入研究的偏倚风险

系统评价结果的准确性与文献数据及结果的真实性有关。真实性主要包括内部真实性与外部真实性。①内部真实性是指研究接近真实值的程度，即受偏倚因素（如选择偏倚、实施偏倚、失访偏倚和测量偏倚）的影响情况。②外部真实性是指研究结果能否适用于非研究对象的群体，即研究结果的使用价值和传播条件，主要与受试者的特征、干预措施和结局指标的选取相关。偏倚即系统误差，指研究结果与真实值的偏差。质量评价是评价单个研究在设计、实施和分析过程中，防止或减少偏倚或系统误差的情况。质量评价和偏倚风险评价的方法有很多，包括单一质量评价项、清单、表格、量表等。评价应至少由两名研究者独立开展。

（一）随机对照试验

Cochrane 协作网推荐的 RCT 偏倚风险评价工具是随机对照试验公认的评价工具。使用最广泛的是 2008 年发布和 2011 年更新的版本。目前的版本在 2016 年和 2019 年更新（RoB2.0）。RoB2.0 设置了 5 个评价领域：随机化、干预措施、数据缺失偏倚、结局测量和选择性报告等方面的偏倚。单个领域的偏倚风险可分为三个等级："低风险"（low risk of bias）、"有一定风险"（some concerns）及"高风险"（high risk of bias）。所有领域的偏倚风险均为"低风险"，则总体风险为"低风险"；当所有领域的偏倚风险为"有一定风险"而非"高风险"时，则总体风险为"有一定风险"；有一个领域为"高风险"，则整体风险为"高风险"。

（二）病例-对照研究与队列研究

病例-对照研究与队列研究主要采用 Newcastle-Ottawa Scale（NOS）量表。该量表包含外部和内部真实性相关条目，研究者需了解清楚研究设计，评价过程较为简单。

（三）非随机对照试验

ROBINS-I 是一种可用于不同非随机研究类型的评价工具。在 7 个领域进行评价并将其分为 5 个级别：低、中、高、极高、无信息。判断原则为：所有领域为"低风险"则整体为"低"；所有领域为"低或中风险"则整体为"中"；至少一个领域为"高风险"且无"极高风险"则整体为"高"；至少一个领域为"极高风险"则整体为"极高"；若缺乏关键评价的相关信息，则整体为"无信息（不清楚）"。

（四）诊断准确性试验

诊断准确性试验系统评价推荐采用 QUADAS 工具。当前公认版本为 QUADAS-2，可在

QUADAS 网站（www.quadas.org）上获得。QUADAS 第一版清单共 14 个条目，主要针对诊断试验的偏倚风险、可靠性和报告质量。QUADAS-2 去掉了容易混淆的项目，对 4 个主要领域进行了描述，并对各个领域中的信号问题进行了评价，最终得出"高"、"低"和"不清楚"的评价结果。

（五）动物实验

动物实验偏倚风险评价工具目前较为公认的是 SYRCLE 工具。该工具是在 Cochrane 偏倚风险评价工具的基础上发展而来的，其考虑了动物在实验研究中的作用，以及在动物干预研究中的具体偏倚。其包含 10 个条目与 6 种偏倚：选择性偏倚、实施偏倚、测量偏倚、失访偏倚、报告偏倚和其他偏倚。

七、提 取 资 料

资料提取步骤包括：明确纳入研究类型，确定资料提取人员，设计资料提取表和提取说明。在设计资料提取表时应考虑以下信息：研究基本信息、研究方法、潜在偏倚、研究对象特征、干预措施、结局指标、研究结果和其他信息。资料提取应至少由两名研究者独立进行，并通过协商解决不一致意见，提高准确性。

八、分析资料，进行 meta 分析

在系统评价中，分析资料并将单个原始研究的结果合成，得出结果是系统评价最重要的步骤。分析资料，合成结果分为定性分析和定量分析两种形式。

（一）定性分析

定性分析因其纳入的研究设计类型不受限制，因此在资料分析时可能会出现多种研究设计类型的研究，所以有其特有的资料综合方法。除此以外，在同时使用定性、定量方法的研究中，还可根据研究的不同阶段及不同情况分别对可量化的结果和可描述的结果进行定性分析。

（二）定量分析（如 meta 分析）

meta 分析主要包括以下步骤：

1. 异质性检验　meta 分析前需对纳入研究进行异质性检验，有多种统计学方法可以检验研究间的异质性，如 Cochrane 手册推荐的 Q 检验和 I^2 值。当进行 Q 检验时，结果 $P < 0.10$，表明研究间存在异质性。I^2 的取值范围定义在 0~100%，当 $I^2 = 0$ 时，表明没有观察到异质性；I^2 值越大则异质性越大。可用 I^2 值将异质性分为 4 个程度：0~40%，轻度异质性；40%~50%，中度异质性；50%~75%，较大异质性；75%~100%，很大异质性。只要 I^2 值不大于 50%，异质性均可接受。

在发现研究间存在较大异质性后，应对异质性进行处理，以保证 meta 分析结果的准确度。首先应分析导致异质性的原因，如纳入研究中患者的年龄不同、治疗措施不同、治疗时间不同等。若是由于上述原因导致了异质性，则可用亚组分析进行处理。此外，还可用 meta 回归来分析各研究间异质性的来源。对于异质性不大的研究，可采用固定效应模型合并数据，反之则使用随机效应模型。

2. 数据类型和合并效应量　meta 分析的数据类型主要包括：二分类数据、连续型数据、有序数据、计数数据、时间事件数据等。合并效应量是指将多个同类研究的结果进行统计学处理，合并成单一效应量，从而反映多个同类研究的综合效应。若需要分析的数据是二分类数据，可选择比值比（OR）、相对危险度（RR）、危险差（RD）为合并效应量。若需要分析的数据是连续型数据，可选择均数差（MD）、加权均数差（WMD）或标准化均数差（SMD）为合并效应量。对于其他类型的数据，则可根据实际情况或需要通过数据转换进行合并统计。

3. 发表偏倚检验　漏斗图是定性分析发表偏倚的常用方法。当无发表偏倚时，其图形呈对称的倒漏斗状。若图形不对称，则提示研究存在发表偏倚，且不对称越明显，发表偏倚程度越大。一般推荐 meta 分析纳入的研究个数在 10 个及以上时绘制漏斗图。Egger 线性回归法和 Begg 秩相关法可定量分析发表偏倚。剪补法可校正和识别发表偏倚引起的漏斗图不对称。

4. 敏感性分析（sensitivity analysis）　是一种通过改变纳入标准、排除某些文献或改变统计分析方法等手段，观察结果的改变程度，以评价结果稳定性的方法。经过敏感性分析后，如果结果没有发生实质性改变，则证明结果稳定性高。如果结果改变较大甚至发生逆转，则提示需要更谨慎分析、解释结果并提出结论。敏感性分析可通过以下几种方式实施：①调整纳入标准（根据试验类型、试验对象、干预措施及结果的测量方式等方面）；②采用不同的统计模型分析同一数据（如固定效应模型和随机效应模型互换）；③排除低质量的研究；④依次剔除 1 个研究，观察剩余研究的合并结果。

5. 证据质量分级　证据是循证医学的核心，证据质量分级是系统评价的重要结果。推荐使用"推荐分级的评价、制定与评估（Grades of Recommendation，Assessment，Development and Evaluation，GRADE）标准"，即 GRADE 标准来评价证据质量。GRADE 可评价每一个结局的证据质量，分为四个等级：高级别、中级别、低级别和极低级别。单个研究的偏倚风险（方法学质量）、证据的间接性、研究结果的异质性、效果估计的精确度和发表偏倚等都是影响证据质量的因素。GRADE 标准通常将随机对照试验证据定为高级别证据，若存在影响证据质量的因素，则应该根据其对证据质量的影响程度对证据进行降级，分别降低一级（影响"严重"）或降低两级（影响"很严重"）。GRADE 标准通常将设计良好的观察性研究证据定为低级别证据，但是如果观察性研究中有增加证据质量的因素，则上升为中级别证据，如结果显著且研究无明显偏倚；如果结果足够显著，甚至可以升为高级别证据。反之，如果观察性研究中有降低证据质量的因素，则下降为极低级别证据，如研究存在极大偏倚，或者仅是非系统的临床观察研究（如系列病例观察或个案报告）。

九、结果报告与解释

结果报告是否清晰是系统评价写作是否成功的关键。首先，清晰明确、逻辑性强是系统评价报告的基本原则。系统评价作者应按照计划书的内容报告结果，这样才能使读者对该系统评价的目的一目了然。其次，要注重使用相关的表格和图片，如纳入研究的基本特征表、森林图、漏斗图等，这样有利于简洁地展示结果。然后，应明确说明每个结局指标所用的统计方法，尤其是所使用的效应量和 meta 分析的效应模型。最后，结果报告部分需要客观地总结数据。

系统评价结果报告须包含以下内容：纳入研究的基本特征、纳入研究的偏倚风险评价结果（或质量评价）、各原始研究结果和 meta 分析结果、发表偏倚检验结果、证据质量评价结果和其他分析结果（如亚组分析和敏感性分析）等。

系统评价的结果解释应该参考以下几个方面内容：①主要结果总结：简单归纳所有重要结局指标的结果；包括有利结果和不利结果；②与其他研究结果的异同：将本系统评价结果与其他相关的研究结果相比较，从中寻找相同点支持自己的结果，并解释产生结果的可能原因；③证据的总体完整性和适用性：说明证据的适用人群；或讨论采取怎样的干预措施才能获得收益、风险、负担和成本的平衡；④证据质量：对证据的质量从总体上进行客观评价；⑤系统评价的局限性：检索是否全面（如排除非英文文献可能导致偏倚），分析是否恰当，是否存在发表偏倚等。经过上述讨论后，进一步得出结论。结论最好分为两个方面来写：对当前实践的意义和对未来研究的展望。

十、撰写全文与发表

按照系统评价的报告规范对系统评价进行撰写。撰写完成后，仔细修改，直到符合发表水平为止。选择系统评价主题相关的期刊，仔细阅读投稿须知并按要求修改格式，使用投稿系统投稿，根据审稿意见修改，等待期刊录用稿件后发表系统评价。

第三节 系统评价报告规范

一、概 述

系统评价在医疗卫生领域起着重要作用，常用于指导研究，推动最新证据在临床实践中的应用，为卫生政策制定提供依据等。系统评价报告不规范，往往会导致重要信息的缺失，误导读者。随着系统评价发表数量增加，系统评价报告质量越来越受重视。

系统评价和 meta 分析的优先报告条目（Preferred Reporting Items for Systematic Reviews and Meta-Analyses，PRISMA）是目前应用最广泛的系统评价报告规范，其前身为 1999 年《柳叶刀》发表的《随机对照试验 meta 分析报告质量》（Quality of Reporting Meta-Analyses，QUOROM），其经对原有的 QUOROM 声明进行修订并总结，于 2009 年发布。PRISMA 作为随机临床试验系统评价的报告规范（关注干预措施的有效性），已被国内外期刊广泛采用；其目前已有更新版，即 PRISMA 2020。系统评价的其他报告规范还包括 Cochrane 手册的报告规范。本节对 PRISMA 2020 进行介绍，其他报告规范可登录网站（www.prisma-statement.org）查询。

二、PRISMA 2020 介绍

PRISMA 2020 对 7 个部分，共 27 个条目进行了报告（表 2-4-2）。PRISMA 2020 有专门的摘要清单（表 2-4-3），以使其条目内容与 PRISMA 2020 清单一致。

表 2-4-2 PRISMA 2020 清单

主题	编号	条目清单	条目报告的位置（页码）
标题			
标题	1	报告该研究为系统评价。	
摘要			
摘要	2	按 PRISMA 2020 摘要清单进行报告。	
前言			
基本原理	3	报告系统评价现有理论背景。	
目的	4	报告系统评价目的。	
方法			
合格标准	5	报告纳入 / 排除标准，分组条件。	
检索来源	6	报告检索来源（注册网站、数据库、灰色文献、专家咨询等）及时间范围。	
检索策略	7	报告各检索来源中使用的检索策略、过滤器和限定条件等。	
筛选流程	8	报告筛选人员、筛选流程、是否独立筛选及筛选过程中使用的自动化工具。	
数据收集过程	9	报告需要提取的数据类型，并报告提取过程中研究人员数量、是否独立提取以及使用到的自动化工具。	
数据条目	10a	报告研究中所有需要用于合并分析的结局指标，并确认是否所有由不同测量手段、时间节点等所得到的结果均被找到。如果没有，则应描述收集特定结果的方法。	
	10b	报告其他与结果指标相关的变量，以及在信息缺失或模糊的情况下所做出的相关假设。	

续表

主题	编号	条目清单	条目报告的位置（页码）
研究的偏倚评价风险	11	报告评价偏倚风险的工具、评价人员、自动化工具、评价过程及是否独立评价。	
效应指标	12	报告每个结局的效应指标。	
合并方法	13a	报告每个合并数据集中选择纳入这些研究的原因。	
	13b	当遇到数据有缺失，或数据无法直接提取需进行转换等情况时，需报告数据预处理方法。	
	13c	报告用于制表或可视化显示单个研究和合并结果的所有方法。	
	13d	报告为了合并结果所用到的所有方法及选择该方法原因。	
	13e	报告为了探究研究结果异质性可能原因所用到的任何方法。	
	13f	报告用于评价合并结果稳定性的所有敏感性分析方法。	
评价发表偏倚	14	详细说明用于评价报告偏倚的方法。	
证据质量评价	15	描述用于评价结局证据质量的方法。	
结果			
研究的选择	16a	描述检索和研究筛选过程的结果，从检索记录数到纳入研究数，最好使用流程图呈现。	
	16b	引用可能符合纳入标准但被排除的研究，并说明排除原因。	
研究特征	17	报告每一个纳入研究并介绍其特征。	
研究的偏倚风险	18	报告每个研究的偏倚风险评价结果。	
每个研究的所有结果	19	报告每个结局指标合并数据集中的所有单个研究的结果数据、效应量和可信区间，最好以森林图或表格形式表示。	
合并的结果	20a	对于每个汇总分析，简要总结纳入研究的特征和偏倚风险。	
	20b	报告所有合并分析的结果。	
	20c	报告合并结果中各研究间异质性的可能原因。	
	20d	报告敏感性分析的结果，以评价合并结果的稳定性。	
发表偏倚	21	报告每个结局指标由于结果缺失所致偏倚风险评价的结果。	
证据质量评价结果	22	报告每个结局指标证据质量分级的评价结果。	
讨论			
讨论	23a	基于既往研究提供对结果的解释。	
	23b	讨论系统评价中纳入证据的局限性。	
	23c	讨论系统评价实施过程中的局限性。	
	23d	报告结果中发现的对未来研究、实践和政策的启示。	
其他信息			
注册和方案	24a	提供系统评价的注册相关信息，或声明未注册。	
	24b	报告研究计划书可在何处获取，或说明计划书未准备好。	
	24c	描述并解释对注册时或计划书中提供的信息的任何修订。	
资金支撑	25	描述系统评价的资金支持，以及资助者在系统评价中的作用。	
利益冲突	26	是否存在系统评价相关的任何利益冲突。	
数据、代码和其他材料的获得性	27	报告在系统评价中使用到的数据、分析代码和其他材料是否公开；如果是，在哪里可以找到。	

（一）标题

条目 1：报告该研究为系统评价。

解读：PRISMA 2020 不需要作者在标题中将研究报告为系统评价和 / 或 Meta 分析，只需报告为系统评价即可。

（二）摘要

条目 2：按 PRISMA 2020 摘要清单进行报告（表 2-4-3）。

表 2-4-3　PRISMA 2020 摘要清单条目

编号	条目内容
1	将报告确定为系统评价
2	阐明系统评价要解决的主要目标或问题
3	确定系统评价的纳入和排除标准
4	确定检索来源（例如数据库，注册平台）以及检索时间范围
5	报告用于评价纳入研究偏倚风险的方法
6	报告用于呈现和综合结果的方法
7	报告纳入研究的数量和相关特征，以及研究对象的数量
8	报告系统评价的主要结果，如果进行了 meta 分析，还需报告合并结果后得到的效应量和可信区间，并指明结果的方向
9	简单说明系统评价中证据的局限性
10	对结果及其重要含义进行解释
11	报告系统评价的主要资金来源
12	报告注册名称和注册号

解读：摘要提供的关键信息能使读者快速理解系统评价的范围、过程和结果，并帮助读者确定是否需进一步阅读全文。PRISMA 2020 摘要报告清单与系统评价的目的、方法、结果和结论有关。清单为读者提供了更完整的信息，并且使得信息相比于非结构化摘要更容易查找。一个高度结构化的系统评价摘要可包括以下内容：背景、目标（或目的）、数据来源、研究选择（或资格标准）、研究评价和综合方法（或数据提取和数据综合）、结果、局限和结论（或展望）。

（三）前言

条目 3：报告系统评价现有理论背景。

解读：该条目需要帮助读者理解研究背后的基本原理及系统评价可能会增加的内容，同时告诉读者报告是新的系统评价还是对现有系统评价的更新。如果本系统评价是基于上一个版本系统评价的更新，作者应说明更新原因，并指出增加了哪些新证据。作者可从不同的角度（例如，公共卫生或卫生政策）定义系统评价的重要性。此外，作者可提及当前的证据情况及其局限性。

条目 4：报告系统评价目的。

解读：对系统评价目的的报告可帮助读者对研究报告问题的理解，增强阅读的针对性，还可指出当前系统评价在多大程度上克服了现有证据的局限性。

（四）方法

条目 5：报告纳入 / 排除标准，分组条件。

解读：在评价系统评价有效性、适用性和全面性时，纳入和排除标准是必不可少的，它们影响了检索策略的制定，有助于作者以系统且无偏倚的方式选择研究。PRISMA 2020 强调对研究总体范围的理解，因此并没有基于 PICOS 原则对纳排标准的报告进行限制。但作者在论文撰写时，可参考 PRISMA 2009 基于 PICOS 原则制定纳入/排除标准。

条目 6：报告检索来源（注册网站、数据库、灰色文献、专家咨询等）及时间范围。

解读：作者需尽可能全面地对信息进行检索并报告其来源。单个数据库检索的结果是不够的，并且检索内容受检索字段影响较大，因此全面详细的信息来源在系统评价中是重要的。

条目 7：报告各检索来源中使用的检索策略、过滤器和限定条件等。

解读：当研究者检索不熟悉的数据库或他们的研究内容为一个广泛的或新的主题时，检索策略可能是复杂的。通过详细的报告检索策略，可增强研究的可重复性，并帮助读者判断检索来源是否全面。PRISMA 2020 建议作者提供所有数据库、注册表和网站的完整检索策略。

条目 8：报告筛选人员、筛选流程、是否独立筛选及筛选过程中使用的自动化工具。

解读：提高研究选择的客观性和避免错误是很重要的，因此需要多人同时进行筛选并交叉核对。作者需要报告参与该过程的人数，这些人是谁，以及当多人筛选文献时，如何解决分歧。如在筛选过程中使用了自动化工具，需明确报告。

条目 9：报告需要提取的数据类型，并报告提取过程中研究人员数量、是否独立提取以及使用到的自动化工具。

解读：按照提前制定好的数据提取表提取纳入研究中的信息，包括研究基本信息、受试者基本特征等。如有数据信息在原文中不明确，需向原文作者咨询，并报告获取过程。作者需报告数据提取过程是否为完全独立，以及解决分歧的方法。

条目 10：a）报告研究中所有需要用于合并分析的结局指标，并确认是否所有由不同测量手段、时间节点等所得到的结果均被找到。如果没有，则应描述收集特定结果的方法；b）报告其他与结果指标相关的变量，以及在信息缺失或模糊的情况下所做出的相关假设。

解读：PRISMA 2020 在 PRISMA 2009 基础上将数据条目分为了结局指标和结局指标相关变量（研究及受试者基本特征、研究中的利益冲突等）。建议作者报告如何对结果进行定义，以及从纳入的研究中选择亚组结果的方法。如果系统评价中仅报告那些文献中可获得的变量，而忽略那些重要但无法获取的变量，就可能引入偏倚，读者也可能会被误导；建议作者报告他们关于信息缺失或不清楚的任何假设，并解释这些过程。

条目 11：报告评价偏倚风险的工具、评价人员、自动化工具、评价过程及是否独立评价。

解读：系统评价中报道的治疗效果真实性取决于纳入研究的有效性，而某些方法学特征会影响最终效应量，因此，作者需要报告在纳入的研究中用于评价偏倚风险的方法，帮助读者判断评价纳入研究的偏倚风险是否准确。

条目 12：报告每个结局的效应指标。

解读：作者需根据预先定好的感兴趣结果明确每个结果的效应指标。对于连续变量，当所有研究的结果测量在相同的尺度上进行时，最常用的效应量是均值差；当所有的研究都评价相同的结果，但测量方式不同时，研究不能得出直接可比的数据，可使用标准化的均值差。对于二分类变量，最常见的汇总度量是风险比、比值比和危险差。

条目 13：a）报告每个合并数据集中选择纳入这些研究的原因；b）当遇到数据有缺失，或数据无法直接提取需进行转换等情况时，需报告数据预处理方法；c）报告用于制表或可视化显示单个研究和合并结果的所有方法；d）报告为了合并结果所用到的所有方法及选择该方法原因；e）报告为了探索研究结果异质性可能原因所用到的任何方法；f）报告用于评价合并结果稳定性的所有敏感性分析方法。

解读：在进行系统评价之前，可能需要对提取的数据进行一些转换（处理），之后才适合对数据进行合并分析。报告统计方法及效应模型（固定效应/随机效应）的选择方式，以及是否使用了其他方法。无论是否决定合并研究结果，作者都应报告他们计划如何评价研究间的异质性。如果可能，作者应解释这些选择的原因。

条目 14：详细说明用于评价报告偏倚的方法。

解读：作者应探索现有数据存在偏倚的可能性。可以通过将实际报告结果与注册方案进行对比的方法，寻找可能存在的纳入研究数据缺失（选择性报道偏倚）的线索。

条目 15：描述用于评价结局证据质量的方法。

解读：对证据质量进行评价可帮助读者对证据的可信度进行判断。GRADE 是目前使用最为广泛的证据质量评价工具。其评价内容包括：偏倚风险、发表偏倚、间接性、不精确性、研究间不一致性等。

（五）结果

条目 16：a）描述检索和研究筛选过程的结果，从检索记录数到纳入研究数，最好使用流程图呈现；b）引用可能符合纳入标准但被排除的研究，并说明排除原因。

解读：报告检索数据库及其他方式获得的文献总数，用流程图和文本清楚地描述整个文献筛选的过程。PRISMA 2020 在该条目中增加了一个子项，建议作者展示符合纳入标准但同时也被排除的研究，并以文献排除清单的形式介绍它们为什么被排除。

条目 17：报告每一个纳入研究并介绍其特征。

解读：作者需提供足够的细节，让读者对纳入研究的特征做出了解。这些信息也使读者能够根据研究的特点进行自己的分析。

条目 18：报告每个研究的偏倚风险评价结果。

解读：建议作者使用定义明确的偏倚风险评价方法评价。仅报告合并分析结果的评价结果是不充分的，因为它未能告知读者哪些研究存在偏倚。Cochrane 协作网评价偏倚风险还要求作者列出原始研究的相关文本来证实评价结果。

条目 19：报告每个结局指标合并数据集中的所有单个研究的结果数据、效应量和可信区间，最好以森林图或表格形式表示。

解读：报告纳入研究的结果可用于检查单个研究的特征。此外，由于数据提取过程容易出错，因此对单个研究结果的显示也进一步减少差错。

条目 20：a）对于每个汇总分析，简要总结纳入研究的特征和偏倚风险；b）报告所有合并分析的结果；c）报告合并结果中各研究间异质性的可能原因；d）报告敏感性分析的结果，以评价合并结果的稳定性。

解读：PRISMA 2020 将结果合并拆分为了四个子条目。PRISMA2020 要求系统评价的结果要有序呈现。研究基本特征可告诉读者研究人群、研究设计和研究实施相关的重要信息，提出由偏倚所可能产生的各种影响，并帮助寻找到不同研究结果间差异的可能原因。在报告汇总结果时还需增加对效应方向的描述。此外 PRISMA 2020 还要求报告敏感性分析结果，敏感性分析方法可参考前文所述。

条目 21：报告每个结局指标由于结果缺失所致偏倚风险评价的结果。

解读：作者应提交所有研究的报告偏倚评价情况。此外，建议作者还要报告是否有任何未完成的报告。

条目 22：报告每个结局指标证据质量分级的评价结果。

解读：作者需要报告对每个结局指标证据质量评价的结果，建议使用 GRADE 表格展示。

（六）讨论

条目 23：a）基于既往研究提供对结果的解释；b）讨论系统评价中纳入证据的局限性；c）讨论系统评价实施过程中的局限性；d）报告结果中发现的对未来研究、实践和政策的启示。

解读：作者应在既往研究的基础上对系统评价的发现做一个简短的总结，并说明研究和其他相似研究结果的相同和不同之处，并解释原因。对于不同患者，不同环境，或者不同受众，系统评价结果的适用性应该被提及。对局限性的讨论应涉及纳入研究的有效性（即偏倚风险）和报告（信息量）、系统评价过程的局限性和普遍性（适用性）。讨论研究是否存在偏倚风险，有助于读者判断该研究结果是否可信，或是否有许多重要结果数据缺失。系统评价实施过程的局限可能包括检索的局限（例如，仅限于英文出版物），以及研究选择、评价和系统评价过程中发现的任何困难。

（七）其他信息

条目24：a）提供系统评价的注册相关信息，或声明未注册；b）报告研究计划书可在何处获取，或说明计划书未准备好；c）描述并解释对注册时或计划书中提供的信息的任何修订。

解读：注册方案很重要，因为它预先规定了系统评价的目标和方法。计划书可帮助减少系统评价过程中产生偏倚的可能性。PRISMA 2020要求报告对注册信息或计划书的修订内容，以帮助读者了解研究计划的改变内容。

条目25：描述系统评价的资金支持，以及资助者在系统评价中的作用。

解读：作者应该披露他们为进行该研究所获得的资金支持，或者声明没有支持，这可帮助读者判断支持是否对结果产生了影响。

条目26：是否存在系统评价相关的任何利益冲突。

解读：该条目是PRISMA 2020中的新增条目，可帮助读者自行判断利益冲突是否干扰了系统评价结果。

条目27：报告在系统评价中使用到的数据、分析代码和其他材料是否公开；如果是，在哪里可以找到。

解读：这是一个新增条目，有利于数据的重复利用，帮助读者更好地学习分析方法，发现系统评价的问题并重复系统评价结果。

当前，系统评价在临床实践、科研工作和决策分析中发挥了重要的作用，规范撰写并发表系统评价能够更好地帮助到研究者和读者。报告规范能一定程度促进系统评价的撰写，但其仅仅是最低标准，系统评价过程的其他相关细节，仍有待于研究者详细报告。

思　考　题

1. 系统评价与meta分析的概念，区别和联系是什么？
2. 系统评价的写作步骤是什么？
3. 系统评价的报告规范是什么？

第五章 原始研究论文的撰写

从广义上讲，临床研究可以分为原始研究和二次研究两种类型，原始研究是指研究人员根据自己预先提出的研究假设或研究问题设计实验研究方案，开展具体研究，获得相应实验结果，并对实验结果进行阐述和讨论。原始研究按照是否人为施加干预手段，可以进一步分为观察性研究和干预性研究两大类。干预性研究主要包括随机对照试验和非随机对照试验，是通过研究人员人为施加某些干预措施，以此来观察不同干预因素所导致结果的研究方法；观察性研究是指在实验研究过程中对研究对象不施加任何干预措施的研究方法，主要包括队列研究、病例对照研究、横断面研究、病例报告等。随着不同研究领域的不断深入，原始研究发表的数量日益增长，为了提高原始研究的报告质量，本章节将根据不同的研究类型来梳理原始研究的撰写特点。

第一节 随机对照试验研究论文的撰写

一、概 述

（一）定义

随机对照试验（randomized controlled trial，RCT）是在人群中进行前瞻性的用于评估医学干预措施效果的试验性对照研究。"随机"是指将试验的研究对象随机分配到不同比较组的分组方法，是一种减少基线因素干扰的有效途径。RCT 不同于观察性研究的重要特征之一即为随机分组。RCT 之所以称为试验而非实验是因为 RCT 无法像实验室和动物研究一样严格控制试验条件。RCT 常用于药物、治疗技术或其他医疗服务的效果和安全性的评价。评价指标包括治愈率、有效率、复发率、病死率和存活率等。

（二）原理

RCT 的基本原理是按照随机分组的原则将诊断有所研究疾病的患者分配到试验组和对照组。试验组给予待评价的干预手段；对照组给予常规治疗措施或安慰剂等对照治疗，观察两组的结局（治愈率、有效率、复发率、病死率和存活率等）。经统计学检验，如果试验组结局优于对照组，则可认为待评价的干预手段优于对照治疗；如果两组结局没有差别，则可认为待评价的干预手段与对照治疗的疗效相同；如果对照组结局优于试验组，则可认为待评价的干预手段劣于对照治疗。

（三）RCT 的特点

RCT（图 2-5-1）最大特点是研究者用随机的方式，将研究对象分成两组或多组，随机分组形成的比较组彼此完全可比，较好地排除了混杂因素的干扰作用，检验效能较强。由于伦理的限制，RCT 无法用于研究疾病的危险因素，即研究者不能按照自己的主观意愿，将可能对健康有害的因素施加给研究对象，如可疑的危险因素。因此，RCT 只能用来检验对健康有益的因素或措施（如可能有益的治疗、预防措施）对人体的作用。

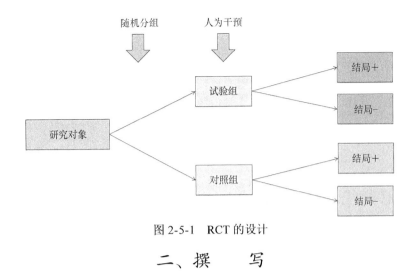

随机分组　　人为干预

研究对象　　试验组　　结局+　　结局-

对照组　　结局+　　结局-

图 2-5-1　RCT 的设计

二、撰　　写

RCT 的报告格式和要求可以参考《RCT 报告规范》（consolidated standards of reporting trials，CONSORT）。CONSORT 声明包括一个流程图（图 2-5-2）和一个核查单（表 2-5-1），其具体内容可在其官网（http://www.consort-statement.org/）进行下载。CONSORT 声明对于提高 RCT 的报告质量具有重要的指导意义。

（一）文题和摘要的撰写

研究者在撰写标题的过程中，应含有研究类型为 RCT 的信息，以此确保读者可以快速地检索出该类型研究。

摘要是对一篇研究论文主要内容进行的高度概括和凝练总结。摘要中应该提供试验设计、方法、主要结果和结论等关键信息以便读者可以快速评价该研究是否涵盖了自己需要的参考内容。此外，结构式摘要具有内容丰富、易于查找关键信息和方便同行评审等优点，因此建议研究者在报告过程中尽可能采用结构式摘要。

（二）引言的撰写

引言部分应对该领域相关的文献和前人所做过的前期工作进行说明，并对开展 RCT 的理由进行明确阐述，研究者通常会在引言的最后一段中报告研究的目的，以阐述开展 RCT 的必要性。此外，RCT 报告中研究者应明确研究目的与假设，理清研究思路。

（三）方法的撰写

1. 试验设计　研究者在对 RCT 进行报告时，应具体描述研究设计、概念框架和受试者分配比例等试验设计内容。在 RCT 试验实施过程中，如果试验方法发生明显改变，研究者应在 RCT 报告中具体描述，并说明原因。

2. 受试者　受试者的合格标准应在 RCT 的报告中进行明确说明。研究者也应对资料收集的环境进行明确指定，对于试验组和对照组的干预措施应进行详细描述，即使某一组仅接受的是常规干预措施，也应该完整描述。

3. 干预措施　研究者应遵循干预措施描述和重复的报告规范模板（the template for intervention description and replication，TIDieR），完整透明地报告试验研究的干预手段，并完成报告清单。

4. 结局指标　为了防止报告偏倚的发生，研究者在报告时应报告研究的主要和次要结局指标。在试验进行过程中，由于某些原因，评估或测量可能会发生变化，RCT 报告中应详细报道，并说明原因。

5. 样本量 样本量正确估算与否会直接影响到整个试验是成功还是失败，样本量太小，研究结果精度太低，无实际应用价值；样本量太大，会造成资源的浪费。适当的样本量是既可以提供对决策有用的结果又不浪费资源。RCT 样本量的大小可以采用公式法、查表法和估计法来计算，作者应在全文中对计算样本量的方法进行明确报告。

6. 序列的产生 随机化是获得组间可比性最可靠的方法，是 RCT 重要的科学基础之一。随机化是将研究对象以同等的机会随机分配到试验组和对照组，使各种混杂因素在组间分布均衡，从而减少偏倚，增加试验结果的准确性，使研究结果和结论更加可靠。因此，RCT 报告中应详细描述随机的方法。

7. 分配隐藏机制 分配隐藏通过采用一定的方法对合格的受试者进行分组，使试验研究人员和参加试验的受试者都无法提前预知分组情况，从而确保受试者进入试验组和对照组的机会均等，分配隐藏可以有效地避免选择性偏倚。

8. 实施盲法 盲法会在一定程度上减少某些事件（如退出、失访和组间治疗替换等）的发生，有效地防止实施偏倚和测量偏倚，从而维持组间的可比性。RCT 报告中应对盲法实施对象、施盲过程进行报道。

9. 统计学方法 研究者在报告中要对所有使用的统计分析方法进行详细说明，从而使获得原始数据和代码的统计人员能够重复报告的结果。

（四）结果的撰写

1. 受试者流程（极力推荐使用流程图） 了解各组的受试者例数对于准确解释研究结果十分重要。建议研究者使用 CONSORT 推荐的流程图报告受试者流程。在 RCT 实施过程中，如果受试者有脱落或被剔除，研究者应在报告中对具体脱落和被剔除的例数和理由进行说明，因为这些信息对于解释试验结果的可推广性具有重要的意义。

2. 招募及随访 研究者应报告招募和随访时间的长短，并说明具体日期。此外，当 RCT 结束或中止时应说明原因，常见的停止试验的原因包括：受试者招募失败、资金困难、数据质量问题等，研究者应根据实际情况在研究报告中对 RCT 结束或中止的原因进行阐述。

3. 基线资料 基线资料数据对于结果的解释具有重要的意义，而表格是直观展示这些内容的一种方式，因此，研究者在报告过程中可使用表格的形式进行报告。

4. 纳入分析的例数 所有被随机分配的受试者的资料最终都应按照原先的分组进行分析，然而，RCT 在最终分析过程中难免会有部分患者由于各种原因未被纳入。因此，RCT 报告中应说明各组纳入分析的受试者例数和是否按照原先的分组进行分析。

5. 结果和估计值 研究者应对 RCT 每一项结局指标的结果进行报告，对于二分类结局指标，应提供相对效应值和绝对效应值。

6. 辅助分析 研究者如果进行了其他分析，在 RCT 报告中也应对其结果进行报告。

7. 危害 报告各组受试者所有重要的或可能的危害具有重要的意义。在 RCT 的开展过程中，受试者如果出现严重危害或意外效应，研究者应进行如实报告。

（五）讨论的撰写

1. 局限性 列出并讨论研究的局限性，对于后期改进研究设计具有重要的意义。

2. 可推广性（适用性） 是本研究结果的内容对于其他情况的适用程度。建议研究者在报告时对试验结果被推广的可能性进行分析。

3. 解释 对研究结果进行恰当的解释会在一定程度上增加读者对结果的理解。研究者应结合其他相关证据，对试验结果做出解释。

（六）其他信息的撰写

1. 试验注册　提前进行试验注册可以确保试验透明度和可靠性。因此，RCT 在报告中应列出临床试验注册号和注册机构名称。

2. 试验方案　RCT 如果有完整的试验方案，建议在报告中指出获取方式。

3. 资助　报告 RCT 的所有资金来源，为读者判断资助机构对试验结果的潜在影响提供了可能。如果尚未受到资助或资助者没有参与试验实施或报告的任何环节，也应在研究报告中明确说明。

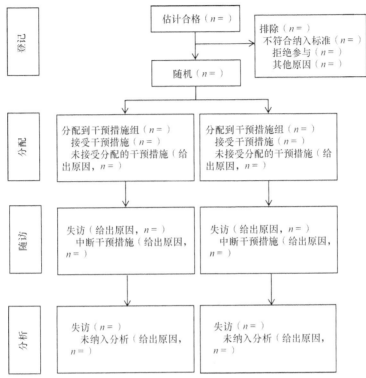

图 2-5-2　CONSORT 流程图

表 2-5-1　CONSORT 清单

主题	条目	对照检查的条目
文题和摘要	1a	文题能识别是随机临床试验
	1b	结构式摘要，包括试验设计、方法、结果、结论几个部分（具体的指导建议参见"CONSORT for abstracts"）
引言		
背景和目的	2a	科学背景和对试验理由的解释
	2b	具体目的和假设
方法		
试验设计	3a	描述试验设计（诸如平行设计、析因设计），包括受试者的分配比例
	3b	试验开始后对试验方法所做的重要改变（如合格受试者的筛选标准），并说明原因
受试者	4a	受试者合格标准
	4b	资料收集的场所和地点
干预措施	5	详细描述各组干预措施的细节以使他人能够重复，包括它们实际上在何时、如何实施的

主题	条目	对照检查的条目
结局指标	6a	完整而确切地说明预先设定的主要和次要结局指标，包括它们在何时、如何测评的
	6b	试验开始后对结局指标是否有任何更改，并说明原因
样本量	7a	如何确定样本量
	7b	必要时解释中期分析及试验中止原则
随机方法		
序列的产生	8a	产生随机分配序列的方法
	8b	随机方法的类型，任何限定的细节（如怎样分区组和各区组样本多少）
分配隐藏机制	9	用于执行随机分配序列的机制（如按序编码的封藏法），描述干预措施分配前为隐藏序列号所采取的步骤
实施盲法	10	谁产生随机分配序列，谁招募受试者，谁给受试者分配干预措施
	11a	如果实施了盲法，分配干预措施之后对谁设盲（如受试者、医护提供者、结局评估者），以及盲法是如何实施的
	11b	如有必要，描述干预措施的相似之处
统计学方法	12a	用于比较各组主要结局和次要结局的统计学方法
	12b	附加分析的方法，诸如亚组分析和校正分析
结果		
受试者流程（极力推荐使用流程图）	13a	随机分配到各组的受试者例数，接受已分配治疗的例数，以及纳入主要结局分析的例数
	13b	随机分组后，各组脱落和被剔除的例数，并说明原因
招募受试者	14a	招募期和随访时间的长短，并说明具体日期
	14b	为什么试验中断或停止
基线资料	15	用一张表格列出每一组受试者的基线数据，包括人口学资料和临床特征
纳入分析的例数	16	各组纳入每一种分析的受试者数目（分母），以及是否按最初的分组分析
结果和估计值	17a	各组每一项主要和次要结局指标的结果，效应估计值及其精确性（如95%的可信区间）
	17b	对于二分类结局，建议同时提供绝对效应值和相对效应值
辅助分析	18	所做的其他分析的结果，包括亚组分析、校正分析，指出哪些是预先制定的分析，哪些是新尝试的分析
危害	19	各组出现的所有严重危害或意外效应（具体的指导建议参见"CONSORT for harms"）
讨论		
局限性	20	试验的局限性，报告潜在偏倚和不精确的原因，以及出现多种分析结果的原因（如果有这种情况的话）
可推广性（适用性）	21	试验结果被推广的可能性（外部可靠性，实用性）
解释	22	与结果相对应的解释，权衡试验结果的利弊，并且考虑其他相关证据
其他信息		
试验注册	23	临床试验注册号和注册机构名称
试验方案	24	如果有的话，在哪里可以获取完整的试验方案
资助	25	资助和其他支持（如提供药品）的来源，提供支持者所起的作用

第二节　队列研究论文的撰写

一、概　　述

（一）定义

队列研究（cohort study）是将范围明确的人群按是否暴露于某研究因素分为暴露组和对照组，追踪比较各组之间结局的差异，从而判定暴露因素与疾病之间有无因果关联及关联大小的一种研究方法。流行病学中的队列表示一个特定的研究人群组，暴露泛指能影响结局（如疾病）的各种因素。即研究对象所具有的与结局有关的特征或状态（如年龄、性别、职业、遗传、行为及生活方式等）或曾接触与结局有关的某因素（如 X 线照射、重金属和环境因素等）。这些特征、状态或因素即为暴露因素，也称为研究因素或研究变量。

（二）基本原理

在队列研究中，特定范围的研究对象必须是在研究开始前尚未出现所关注的研究结局，但在后期的随访过程中有可能出现该结局（如疾病）的人群。暴露组与对照组须保证具有可比性，对照组与暴露组的唯一区别为是否暴露于某研究因素，其余因素应尽可能与暴露组保持一致。

（三）类型

队列研究依据观察对象进入队列及终止观察的时间不同可分为前瞻性队列研究、回顾性队列研究和混合性队列研究三种类型，三种队列研究的特点及应用原则比较见表 2-5-2。

表 2-5-2　3 种队列研究的特点及应用原则

项目	前瞻性队列研究	回顾性队列研究	混合性队列研究
研究对象分组依据	依据研究对象现在的暴露情况确定	依据研究者掌握的有关研究对象在过去某个时点的暴露情况确定	依据研究者掌握的有关研究对象在过去某个时点的暴露情况确定
研究结局是否出现	研究开始时尚未出现研究结局	研究开始时研究结局已经出现	研究开始时出现了部分结局
研究开始时间	现在时间点	过去某个时间点	过去某个时间点
研究观察时间	随访观察一段时间完成	短时间完成	随访观察一段时间完成
优点	即时性研究，直接获取第一手资料，资料的偏倚较小，结果可信	非即时性，研究时间短，仍是由因到果的研究，省时、省力、出结果快	兼顾了前瞻性和回顾性队列研究的特点
缺点	所需观察的样本量大，观察时间长，费用高，可行性一般	既往资料没有受到研究者控制，内容和完整性不一定符合要求	—
选用原则	1. 病因假说明确，验证的因素准确；2. 所研究疾病（或结局）的发病率或死亡率不应低于 5‰；3. 暴露因素规定明确，有把握获得观察人群的暴露资料；4. 结局变量定义明确，如发病或死亡，且具有获得确定结局简便而可靠的手段；5. 有把握获得足够的观察人群，并能清楚地分为暴露组和非暴露组；6. 随访率不低于 80%；7. 人力、物力、财力足够	除满足前瞻性队列研究的前 5 点外，需要考虑在过去某段时间内是否有足够数量的、完整可靠的、有关研究对象的暴露和结局历史记录或档案的资料。如医院的病历资料、个人的健康档案资料等	在满足回顾性队列研究的条件的基础上，若是从暴露因素追踪到现在还不能满足研究的要求，如结局事件还没有发生或发生尚不足够，需要继续前瞻性观察一段时间时，选用该类型

二、撰　　写

队列研究的撰写可以参考观察性流行病学研究报告的质量（strengthening the reporting of observational studies in epidemiology，STROBE）的要求进行（表 2-5-3）。STROBE 的制定始于 2004 年，目前最新版本的清单是 2007 年确定的第 4 版，STROBE 适用于队列研究、病例对照研究和横断面研究，其全部信息可以从其官方网址（http://www.strobe-statement.org/）获取。

（一）标题与摘要的撰写

队列研究的标题在报告过程中应写明本研究的设计类型，这对明确研究价值具有重要的意义。摘要是论文的概述性语言，为一篇论文的精华之处，队列研究的摘要应明确报道本研究的研究问题、研究方法、研究结果、研究结论等信息，使读者能够在较短的时间内获得本研究的关键信息。

（二）前言的撰写

通过对研究背景和原理进行阐述，从而提出本研究的问题、目的和假设，使读者能够了解本研究的脉络，该研究在整个领域中所处的阶段。在研究目的中可以指明研究人群、暴露因素、结局指标和估计的参数。此外，队列研究的报告中也可以对所研究主题的当前研究进展和空缺进行描述。

（三）方法的撰写

1. 研究设计　队列研究的方法部分撰写应尽早描述研究的性质，对于组成队列的人群以及人群暴露的因素也应该描述清楚。

2. 研究现场　研究现场环境、研究开展的时间、研究对象征集时间等信息对于读者理解研究结果具有重要的意义。因此，在队列研究的报告中应进行具体描述。

3. 研究对象　在对研究对象进行描述时，应描述研究对象的合格标准、选取研究对象的人群以及研究对象的选择方法，并对随访的方法进行描述。

4. 研究变量　在进行报告时，应对队列研究中的结局、暴露、预测因子等研究变量进行明确定义，避免使用"自变量"或"原因变量"对暴露和混杂变量进行描述。

5. 数据来源和测量　数据来源和测量方法会对研究的效度和信度产生影响。

6. 偏倚　队列研究会对真值产生一定程度的偏离，在对队列研究进行报告时，可以对偏倚的方向和大小进行讨论，如果有可能，对偏倚的值进行计算。

7. 样本大小　队列研究样本量的大小主要取决于对照人群的发病率（p_0）、暴露人群的发病率（p_1）、显著性水平 α、检验效能（$1-\beta$）。研究者应在队列研究实施之前计算出样本量的大小，并在研究报告中写出样本量的计算方法。

8. 计算变量　研究分组对试验数据分析有着重要的意义，队列研究报告时建议作者报告研究的分组情况，解释分组的原因和意义。

9. 统计学方法　研究者在统计分析过程中通常会根据资料类型和研究目的确定分析方法，研究者应在报告中具体描述。

（四）结果的撰写

1. 研究对象　在报告中要尽量详细。此外，研究者也应描述各个阶段研究对象未能参与的原因，以便读者根据结果的报告判断研究人群是否可以准确代表目标人群。

2. 描述性资料　队列研究的报告中对于计数资料和等级资料可以给出具体的数量和所占的比重；对于组间的比较，研究者应分别报告各组描述性特征及数量。

3. 结局资料　建议研究者报告每随访人年结局事件的发生率，可以用表格或图的形式进行呈现。

4. 主要结果　对校正的分析结果，研究者应进行谨慎的解释，并考虑到所有的潜在混杂因子。

5. 其他分析　研究者如果进行了其他分析，应在研究报告中进行详细报道。

（五）讨论的撰写

1. 重要结果　研究者在讨论中对重要的研究结果进行简短的总结，对读者理解研究假设具有重要意义。

2. 局限性　研究者在报告中应对偏倚大小、偏倚方向、研究结果的不精确性等进行讨论。

3. 解释　研究者在对研究结果进行解释时应恰当合理，避免过度解释。

4. 可推广性　研究现场、暴露特点和结局特点等因素通常会对研究结果的可推广性产生影响，因此，研究者应对以上相关信息进行详细描述。

（六）其他信息的撰写

资助：资助情况和研究结论往往关系密切，研究者应明确报道在试验哪些环节受到了资助。

表 2-5-3　STROBE 声明

内容与主题	条目	描述
标题与摘要		
	1	①题目或摘要中要有常用专业术语表述研究设计
		②摘要内容要丰富，并且能准确流畅地表述研究中做了什么、发现了什么
前言		
背景/原理	2	对所报告的研究背景和原理进行解释
目标	3	阐明研究目标，包括任何预先确定的假设
方法		
研究设计	4	在论文中较早陈述研究设计的要素
研究现场	5	描述研究现场、具体场所和相关时间范围（包括研究对象征集、暴露、随访和数据收集时间）
研究对象	6	①队列研究：描述选择研究对象的合格标准、源人群和选择方法，描述随访方法；病例对照研究：描述选择确诊病例和对照的合格标准、源人群和选择方法，描述选择病例和对照的原理；横断面研究：描述选择研究对象的合格标准、源人群和选择方法
		②队列研究-配对研究：描述配对标准和暴露与非暴露数目；病例对照研究-配对研究：描述配对标准和每个病例对应的对照数目
研究变量	7	明确定义结局、暴露、预测因子、潜在的混杂因子和效应修饰因子（如果可能，给出诊断标准）
数据来源/测量	8	对每个关心的变量，描述其数据来源和详细的判定（测量）方法（如果有多组，还应描述各组之间判定方法的可比性）
偏倚	9	描述和解释潜在偏倚的过程
样本大小	10	解释样本大小的确定方法
计量变量	11	解释分析中如何处理计量变量（如果可能，描述怎样选择分组及分组原因）
统计学方法	12	①描述所有统计学方法，包括控制混杂方法。②描述亚组和交互作用检查方法。③描述缺失值处理方法。④队列研究：如果可能，解释失访的处理方法；病例对照研究：如果可能，解释病例和对照的匹配方法；横断面研究：如果可能，描述根据抽样策略确定的统计方法。⑤描述敏感度分析
结果		
研究对象	13	①报告研究的各个阶段研究对象的数量，如可能合格的数量、被检验是否合格的数量、证实合格的数量、纳入研究的数量、完成随访的数量和分析的数量；②描述各个阶段研究对象未能参与的原因；③考虑使用流程图

内容与主题	条目	描述
描述性资料	14	①描述研究对象的特征（如人口学、临床和社会特征）以及关于暴露和潜在混杂因子的信息；②指出每个关心的变量有缺失值的研究对象数目；③队列研究：总结随访时间（如平均时间及总和时间）
结局资料	15	队列研究：报告发生结局事件的数量或根据时间总结发生结局事件的数量；病例对照研究：报告各个暴露类别的数量或暴露的综合指标；横断面研究：报告结局事件的数量或总结暴露的测量结果
主要结果	16	①给出未校正的和校正混杂因子的关联强度估计值与精确度（如95%CI），阐明根据哪些混杂因子进行调整以及选择这些因子的原因；②当对连续性变量分组时报告分组界值；③如果有关联，可将有意义时期内的相对危险度转换成绝对危险度
其他分析	17	报告进行的其他分析，如亚组和交互作用分析及敏感度分析
讨论		
重要结果	18	概括与研究假设有关的重要结果
局限性	19	结合潜在偏倚和不精确的来源，讨论研究的局限性；讨论潜在偏倚的方向和大小
解释	20	结合研究目的、局限性、多因素分析、类似研究结果和其他相关证据，谨慎给出一个总体的结果解释
可推广性	21	讨论研究结果的可推广性（外推有效性）
其他信息		
资助	22	给出当前研究的资助来源和资助者（如果可能，给出原始研究的资助情况）

第三节　病例-对照研究论文的撰写

一、概　　述

（一）定义

病例-对照研究（case-control study）是将一类患有某种疾病的人群设置为病例组，同时将一类未患该病但具有相似性的人群作为对照组，通过面对面沟通和相关检查，采集各种可能的危险因素的暴露史，调查两组过去是否均有暴露于同一危险因素的情况和两组的暴露程度，从而判断某种危险因素是否是某一疾病的病因。病例-对照研究是在特定疾病发生后，通过结局来探究病因，是现代流行病学中最基础、最普遍的研究方式之一，正确地使用病例-对照研究来找寻病因对于流行病学的发展意义重大。病例-对照研究的类型繁多，包括病例-队列、病例-交叉、巢式病例对照、单纯病例及病例-时间-对照等研究。

（二）基本原理

病例-对照研究的基本原理是通过两组间的比较，测量某一特定危险因素的暴露比，再进行相关统计学检验，若两组间 P 值小于 0.05，即可认为危险因素与某类特定疾病之间存在着统计学意义上的关联。同时，需要充分考虑各种因素对研究过程及研究结果的影响。最后，利用流行病学研究中常用的病因推断，判断某个危险因素是否与某一特定疾病存在因果关系，以验证研究假说和目的。病例-对照研究应用广泛，特别是对于一些不常见疾病的病因研究，其原因在于罕见疾病寻找合适的病例困难，不适宜进行前瞻性研究。病例-对照研究作为回顾性研究的一种，能方便快捷地收集到罕见疾病患者的相关病历及住院数据。同时，病例-对照研究也存在一些不足，例如，选择偏倚、受试者回忆偏倚等，可能会影响最终的结论，这就要求研究者充分评估研究方案，选择合适的研究方法（图 2-5-3）。

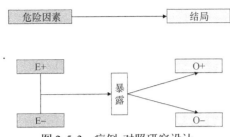

图 2-5-3　病例-对照研究设计

（三）类型

病例-对照研究作为三大流行病学研究的主要方法之一，优势与缺陷都很明显，从而在实际操作过程中形成了多种亚研究类型，包括病例-队列、病例-交叉、巢式病例对照、单纯病例及病例-时间-对照等研究，在实际设计过程中常常结合使用。五种病例研究的特点如表 2-5-4 所示。

表 2-5-4　病例-对照研究的分型及特点

项目	巢式病例对照研究	病例-队列研究	病例-交叉研究	单纯病例研究	病例-时间-对照研究
特点	可分为前瞻性和回顾性两大类。前瞻性巢式病例对照研究是在研究开始时根据特定条件选择人群作为队列，时间特点为从现在到将来；回顾性巢式病例对照研究是根据研究开始前的一段特定时间选择人群作为队列，时间特点为从过去到现在	研究开始时，在队列中随机选取一组样本作为对照组；观察结束时，队列中出现被研究疾病的所有病例作为病例组	比较相同研究对象在急性事件发生前一段时间的暴露情况与未发生事件的某段时间内的暴露情况	主要用于研究遗传与环境的交互作用	为克服混杂偏倚提出，其应用特点为药物暴露随时间发生变化，并在暴露的两个或多个时间点进行测量
研究对象	针对某一疾病或问题，病例组与对照组均来自于同一队列，其中对照组的选择为非病例对照	在试验过程中对照组内的发病人群（病例组）	病例和对照，两部分的信息均来自于同一个体。对个体危险期和对照期内的暴露信息进行比较	在正常人群中基因型与环境暴露各自独立发生，所研究疾病为罕见病	针对药物研究中可能出现的指示性混杂
与其他类型的区别	—	与巢式病例对照研究相比：①对照是随机选取，不与病例进行匹配；②随机对照组中成员如发生被研究疾病，既为对照，同时也为病例；③一个随机对照组可以同时和几个病例组比较分析	—	以某一罕见疾病患者中有无特定基因型进行分组	考虑了时间因素对试验结果的影响

续表

项目	巢式病例对照研究	病例-队列研究	病例-交叉研究	单纯病例研究	病例-时间-对照研究
优点	因果关系清楚 资料可靠 论证强度高 省时省力省钱 适用于分子流行病学 　研究	因果关系清楚 资料可靠 论证强度高 省时省力省钱 适用于分子流行病学研究	采用自身对照，很好 平衡了诸多个体 因素对结局的影 响，在一定程度 上节约了样本量	适合用于罕见 疾病病因的 研究，可以 同时研究多 个因素与某 种疾病的 联系	能够得到药物的净效 应，并且将研究范 围扩展到了慢性暴 露的研究
缺点	统计效率与队列研究 相比略有损失，可 能会导致测量偏倚 或遗漏而扭曲所估 计的效应	不适用于发病率低的疾 病的病因研究，容易 产生失访偏倚	可能存在信息偏倚， 可能受到某些随 时间变化的特征 影响	不能计算遗传 与环境各自 的主效应， 不适用于基 因外显率高 的疾病研究	对药物净效应的估计 可能存在偏倚

二、撰　　写

病例-对照研究的撰写可以参考 STROBE 的要求进行。

（一）题目的撰写

论文的标题应当简明扼要地表达出研究者的研究意图，不应当使用过多的学术用语，避免冗杂，一般不超过 15 个字。病例-对照研究的标题在报告过程中应写明本研究的设计类型。

（二）作者署名的撰写

作者署名顺序应当与所有作者进行商议过后进行书写，按照任务分工排列作者顺序，第一作者需要熟悉整个研究的流程、设计方法、试验过程，同时也是文章的主要撰写者，通讯作者需要时刻关注所投杂志编辑的消息，与编辑进行有效的沟通，完善研究内容。

（三）摘要的撰写

为使读者了解病例对照的研究设计，便于学术交流，需要使用第三人称撰写摘要，内容包括目的（objective）、方法（method）、结果（result）、结论（conclusion）四部分。一般限 150～250字，既要表述清晰，又不空泛。

（四）关键词的撰写

所选关键词既需要突出病例对照的研究内容，同时又需要明确所选择的病例-对照研究类型，所选词汇应当在文章中反复出现，能够使读者通过阅读关键词即能够大致了解文章所写内容。关键词的选取数量须按照杂志要求，一般为 5 个左右，研究者们可以在《医学索引》（Index Medicus）的医学主题词表（MeSH）中寻找与自己研究相关的词，切不可随意造词作为关键词。

（五）前言的撰写

前言是文章正文的起始部分，一般分三段书写，第一段为研究背景，即所研究的问题目前在国内外处于一种什么样的状态，有什么样的问题是相关学者还未解决或者未明确的；第二段为自己的研究具有什么样的特色，通过研究能够解决哪些问题；第三段则提出本研究的目的和假设。使读者能够清晰地了解研究涉及领域目前处于什么阶段，本文想要解决、如何解决现阶段存在的问题。对于研究目的，需要明确是探索还是验证某一危险因素与疾病的关系？目标人群来源于哪里？暴露因素是什么？结局指标如何选择？总之，前言部分的撰写应当直截了当地说明问题、重点说明解决问题的方法，避免在研究背景上浪费过多的笔墨，所选取的问题需要有相关文献及研究的支撑，切忌闭门造车。

（六）方法的撰写

1. 研究设计　研究设计的制定既需要充分地考虑试验过程中的每个细节，避免遗漏；又需要安排合理，充分尊重受试者的意愿，才能够在撰写试验方法时得心应手。在撰写试验设计过程中应当充分考虑影响试验的各种危险因素及偏倚风险，在仔细查阅国内外相关文献或者预实验的基础上再提出研究假说；在考虑某一特定的暴露因素时，应当事先做好调研，明确在试验过程中是否能从多种角度去收集该暴露因素的暴露程度，以便于后续的统计分析；在收集受试者数据时，应当考虑受试者数据的完整性，例如，受试者是否能准确回忆曾经接触过暴露因素，患者的病历是否齐全等。同时，在试验过程中，研究者往往会接触到多种暴露因素，需要充分考虑试验环境、试验经费、受试者配合度等因素，对暴露因素进行谨慎选择。受试者的来源需要明确说明是来自医院还是来自社区。此外，不同类型的病例-对照研究对于受试者是否进行匹配等有特殊要求，研究者在设计病例-对照研究时应当充分考虑研究类型，再进行受试者的选择。

2. 研究对象　病例-对照研究的对象来自于具有不同生活方式与习惯的人群，个体差异巨大，试验过程中如果研究环境及研究方法不相同，将在一定程度上限制研究成果的可推广性。因此，应把受试者的入组标准、来源、选择方法、基线调查的时间、随访调查的时间、问卷调查及身体检查的时间、受试者退出或死亡的时间、应答率记录等描述清楚。此外，需要描述如何选取两组受试者、匹配原则和每个组的匹配数目。

3. 病例组与对照组的选择　文章应写明试验组和对照组的招募地点，纳排标准（包括诊断标准、纳入标准、排除标准、脱落标准及剔除标准等）以及随机方法、分配隐藏、盲法等。

4. 调查方法　病例-对照研究应当说明调查方式（是否为问卷调查？问卷调查的类型是什么？），同时对随访方法进行描述。如果涉及生理检测，应说明什么时间在什么地点对受试者进行采样与检测、采样方法、检测方法、采样所用材料、检测所用设备、检测结果及检测批次等；如涉及需要对采集样本进行储存，则需说明储存条件与储存时间，并由专人负责进行记录。

5. 变量定义　明确定义结局指标、暴露因素、关联强度和潜在的混杂因子，暴露因素的撰写需要查阅相关文献，给出明确定义。不能在撰写过程中反复使用"自变量"等词汇代替暴露因素，以避免给读者造成困惑。

6. 样本量大小　样本量的计算不能随意选取，应通过公式法、查表法或估计法等进行。在估算样本含量之前，必须要明确一些参数的概念：

（1）对照组的暴露率 P_0，即为未发生疾病的人群比例，P_0 可以通过查阅相关文献或预试验得出。

（2）相对危险度（RR），是指病例组的累积发病率（或死亡率）与对照组累积发病率（或死亡率）之比。RR 代表暴露组的发病率或死亡率与对照组发病率或死亡率之比，RR 值越大，表明研究效应越大，暴露与结局的关联强度越大。但由于病例对照研究无法计算某一结局（疾病）的发病率，因而不能直接计算相对危险度值。当结局（疾病）的发病率很低（<10%）时，可以用 OR 值近似代替 RR 值。

（3）比值比（OR），在病例对照研究中，OR 指病例组中暴露人群与非暴露人群的比值和对照组中暴露人群与非暴露人群的比值之比。OR 值的获取方式与 P_0 相同，也可以用病例组的暴露率代替。

（4）α 值，即所希望达到的检验显著性水平，也就是一类错误的概率，一般取 0.05 或 0.01。

（5）把握度 $1-\beta$，β 为第二类错误的概率，$1-\beta$ 代表这种关系有多大把握度，一般取 0.90，也就是 β 值取 0.10。

7. 偏倚　明确病例-对照研究中针对可能存在的偏倚（混杂因素的偏倚、患者自身患病率或发病率的偏倚等）的处理方法，如果可能，应对偏倚的值进行计算。

8. 统计学分析 ①描述统计分析所使用的工具，包括数据分析工具与绘图工具。②描述所有统计学方法。分别说明计数资料和计量资料的统计分析方法。③描述亚组和交互作用检查方法。病例-对照研究在报告中应事先制定好亚组分类方法，不同的亚组选取合适的统计分析方法。④针对特定的病例-对照研究类型，需要明确解释病例和对照的匹配方法。

（七）结果的撰写

1. 研究对象 详见本章第二节。

2. 基线特征 ①描述两组人员的基本特征（如人口学、临床和社会特征）以及与受试者相关的暴露因子与混杂因子；计量指标采用均值加减标准差（mean±SD）来表示，计数资料用率 [n（%）] 来描述。②对病例-对照研究中的缺失值进行报告。③对质量监控进行报告，说明质量检查如 Kappa 一致性检验的结果。④考虑用表格的方式呈现。

3. 影响因素分析 ①通过查阅文献，确定病例-对照研究中影响因素的自变量，说明选择相关危险因素的方法。②对所选定的危险因素进行统计分析（通常为单因素分析和多因素分析），并说明结果。③分类说明危险性影响因素和保护性影响因素各有哪些。④考虑用表格的方式呈现。

4. 亚组分析 ①以所分亚组为因变量，纳入与多因素分析相同的自变量进行分析，阐明各自变量对因变量的影响。②分类说明各亚组的危险性影响因素与保护性影响因素。③考虑用表格的方式呈现。

（八）讨论的撰写

1. 本研究的意义与发现 详见本章第二节。

2. 解释结果 在对研究结果进行解释时应避免过度解释。

3. 给出建议 根据研究所得结果，同时结合研究过程中可能存在的异质性，对临床工作提出一些可能的建议，同时可以对未来的相关研究提供一些思路。

4. 局限性 再次说明研究出现的各种影响因素，讨论研究的局限性；讨论潜在偏倚的原因与影响。

（九）资助及感谢的撰写

详细写出本病例-对照研究受到的资助情况（方便读者对研究结论有更清晰的认知，研究者应明确报道在试验的哪些环节受到了资助）。

（十）参考文献的撰写

所引用的参考文献需要与文章内容紧密相关，提供证据支撑，切忌将无关的文献引用作为自己研究的证据，严禁伪造引用文献中不存在的数据作为自己研究的支撑。

第四节 横断面研究论文的撰写

一、概 述

（一）定义

横断面研究（cross-sectional study）是指在研究者所选择的人群中利用普查或抽样调查，对某一具体时间、地点的特定人群中的某一疾病或健康情况和相关危险因素状况的收集与描述。在横断面研究中，这些信息往往在相同的时间内得到，因而结局指标与暴露因素之间往往不存在因果关系，暴露因素与结局指标之间的关系只能用相关来描述。横断面研究设计相较于病例报告和队列研究设计更为严谨，其科学性相对较强。

（二）横断面研究的目的及意义

横断面研究的目的主要是通过调查某一疾病在特定人群中的患病率、某病在人群分布以及时间分布上的特点，明确患病率与哪些暴露因素、人口学特征等因素有关，同时发现人群中的病例使其能够得到及时的治疗。横断面研究和其他描述性研究一样是临床科研的初步阶段，在进一步开展深入研究前可为临床事件与疾病提供线索。

二、设计思路

（一）确定研究对象

在开展横断面研究之前，首先应当对自身研究目的有一个清晰的认识，横断面研究往往不存在对照措施以及干预措施（横断面研究中通常是暴露因素），因此确定研究对象对于明确研究目的具有重要的意义。

如何确定横断面研究的研究对象？

与 RCT 研究一样，横断面研究也应有严谨的、严格的纳排标准。纳排标准应当明确目标调查对象的三种特征即时间、空间以及人群特征：①具体地来说时间指的是所调查研究对象所具有的时间属性特征，如研究对象的病程时间长短、研究对象在某一地区的居住时间长短等一些带有时间性质的特征指标；②空间则指的是所调查研究对象所在的空间位置，如调查目的是对某一地区的人群患病情况进行了解；③人群特征指的是研究对象的自身生理特点的特征，而不是由研究对象自身以外的外在属性所定义的特征，如所调查研究对象的人种、年龄、性别以及患病类型等。在开始横断面研究之前，应事先通过阅读大量文献明确所要调查研究对象的三种特征，以便于对研究中所出现的无关因素进行控制，减少混杂。

对于医学领域中的横断面研究往往是流行病学调查，开展研究时除了确定研究对象所具有的三种特征以外，还应制定严格的疾病诊断标准，一般通过查阅与疾病相关的指南即可获得。严格执行疾病诊断标准对于控制研究结果的偏倚具有十分重要的意义。

（二）确定调查方法

1. 普查　即对所有符合合格标准的对象作调查。普查的优势在于人群基数大，能较为容易地筛查出目标疾病。此外，还能对普查所在地区的疾病情况有一个基本的了解。但普查同时也存在任务量大、费时费力的缺点，不适用于某些罕见病。如普查地点选择在人口流动大的区域，则很难保证普查的全面性。总之，正确的普查需要充分考虑调查者、被调查者及调查环境这三者的整体情况，才能保证普查结果真实可靠。

2. 抽样调查　按照抽样方式的不同，抽样调查大致可以分为单纯随机抽样调查、系统抽样调查、分层抽样调查、整群随机抽样调查、两级或分级抽样调查以及方便抽样调查。

（1）单纯随机抽样调查：作为其他抽样方法的基础，其操作过程为先由第三方研究者将研究对象进行编号，再利用随机方法（随机数字表法、计算机产生随机序列法）对编号完毕的研究对象进行随机抽样。

（2）系统抽样调查：即先将符合合格标准的研究对象编序号，再按照事先确定的顺序每隔一定样本量对单个研究对象进行抽取并作为样本，抽样的起点应进行随机选取。

（3）分层抽样调查：需要预先按照研究对象的基本情况，如年龄、性别、居住区域、工作单位进行分层，再按照分层情况对每层的研究对象进行简单随机抽样，这样可以避免因为人群基线特征的差异影响抽样结果，从而使得抽样得到的个体具有代表性。

（4）整群随机抽样调查：如研究对象来自于某一集体，如班级、学校、小区、街道、社区、军队等，则可采取整群随机抽样的方法进行调查。先将研究对象按照不同人群排序，再分别对不同人群进行简单随机抽样，对于所抽到的人群则按照普查的方法进行调查。

（5）两级或分级抽样调查：如果研究人群过于庞大，则需要按照分级抽样的方法进行调查。先从总体中抽取大的人群作为一级抽样单元，再从一级抽样单元中随机抽取少的人群作为二级单元。抽样单元的数量不作强制规定，如超过二级则统称为多级抽样单元，相应的调查方法也称为多级抽样调查。

（6）方便抽样调查：方便抽样是指为了配合所确定的研究主题，由调查者于某一特定的时间段内在特定地区随意纳入受试者的抽样方法。这种抽样方法适合于特殊情况的调查，如突发性事件或现象。通过在现场抽取样本询问相关人员，则可以了解事件发生的起因、经过、结果以及路人对事件的了解与看法。

三、撰　　写

横断面研究应按照 STROBE 声明进行规范性报告，STROBE 声明详情见本章第二节。

（一）标题和摘要的撰写

1. 标题的撰写　横断面研究的标题重点是应用常用的术语表明该研究的内容及设计，如"产后抑郁症状与肠道菌群关系的横断面研究"，既明确阐述了写作的内容是"产后抑郁症状"和"肠道菌群"的关系，又表明了研究设计是横断面研究。

2. 摘要的撰写

（1）目的：即横断面研究旨在调查什么疾病在什么人群中的分布，为该疾病以后的科学研究提供参考或证据支持。

（2）方法：方法学部分集中于：描述研究对象的来源及起止时间；资料收集的方法（包括所用到的量表、问卷等工具的介绍）以及纳入研究对象的数量（真实的样本量）；具体的观察或评价指标。

（3）结果：对于摘要结果部分的书写主要包括：简要报告现状情况、单因素结果和多因素结果。

（4）结论：结论部分同样包含以下方面的内容：总结并凝练描述问题的现状（结合结果部分），根据本次研究所得出的结果提出解决的策略。

（二）前言的撰写

论文前言部分一般都要包括 4 个方面。

1. 研究问题（背景原理）　一篇横断面研究论文提出的研究问题应当具备创新性与科学性，需把握该领域研究的热点及方向；应简要介绍研究问题的背景是什么（如流行病学特征）及解决研究问题的困难和意义等。

2. 研究理论和框架　研究的理论（概念）和框架的写作应准确，且论述应具有逻辑性，如"是什么，有什么特点，应用于哪些领域，与本研究领域有什么联系等"。

3. 文献回顾写作　针对文献回顾写作，应当具备以下三个特点：①应当具有全面性；②应当完整描述前人研究的局限性或缺陷；③应当引用年限较短的文献。

4. 研究目标　横断面研究的前言当中还应当对本次研究的研究目标进行说明，如研究的目标是否确定了目标人群、前人有无研究、现有研究的局限性等。如本研究旨在通过什么研究方法，达到什么样的研究目的。

（三）方法的撰写

方法部分的撰写一般由以下部分组成。

1. 研究设计　文中应陈述研究设计的关键元素，对于横断面研究而言，需要表述清楚研究结构、研究环境、研究人群、研究时间范围和研究流程的详细信息。好的研究设计能够使研究目的清晰化，并在此基础上完善形成研究方案，正确地处理研究过程中收集到的数据，最终得出研究结论。

2. 研究设置 详见本章第二节。

3. 研究对象 详见本章第二节。

4. 研究变量 详见本章第二节。

5. 数据来源和测量 详见本章第二节。

6. 偏倚 详见本章第二节。

7. 样本量 横断面研究需要明确样本量的计算方法及本研究最终纳入多少样本量。首先需要规范计算流程，普查和抽样调查均需说明。为了研究顺利进行，同时应考虑研究过程中影响样本量大小的因素，如置信区间、标准差、误差、预期均值等。在估算样本量的过程中应考虑脱落率，并加在需要的样本量当中。

8. 定量变量 研究者需要在文章中解释定量变量如何处理。如果合适，描述分组原因。

9. 统计方法 包括统计学处理，使用的统计软件及版本。此外，需要明确报告检验水准的大小与缺失值的填补方法。对于横断面研究，报告资料与方法部分的撰写在整篇研究报告中所占的篇幅较大，需要详细描述根据抽样策略确定的统计方法。

（四）结果的撰写

横断面研究结果的撰写主要包括以下三个部分：研究对象的一般资料、研究问题的现状、研究问题的单因素以及多因素分析。

研究对象结果的撰写需要对研究者的参与情况进行描述，可以通过流程图的方式进行展示（图2-5-4）。

对于研究问题的现状报告即为结局资料的报告，横断面研究的结局是指暴露后或治疗后所有可能产生的结果；或指处理某个健康问题后研究对象所呈现的健康状态的变化。撰写时报告结局事件的数量或结局事件测量结果即可，如发生率，以及连续性变量的均数以及标准差等。

对于研究问题的单因素与多因素分析主要指的是单因素回归分析以及多因素回归分析，对于单因素回归分析主要探讨的是某项关键结局指标与所有因素之间的关系即一元回归关系，如某一项关键结局指标与研究对象的年龄的单因素回归分析。如采用单因素回归分析，先应对具有统计学意义的因素分类进行描述，后将单因素回归分析中具有统计学意义的因素进行多因素回归分析，对统计分析结果中各因素的效应量大小进行分别描述。

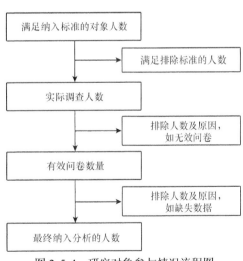

图 2-5-4 研究对象参与情况流程图

（五）讨论的撰写

横断面研究论文讨论部分的撰写主要是对研究结果中的主要发现进行归纳总结，如本研究所探讨的疾病在某特定人群中的发病率是多少，与国内外先前研究结果是否有区别，如果有区别的话分析造成这种差别的原因，同时结合现实情况分析出现该研究结果背后的原因。讨论部分对于研究的局限性应当进行充分说明，为后续的研究提供一定的参考。

第五节　病例报告的撰写

一、概　　述

（一）定义

病例报告（case report）又叫个案报告，主要描述了临床中特殊的病例、疾病的特殊表现、新的诊断方式、新的临床治疗方法、诊治后得到的经验和教训等方面，再根据不同期刊的要求进行撰写，以论文形式来报告单个或几个病例的一种文题。

（二）病例报告的目的

通过病例报告可以了解一种新的病症或某种暴露因素带来的不良反应。在医学领域充分的病例报告必不可少，不少疾病的发现均来自病例报告，如在 1981 年，美国首次报道了有关艾滋病的病例报告，从此便开始了对艾滋病的研究。

部分病例报告也对罕见病或某些疾病的不常见情况进行了描述。①罕见病：指患病率＜1/500 000 或新生儿发病率＜1/10 000，常见的罕见病包括肺上沟瘤（Pancoast tumor），肌萎缩侧索硬化等。②常见病发病于少见人群：如常见的肺癌多发于老年群体，但越来越多的病例报告报道了青年群体的肺癌发生率逐渐上升，可能与吸烟或环境等因素有关。③生化或影像学表现较为罕见。

有些病例报告也对某些疾病产生的机制进行了解释和说明。如经典的病例报告"氟烷肝炎"，某麻醉师在使用氟烷进行麻醉术后，肝炎反复发作，并且仅在使用氟烷作为麻醉剂时发作，通过生化和病理学检查，证明氟烷确能引起肝炎。

（三）病例报告的范围

个案报道的病例选择有一定范围，以下 6 类病例可撰写成病例报告：①罕见及独特的疾病或综合征，且以往未曾被描述过；②未曾预料到的两种或两种以上无因果关系的疾病出现在同一病例并产生相互影响；③不同于某种疾病常规模式的、新发现的、具有临床重要性变化的病例；④以往未曾认识到的、有效的治疗方式，治愈一种"疑难杂症"的经验，取得很好的治疗效果或出现严重的药物不良反应；⑤可提供某种疾病发病机制线索的病例；⑥某种假象造成诊治失误教训的病例。

（四）病例报告论文的特点

病例报告是一种常见的叙述性论文，对临床诊断、治疗和随访具有重要意义。病例报告具有以下特点：

1. 病例数量少　一般认为病例报告报道的病例数小于或等于 10 例，一例两例均可。

2. 撰写格式固定　相较于其他研究，病例报告应严格按照国际 CARE（case report guideline）小组制定的病例报告指南进行撰写，内容应尽可能详尽。

3. 报告内容真实　病例报告的内容均为医务人员在临床工作中的发现与总结，真实地反映了整个诊疗过程与预后状况，可为其他类似病例提供参考与借鉴。

4. 报告病例新颖　病例报告强调少见或罕见疾病或熟悉疾病的新机制、新症状、新治疗方法或新的预后结局或新的并发症。

二、写 作 规 范

目前，关于病例报告的国际标准中，以 CARE 小组编写的 CARE 标准最为著名，尤其是 CARE 的信息清单和写作模板。"CARE"是由英文单词"case"和"report"组合而成的专有名词。

2013 年，CARE 团队出版了 CARE 的第一个版本，2016 年发出了信息清单，见表 2-5-5。

表 2-5-5　CARE 信息清单

主题	项目编号	清单项目描述
文题	1	词语"病例报告"应与本报告中最受关注的内容同时列于文题中
关键词	2	4～7 个关键词，包括关键词"病例报告"
摘要	3a	背景：简要总结为已有的医学文献增添了什么新的内容？
	3b	病例小结：主诉、诊断、干预、结局
	3c	结论：从本病例中主要"获取"了什么经验？
引言	4	当前的医疗标准以及本病例的贡献——列出参考文献（1～2 段文字）
患者信息	5a	患者的基本信息
	5b	患者的主诉及主要症状
	5c	患者的医疗史、家族史、社会-心理学病史
	5d	针对该症状的既往治疗史及结果
临床发现	6	描述重要的体格检查结果及临床发现
时间线	7	将本病例报告中的信息按时间轴列成表或图
诊断评估	8a	评估内容包括体格检查、实验室检查、影像学检查、调查问卷等
	8b	诊断挑战（包括经济和文化等方面）
	8c	包括其他诊断
	8d	疾病的预后
治疗干预	9a	干预类型
	9b	干预的管理
	9c	记录干预的变化以及相应的解释说明
随访和结局	10a	临床医师对疾病的评估
	10b	重要的随访诊断评估结果
	10c	对干预依从性和耐受性进行评估
	10d	不良反应等
讨论	11a	对作者在处理本病例时的优势和局限性进行讨论
	11b	讨论本病例报告的相关参考文献
	11c	本病例报告每个结论的科学依据
	11d	本研究的主要教训及经验
患者观点	12	患者或当事人对此次医疗过程的评价（如适用）
知情同意书	13	如有需求，须提供患者的知情同意
其他信息	14	致谢部分；如有需求，须完成致谢部分、利益冲突，提供伦理审查委员会的证明

（一）文题

1. 本文最重要的信息 +"病例报告"。

解读：文题应为最受关注的内容 + 词语"病例报告"，而基于"PICOS"原则，文题应传达的内容应包括"P"——病例报告的对象/人群；"I"——病例报告的干预措施；"C"——病例报告的对照组（多未明确指出）；"O"——病例对象的结局；"S"——研究的设计类型。通过以上五方面，读者可以对病例报告的内容有大致的了解。例如"rTMS treatment in a patient with major depressive disorder: brain excitability increasing as a successful case report"，其中"P"为"a patient with major depressive disorder"，"I"为 rTMS，"O"为"brain excitability increasing"，"S"则为病例报告。但不同的期刊要求不同，不能一概而论。

（二）关键词

2.关键词数量为 4～7 个：选择的关键词应点明主题；"病例报告"应包含在内。

解读：关键词的数量为 4～7 个，且要包含"Case report"。关键词的选择应体现本报告的主要内容，可按照"PICOS"原则进行选取。选择关键词时，应注意：①中文关键词应尽量选用中文主题词表和中国中医药主题词表中的规范主题词；英文关键词应尽量选择 MeSh 词表中的规范主题词；②若上述词表中无对应的术语词，可选用自由词以提高查全率；③选择的词语应具有实际意义，如"治疗""诊断""检查""研究""分析"等词语不应该作为关键词；④关键词的词性方面，尽量选择名词和科学技术性动词；⑤关键词中如出现缩略词，应考虑缩略词的含义是否是公认的以及是否会造成歧义；⑥关键词中应尽量避免出现符号和较长的短语；⑦各关键词之间应用分号隔开。

（三）摘要

3a.背景：本文给现有的医疗研究领域增加了哪些新内容。

3b.病例小结：主要的症状和/或临床发现（包括主诉、诊断、治疗、结局及不良事件等）。

解读：对病例进行小结：简要总结该病例报告的主诉、诊断、治疗、结局。其中诊断包括量表评估、体格检查、生化指标检测、病理学检测及影像学检查等方面；干预措施的描述应具体，包括药物（剂量、强度和疗程等）、手术、预防和护理等，如治疗过程中，有方案的改变，也应详细记录；结局包括治疗后的直接结果，如症状的改善或加重等、阴性或阳性结果变化、出现的并发症及不良事件、随访的结果等。患者的依从性也可进行评估和记录。

3c.结论：本病例的经验及教训。

解读：用 1～2 句话简要描述本病例的经验及教训。经验包括：诊断和治疗措施选择的经验，其中治疗措施中：①药物的种类，剂量，疗程的选择经验；②手术的选择经验；③理疗方式、疗程等的选择经验；④术后护理及康复措施的选择经验。教训包括：①诊断检查等不具有针对性；②治疗措施不具有针对性；③治疗过程中病例发生的不良反应和突发事件及应对措施；④在医患沟通中的教训。

（四）引言

4.用 1～2 段文字总结该病例报告的特点，并列出参考文献。

解读：介绍本病例报告的背景，包括病种的相关流行病学研究、在诊断和治疗中的困难、是否有类似病例报告、解决该病例的意义等。篇幅通常为 1～2 段，语言应尽量简洁。

（五）患者信息

5a.患者的基本信息。

解读：主要包括姓名、年龄、性别等人口统计学信息。

5b.患者的主诉及主要症状。

解读：包括患者就诊时的主诉及症状持续的时间、强度（严重程度）、发作的频率及时间、缓解及加重的因素等。

5c.患者的医疗史、家族史、社会-心理学病史。

解读：包括既往就医史（主要描述上述 5a 及 5b 的相关信息、治疗过程及结果），其他家庭成员是否具有类似的症状，社会心理史（如生活规律及爱好、生活经历等）以及有无遗传病病史。

5d.针对该症状的既往治疗史及结果。

（六）临床发现

6. 描述重要的体格检查结果及临床发现。

解读：包括重要的体格检查发现及其他重要的发现。

（七）时间线

7. 将本病例报告中的信息按时间轴列成表或图。

解读：将与疾病相关的时间点（如首发时间、最近一次发作的时间等）用图和表的形式记录。

（八）诊断评估

8a. 评估内容包括体格检查、实验室检查、影像学检查、调查问卷等。

解读：包括体格检查（心率、血压、呼吸等）、实验室检查（包括体液、血液、排泄物等检查）、影像学检查（包括 MRI、CT 等）和调查问卷，如伴有精神或情绪障碍，还应包括神经生物学检查。

8b. 诊断挑战（包括经济和文化等方面）。

解读：对诊断造成困难的因素，如经济状况、文化等方面的差异。如遇到交流沟通存在障碍的患者，应由其家属代为沟通，并予以记录。在诊断过程中，也应考虑到其文化或习俗等方面的差异。如遇语言不通的患者，应借助专业人员的帮助。

8c. 包括其他诊断。

解读：其他诊断包括诊断依据，与其他疾病的鉴别诊断等。诊断依据的撰写应尽量清楚详细且有针对性，包括体格检查、实验室检查及影像学检查等。如无充分诊断依据，则应记录在案并邀请多方会诊。鉴别诊断部分应详细说明本病例的检查结果与类似病例结果的异同，明确疾病鉴别的"金标准"和其他鉴别要点，应有充分的证据排除其他疾病。

8d. 疾病的预后。

解读：如肿瘤的分期等。在预后部分，除了患者本身的疾病症状外，还应关注其功能障碍的恢复，提高其生活质量，使其能够重返家庭和社会。如为肿瘤，应重点关注其分级、分期、肿瘤标志物的含量、扩散转移情况及生存率等方面。

（九）治疗干预

9a. 干预类型。

解读：如药物疗法、手术、预防措施、自我护理等。在撰写过程中，应尽可能全面描述病例的干预措施，除了上述类型外，还包括物理因子治疗、运动疗法、饮食疗法及心理治疗等。

9b. 干预管理。

解读：如药物的剂量、强度、持续时间等。该部分的撰写应尽可能详细完整。

9c. 记录干预的变化以及相应的解释说明。

解读：干预措施的改变，并记录方案变动的依据。当干预措施发生变化时，应予以记录，包括变动的时间、变动的具体干预方法、变动前后的异同及变动的依据等。其中干预方法的变动时间应具体记录，如根据患者症状的变化进行调整，还应记录患者症状发生变化的时间；干预方法的变动，包括增加、减少干预方法或改变干预的形式（如口服改为静脉注射等），如干预措施不变，而干预指标发生变动，则应详细记录指标在变动前后的变化；在方案变动前，应有充分的依据，在变动时，还应考患者的主观感受及意见。

（十）随访和结局

10a. 临床医师对疾病的评估。

解读：如果合适，可以增加患者的自我评估。临床医师对疾病的评估应包括 8a 中的各项检查。患者的自我评估应包括治疗过程中症状的缓解及其他方面的评估，包括心理状况、睡眠质量、饮食状况等方面的评估，评估方式可选用量表自评。

10b. 重要的随访诊断评估结果。

解读：重要的随访结果，包括阴性和阳性结果等。随访过程中的结果变化，包括阴性和阳性结果，治疗效果及疾病的恢复情况。在随访过程中，还应指导患者如何用药、康复、锻炼及疾病变化后的处置方法。此外，患者的心理变化情况也是关注的重点。

10c. 对干预依从性和耐受性进行评估。

解读：患者在治疗过程中的依从性及耐受程度。依从性包括用药的依从性、手术依从性、术后康复依从性及护理依从性，如果适用，患者家属的相关依从性也可记录。耐受程度主要是治疗过程中的耐受度，如疼痛等不适症状。对依从性评估措施包括药物浓度的监测（通过对血液、毛发等组织中的药物含量进行定量分析）、治疗效果的评价（通过治疗效果可以间接了解到患者的依从性）、自我报告（通过访谈和问卷等方法调查）等方法。耐受程度的评估包括视觉模拟评分法（visual analogue scale，VAS）、数字分级评分法（numerical rating scale，NRS）及面部表情观察等评估方法。

10d. 不良反应等。

解读：包括结果的恶化、副作用及不良事件等。如出现结果的恶化等不良反应，在撰写过程中应如实详细记录，并讨论其出现原因及相关应对或避免措施。

（十一）讨论

11a. 对作者在处理本病例时的优势和局限性进行讨论。

解读：对本病例报告的优势及局限性进行讨论。该部分的撰写可分为两部分：优势和局限性。优势包括：①诊断方法的优势；②治疗措施的优势（包括仪器的使用、中西医结合治疗或联合其他治疗等）；③评估方法的优势。局限性同样如此。

11b. 讨论本病例报告的相关参考文献。

解读：通过相关领域的医学研究文献，对本病例报告进行讨论。在本部分的撰写过程中，需阅读大量的文献，通过相关文献作为本病例报告的支撑，并与相关病例进行比较，找出相似性及差异性，进行讨论。

11c. 本病例报告每个结论的科学依据。

解读：强调得出本病例报告结论的科学依据，包括可能因素的评估。结论及科学依据的撰写也应根据领域内的相关研究，并讨论本研究的科学性和可行性，如确无类似研究，则应引起重视并进一步研究。

11d. 本研究的主要教训及经验。

解读：总结本研究得出的主要教训及经验。本部分的撰写与3c部分类似。

（十二）患者观点

12. 患者或当事人对此次医疗过程的评价（如适用）。

解读：如患者同意，则可以记录患者对此次治疗过程的观点及意见。通常为1～2段。

（十三）知情同意书

13. 如有要求，须提供患者的知情同意。

解读：如有需要，则须提供患者对此次治疗的知情同意书。

（十四）其他信息

14. 致谢部分；如有要求，须完成致谢部分、利益冲突，提供伦理审查委员会的证明。

根据期刊要求，撰写致谢、利益冲突和伦理审查部分。

　　通过对 CARE 2016 版进行学习和梳理，并在病例报告的写作中加以应用，并严格按照指南的格式进行撰写，可以使读者清晰地了解到该病例报告的详细内容，以更好地指导今后的临床工作。

　　报告规范对提升研究的质量和透明性有重要作用，不同的原始研究论文在撰写过程中应参照相应的报告规范，如实施性研究论文的撰写可参照 StaRI（standards for reporting implementation studies）报告规范，诊断准确性研究论文的撰写可参照 STARD（standards for reporting diagnostic accuracy studies）报告规范，个体内临床试验可参照 CONSORT for WPT（CONSORT for within person trials）报告规范，孟德尔随机化研究论文的撰写可参照 STROBE-MR（STROBE using Mendelian randomization）报告规范。高质量的原始研究论文可以减小偏倚的影响，提高文献间的一致性，为研究者对文献的分析和研究（如系统评价）提供极大的便利。

思　考　题

　　1. 什么是随机对照试验？其报告规范是什么？

　　2. 队列研究报告应该如何撰写？

　　3. 请简要阐述病例报告论文的撰写规范。

第六章　临床实践相关的检索举例

循证医学的核心思想是对患者的医疗保健措施做出决策时，要明确、果断地利用当前最佳证据。而基于循证医学的临床实践则是通过系统研究，将个人的经验与所能获得的最佳外部证据融为一体，其是一种最佳证据、临床经验与患者价值的有机融合。该体系主要包含 5 个步骤，即首先从患者本身获取相关临床问题，然后系统全面地查找证据并严格评价质量等级，随后综合分析并用于临床决策和实践，最后通过后效评价决策效果，不断完善决策水平和质量。

通过该体系，临床医师能尽可能捕捉到最可靠的事实证据来解决各种临床问题，而最终的实践结果又将被运用到今后的临床实践中。基于循证医学的临床实践，其最终的目的是为临床医生或管理者提供一种思维方式，即应用当前最佳的研究成果来制定临床或保健决策，以消除任何无效甚至有害的临床实践。

本章节共分为四个部分，分别从病因、诊断、治疗和预后四个方面，通过具体临床病例来阐明循证医学的临床实践过程，以期帮助读者了解循证医学的临床应用。

第一节　病因证据的评价与应用

纵观医学的历史和发展史，无数医学研究者或医生都把疾病作为研究对象进行研究，关注的焦点始终都是"患者"以及"人体"，并花费大量时间精力致力于探索生命王国的奥秘：认识机体、了解疾病、寻找到某一疾病发生的缘由进而找到能够有效治疗该疾病的相关方法。孙思邈告诫我们要："消未起之患，治未病之疾，医之于无事之前。"由此可见，对于某一疾病而言，对其病因学加以研究不仅可以弄清病因，明确并估计该病的危险因素和危害程度，医务工作者们还可以根据疾病的病因提前采取干预措施来影响疾病的发生和进展。因此我们需要对疾病的病因进行检索与分析，结合临床实际筛查出可能的病因从而进行预防和控制。

然而，病因的致病效应非常复杂，外界客观存在的物理、化学、生物、社会以及人体本身心理状态、先天遗传等因素均可作为单一或联合病因导致疾病的发生。呈现出一种病因导致一种疾病、一种病因导致多种疾病及多种病因导致一种疾病的特点。因此，临床中常常难以明确某一疾病的具体病因进而无法制定出一套合理的检索方案。本节以一典型病例为背景，分别按如何提出合理的临床问题、如何依据问题制定合理的检索方案、如何对检索出的病因性证据进行质量评价、病因性证据的应用和后效评价这几个步骤依次进行。

一、如何提出合理的临床问题

临床实践中在探究病因与检索研究证据之前，第一步要先提出合理的临床问题。在病因方面常见的问题包括：①目前关于某种疾病有哪些危险因素；②某因素是否增加患者发生某种疾病的风险；③如何早期预防某种疾病的发生等。

（一）具体临床病例

患者，男，52 岁。主诉：间断上腹部疼痛 5 年余，加重 2 周，黑便 1 天。现病史：患者于 5 年前开始无明显诱因出现上腹部疼痛，以剑突下为主，呈持续性钝痛，多于冬春季节变化时出现，进食后加重，偶伴腹胀不适，无明显反酸、嗳气、烧心，无头晕、恶心、呕吐，无呕血及黑便等症状，未予重视及诊治。近 2 周患者症状加重，性质同前，1 天前解黑便 1 次，量约 100ml。病程中患者无头晕、心悸等不适。神清、精神可，饮食、睡眠未见明显改变，小便正常，近期体重无明显变化。既往史："冠心病"病史 5 年余，长期口服"拜阿司匹林肠溶片 100mg 1/日"治疗。无手术、食物及药物过敏史；生活史：吸烟 20 年，10～20 支/天；无饮酒史。体格检查：剑突下压痛，余未查及明显阳性体征。该患者入院后完善血常规及生化等相关检查，后行 ^{13}C -（尿素呼气试验）（UBT）检查，结果显示 ^{13}C-UBT 阳性；并于次日于内镜中心行胃镜检查，术中显示胃黏膜呈充血、水肿、渗出样改变，散在片状糜烂灶，胃窦后壁可见一约 0.5cm×0.8cm 大小溃疡，上覆白苔，苔上可见少量出血点，周边黏膜轻度水肿。结合患者相关病史、临床症状、实验室检查与影像学表现，可诊断为慢性浅表性胃炎伴胃窦部溃疡。

（二）病例总结

全面了解消化性溃疡并发上消化道出血的诊断、治疗和预后是疾病诊疗过程中的关键，同时，针对疾病相关危险因素进行事前管理或预防也是降低疾病发生率的关键因素。消化性溃疡并发上消化道出血危险因素的研究是将"治疗"转变为"预防"的前提。临床上针对胃溃疡的治疗主要有饮食生活习惯上控制，包括避免过度劳累和精神紧张、少吃多餐、规律饮食、避免生冷辛辣食物等，从而预防刺激性和应激性出血的发生，同时予以 PPI 或 H_2 受体拮抗剂等促进溃疡愈合。该患者"冠心病"病史 5 年余，长期口服"拜阿司匹林肠溶片 100mg 1/日"治疗，于 1 天前出现黑便，胃镜提示胃窦后壁有局部出血点，同时 ^{13}C -UBT 检测阳性。

研究表明，随着低剂量阿司匹林的使用增加，阿司匹林相关上消化道出血的住院人数也在逐年增加；当前控制上消化道出血的内镜和手术技术取得了进步，但服用阿司匹林患者出现上消化道出血后的病死率仍然很高。幽门螺杆菌感染和阿司匹林是上消化道出血的独立危险因素，它们作为危险因素的相互作用尚不清楚。

要回答这些问题，必须寻找关联性强，与患者实际相关的证据。首先我们可以提出几个目前需要解决的临床问题，再根据 PICOS（P：患者，I：干预，C：对照，O：结局，S：研究类型）模式进行转化：①服用阿司匹林发生出血的风险有多大？②上消化道出血有哪些危险因素？③幽门螺杆菌感染是否会增加出血风险？④如何早期预防上消化道出血？

二、如何依据问题制定合理的检索方案

在确定具体的临床问题后，我们应按照 PICOS 模式来制定相应的检索式。由此将第一部分所提出的问题转化为可以回答的临床问题：服用低剂量阿司匹林的幽门螺杆菌阳性患者是否比服用低剂量阿司匹林的幽门螺杆菌阴性患者具有更高的上消化道出血发生率？其 PICOS 模式如表 2-6-1 所示。

表 2-6-1 根据临床问题组成的 PICOS 模式，进行病因初步探索性检索

P：患者人群	服用低剂量阿司匹林
I：干预措施	幽门螺杆菌阳性
C：对照措施	幽门螺杆菌阴性
O：结局指标	上消化道出血率
S：研究类型	RCT 研究与观察性研究

检索的数据库包含 PubMed、Embase、Cochrane Library、MEDLINE、CNKI 及万方数据库，检索了截至 2022 年发表的相关文章，检索采取主题词和自由词相结合的方式进行，英文检索词策略为：

#1 peptic ulcer hemorrhage [Mesh]

#2 peptic ulcer hemorrhage [Mesh]

#3 peptic ulcer bleed* [Ti/Ab]

#4 upper gastrointestinal hemorrhage [Ti/Ab]

#5 upper gastrointestinal bleed* [Ti/Ab]

#6 stomach hemorrhage [Ti/Ab]

#7 #1 OR #2 OR #3 OR #4 OR #5 OR #6

#8 aspirin [Mesh]

#9 acetylsalicylic acid [Ti/Ab]

#10 #8OR #9

#11 #7 AND #10

三、如何对检索出的病因性证据进行质量评价

（一）证据检索结果与质量评价

经过检索共有 7 篇研究被纳入，均为观察性研究，采用纽卡斯尔-渥太华量表（the Newcastle-Ottawa Scale，NOS）评估观察性研究的质量。NOS 量表是适用于病例-对照研究和队列研究的一个常用质量评价工具，其通过三个维度共八个条目的方法评价队列研究和病例-对照研究，以九分制对文献质量进行排名，具体包括研究对象的选择（selection）、可比性（comparability）、暴露（exposure）/结果（outcome）评价。NOS 对文献质量的评价采用了星级系统的半量化原则，除 comparability 最高可评 2 星外，其余条目最高可评 1 星，满分为 9 颗星，分值越高提示研究质量越高。

质量评价：采用 NOS 对纳入的 7 项病例-对照研究进行质量评价，最终结果显示，7 项研究中有四项是高质量的（NOS 为 7 分或更多），三项研究评分低于 7 的主要原因是病例在总体人群方面的代表性有限。

（二）相关诊断证据分析

服用阿司匹林的幽门螺杆菌阳性患者的上消化道出血发生率高于幽门螺杆菌阴性患者（OR 2.32；95%CI，1.25～4.33；$P < 0.05$）。

四、病因性证据的应用和后效评价

以上述"消化性溃疡合并上消化道出血，胃镜提示幽门螺杆菌病阳性，既往有阿司匹林服药史"患者的方案为例，在查阅相关研究证据评估后，做出如下决策：

根据患者的具体病情结合上述证据分析与患者自身意愿，在入院后给予抗 Hp 感染根除治疗，包括雷贝拉唑钠肠溶胶囊 20mg 每日 2 次、枸橼酸铋钾颗粒 220mg 每日 2 次、阿莫西林分散片 1g 每日 2 次及呋喃唑酮片 0.1g 每日 2 次；同时给予奥美拉唑钠肠溶胶囊 20mg，每日 1 次；溃疡活动期避免过度劳累和精神紧张，注意饮食管理。

该患者经连续治疗两周后，症状明显缓解，复诊 ^{13}C-UBT 检查阴性。随后继续服用雷贝拉唑钠肠溶胶囊 20mg 每日 2 次，枸橼酸铋钾颗粒 220mg 每日 2 次两周后症状消失。半年后该患者复诊行胃镜检查，胃镜下胃黏膜光滑柔软，呈浅红色，未发现散发糜烂。后行科室电话随访，患者对治疗效果感到满意。

第二节　诊断证据的评价与应用

在本节中，我们依旧基于一项临床案例，分别按如何提出合理的临床问题、如何依据问题制定合理的检索方案、如何对检索出的诊断性证据进行质量评价、诊断性证据的应用和后效评价这几个步骤依次进行。

一、如何提出合理的临床问题

临床实践中在检索研究证据与选择诊断方式之前，第一步要先提出合理的临床问题。在诊断方面常见的问题包括：①目前关于某种疾病的诊断方式有哪些；②某种诊断方式的特异性、敏感度及准确度等。

（一）具体临床病例

张某，女，54岁，因"绝经3年余，异常阴道流血一周"入院。妇科检查：外阴婚产型，阴道畅，宫颈见糜烂菜花状肿物，直径约3cm，质硬，有接触性出血，阴道后穹窿受侵犯。子宫平位，大小正常，活动度尚可，左侧宫旁增厚，双侧附件未触及明显异常。体检：全身浅表淋巴结未触及明显肿大。宫颈活检：宫颈低分化鳞癌。腹盆腔CT示宫颈肿物，腹盆腔及双侧腹股沟区淋巴结未见明显肿大。HPV检测提示HPV-16型阳性，HPV-18型阴性，余1种高危型阴性。肿瘤标志物：鳞状细胞癌胚抗原（SCC）阳性。三大常规及生化常规结果均未见明显异常。

（二）病例总结

结合患者相关病史、临床症状、实验室检查与影像学表现，根据国际妇产科联盟（FIGO）指南，可以诊断为子宫颈癌（CCA）ⅡA1期。作为主治医生，根据现有证据，患者诊断为宫颈癌ⅡA1期，属于早期CCA，多采用根治性子宫切除术＋系统盆腔淋巴结清扫术。但早期CCA患者盆腔淋巴结转移率较低，仅约1/5的患者术后病理结果提示淋巴结受累，且盆腔淋巴结清扫术存在一定风险，易发生出血、神经损伤、淋巴囊肿等并发症，甚至造成感染引发败血症。此时，你该如何选择术式？常年的临床工作经验告诉你，进行系统盆腔淋巴结清扫是最保险的术式，但其术后并发症严重影响了患者远期的生存质量，其施行应当谨慎。那么，如何诊断早期CCA患者淋巴结转移情况？你进一步查阅相关研究发现，前哨淋巴结作为原发性肿瘤淋巴结转移侵犯的"首站"，常被用作恶性肿瘤根治术中淋巴结清扫范围选择的参考依据，譬如乳腺癌、子宫内膜癌等，可惜目前国内没有子宫颈癌相关指南推荐。该患者宫颈肿物直径＞2cm，属于早期CCA，综合考虑患者肿瘤切除后复发率及术后生存质量，此时你该怎么办？

要解决该主治医师的困惑，首先我们可以用PICOS模式，提出一至两个目前需要解决的问题：①对于早期CCA患者行根治性手术时，是否需要系统盆腔淋巴结清扫？②相较于系统盆腔淋巴结清扫术后病理，还有哪些方法可以更早诊断早期CCA患者盆腔淋巴结转移情况。根据临床问题组成的PICOS模式，进行初步探索性检索，如表2-6-2所示。

表2-6-2　初步PICOS检索式

P：患者人群	早期CCA患者
I：干预措施	
C：对照措施	系统盆腔淋巴结清扫术
O：结局指标	敏感度、特异性、准确性等
S：研究类型	这一部分可先不设置，先进行初步检索

初步探索性检索后，你发现国内有专家共识指出在局部病灶≤2cm CCA患者可优先考虑行

前哨淋巴结活检术（SLNB）。同时近期，一项观察性研究结果表明，SLNB可以减少与盆腔淋巴结清扫术相关的并发症，并且不会加速早期CCA的疾病进展。分析SLNB是否适用于诊断早期CCA患者盆腔淋巴结转移情况，可以从有效性与安全性两个方面提出以下问题：① SLNB能否用于诊断早期CCA患者盆腔淋巴结转移？其敏感度和特异度如何？② SLNB会不会影响早期CCA患者的远期预后？作为主治医生的你需针对上述两个问题设计合理的检索式，进而寻找最佳证据。

二、如何依据问题制定合理的检索方案

（一）检索方案的制定

如同上述初步探索性检索一样，在确定具体的临床问题后，我们应按照PICOS模式来制定相应的检索式。对于第一部分所提出的两个问题，其PICOS模式如表2-6-3所示。

表2-6-3　根据PICOS制定的最终检索式

P：患者人群	Ⅰ期～ⅡA期CCA
I：干预措施	SLNB技术
C：对照措施	盆腔淋巴结清扫术
O：结局指标	敏感度、特异性、准确性
S：研究类型	RCT研究与观察性研究

（二）检索结果

经过检索共有5篇研究被纳入。

三、如何对检索出的诊断性证据进行质量评价

（一）证据检索结果与质量评价

采用质量评价工具QUADAS-2对纳入的诊断性研究进行评价，主要由病例选择、待评价试验、金标准、疾病流程和进展情况4部分组成。通过回答上述4部分的标志性问题来判断偏倚风险。经过检索共有5篇研究被纳入。所纳入的文献均为低风险偏倚，具体质量评价结果见表2-6-4、表2-6-5。

表2-6-4　依据QUADAS-2工具对入组文献进行质量评价

纳入研究	偏倚风险			
	病例选择	待评价试验	金标准	疾病流程和进展情况
Freitas et al.	低风险	低风险	低风险	低风险
Salvo et al.	低风险	低风险	低风险	低风险
宋丽华等	低风险	低风险	低风险	低风险
Ya et al.	低风险	低风险	低风险	低风险
杨火梅等	低风险	低风险	低风险	低风险

表2-6-5　入组文献数据

纳入研究	病例数（n）	真阳性（n）	假阳性（n）	假阴性（n）	真阴性（n）
Freitas et al.	48	8	0	1	39
Salvo et al.	188	28	0	1	159
宋丽华等	63	13	0	3	47
Ya et al.	365	44	0	2	279

续表

纳入研究	病例数（n）	真阳性（n）	假阳性（n）	假阴性（n）	真阴性（n）
杨火梅等	82	49	5	1	27

（二）相关诊断证据分析

1. SLNB诊断早期CCA患者淋巴结转移的敏感度和特异度　将表2-6-5中各数据输入到Meta-DiSc软件中，可见合并后的敏感度为0.95（95%CI 0.90～0.98），详见图2-6-1。合并后的特异度为0.99（95%CI 0.98～1.00），详见图2-6-2。同时，汇总受试者工作特性曲线的AUC = 0.9907，详见图2-6-3。上述数据均提示SLNB在早期CCA中的应用价值高，可用于诊断早期CCA患者是否存在盆腔淋巴结转移。此外，由于SLNB的示踪剂种类繁多，不同的示踪剂间的效应有所不同。Chiyoda等人的结果表明，与伴/不伴蓝染剂（BD）的锝（Tc）或吲哚菁绿（ICG）相比，单独使用BD作为主要示踪剂的前哨淋巴结（SLN）检测率相对较低。此外，研究显示BD、放射性示踪剂、组合方法和荧光成像的合并检测率分别为80.9%、90.9%、92.3%和76.5%，而合并的敏感性率分别为86.3%、92%、91.3%和90.9%。因此，在临床上，示踪剂的选择也十分重要，直接影响了SLNB的检测率与灵敏度，进而影响诊断的准确性，临床医生应尽量避免单独使用BD作为宫颈癌SLNB的示踪剂。

2. SLNB对于早期CCA患者生存率的影响　SLNB在短期内用于规避系统盆腔淋巴结清扫术并发症的效果是显而易见的，可以显著降低术中大出血、术后严重感染等事件的发生率。但目前仍缺少大型高质量临床证据能够明确指出SLNB与早期CCA患者预后的关系。Lennox等报道了1188淋巴结阴性IA～IB期（FIGO 2009）宫颈癌患者的生存数据，包括110例SLNB和1078例系统盆腔淋巴结清扫术。在2年和5年无复发生存中，SLNB和系统盆腔淋巴结清扫术之间没有观察到显著差异（分别为97% vs. 95%和93% vs. 92%）。由于SLNB在CCA中应用年限较短，超过5年的生存数据仍然很少，对于前哨淋巴结阴性而未行系统盆腔淋巴结清扫术的CCA患者的远期预后仍在观测之中。

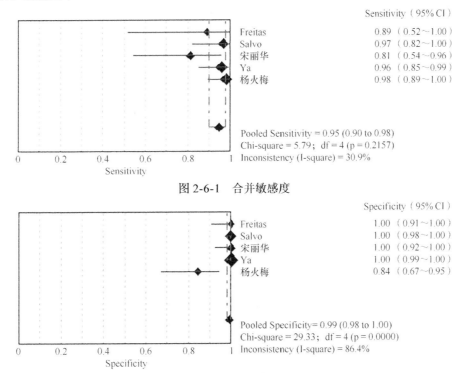

图2-6-1　合并敏感度

图2-6-2　合并特异度

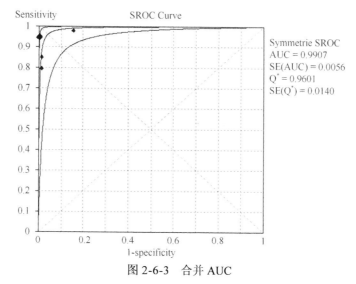

图 2-6-3　合并 AUC

综合上述证据，得出以下结论：① SLNB 可以用于诊断早期 CCA 患者淋巴结转移，其敏感度和特异度均较高。② 前哨淋巴结阴性而未行系统盆腔淋巴结清扫术的 CCA 患者能够获得更高的生活质量，就现有证据而言，与接受系统盆腔淋巴结清扫术患者相比，短期生存率并没有显著差异。

四、治疗性证据的应用和后效评价

以上述"Ⅱ A1 期且影像学未见腹盆腔及双侧腹股沟区淋巴结明显肿大早期 CCA 患者"的早期淋巴结转移情况诊断方案为例，在查阅早期 CCA 患者淋巴结转移的早期诊断技术的相关研究证据评估后，做出如下决策：

完善相关检查，患者于入院 3 天后行"广泛性子宫切除 + 双侧附件切除 + 盆腔前哨淋巴结活检术"。患者取膀胱截石位，常规消毒铺巾，以 1.25g/L 的吲哚菁绿（ICG）作为示踪剂，患者麻醉后，取宫颈 3 点、9 点方位进针，约 4mm 深，每点注射约 1ml 的示踪剂，等待 5～10min 后取第一站显影的淋巴结即前哨淋巴结送快速冰冻病理切片，结果提示淋巴结慢性炎。继续行"广泛性子宫切除 + 双侧附件切除术"，术后安返病房，留置术区引流管一根，接负压吸引球。予补液、抗生素预防感染、营养支持等一般治疗，术后第 1 天约引出 200ml 淡血性液体，术后第 2 天约 120ml，术后第 3 天约 80ml，术后第 4 天拔除引流管，腹部切口恢复良好，未见明显红肿，于 1 周后顺利出院。术后病理结果示：（子宫 + 双侧附件）：子宫颈鳞状细胞癌（中分化），局部侵颈管壁，浸润深度约外 1/3 层。

患者全身症状稳定，无手术并发症，术后康复情况良好，对治疗方式的选择及治疗效果比较满意，愿意保持随访。

第三节　治疗证据的评价与应用

临床中，在对疾病做出正确的诊断，并完善相关病因学分析后，临床医生往往面临如何对患者采取合适的治疗方式、如何在一系列治疗措施中选择那些让患者受益最大的方案等问题。在这过程中不免对以往的治疗方式进行检索与分析，并结合患者的实际从而做出最终的选择。

但由于疾病的复杂性，临床医生常常无法制定出合理的检索方案，换句话说无法将临床中所遇到的治疗争议等问题进行总结凝练，进而列出详细的检索式，随后做出正确的检索。此外，药物研发与技术的快速进步，一方面丰富了临床中治疗方案的选择，但另一方面也给临床医生带来不小的挑战，即如何从浩如烟海的文献中找到我们所需要的证据，如何对证据质量进行评价，去伪存真，筛选那些高质量，有实际指导意义的证据进而为临床服务。在本节中，我们按如何提出合理的临床问题、如何依据问题制定合理的检索方案、如何对检索出的治疗性证据进行质量评价与分析、治疗性证据的应用和后效评价这几个步骤依次进行。

一、如何提出合理的临床问题

临床实践中在检索研究证据与制定治疗方案之前，第一步要先提出合理的临床问题。在治疗方面常见的问题包括：①目前关于某种疾病的治疗方案有哪些；② A 治疗方案是否优于 B 治疗方案；③某治疗方案是否适用于此类患者，其安全性如何等。

（一）具体临床病例

石某，男，61 岁，持续性全腹部剧烈疼痛 20 小时余，放射至背部，并伴有恶心、呕吐，呕吐物为胃内容物，呕吐后无缓解；现已少尿 10 小时，意识不清 3 小时；既往有胆囊结石 2 年，无酗酒史、其他疾病史和服药史。患者急诊入院，意识模糊，全身轻度黄染，体温 39.8℃，心率 150 次/分，呼吸 29 次/分，血压 60/40mmHg。急诊腹部 B 超提示：①胰腺呈椭圆形，回声不均匀，伴有不规则的强回声和混合回声，胰腺周围的血管不清，且合并胰腺周围网膜内积液和腹水征象；②胆囊内多发的密集光点，伴有尾影，且位置随体位改变；③胆囊壁增厚，胆囊体积增大，肝内外胆管扩张，胆总管直径为 2.3cm，左右肝管为 7mm，且胆道存在明显的结石声像。CT 检查提示：胰腺肿胀，胰周大量渗出，腹腔内大量渗液，胰腺密度不均，多发低密度病灶，胆囊结石，胆总管扩张，肝内胆管扩张，胆总管下段似见结石。MRI 检查提示：T_1WI 上呈低信号，T_2WI 上呈高信号，且信号明显不均匀，胰腺体积增大，边缘明显模糊，T_2WI 象限胰周可见条或片状异常高信号，动态增强扫描可见胰腺实质不均匀强化。查血：血钙 1.43 mmol/L，胆红素 186 mmol/L，血淀粉酶 1821 U/L，尿淀粉酶 6549 U/L，白细胞 $14.2×10^9$/L，血糖 10.4 mmol/L，三酰甘油 13.56 mmol/L，血肌酐 573 mmol/L，尿素氮 16.1 mmol/L。

（二）病例总结

结合患者相关病史、临床症状、实验室检查与影像学表现，根据美国胃肠病学学会（AGA）指南，可诊断为重症急性胰腺炎（SAP）。作为主治医生，根据诊断与病因，你首先对该患者进行了早期保守治疗，如积极补液、采用幽门后喂养和使用胰酶抑制剂。但腹部超声与 CT 均提示该患者存在大量腹腔积液并伴有胰腺坏死，此时你该如何处理？常年的临床工作经验告诉你，当患者出现腹腔间隔室综合征和/或肠缺血时，应立即行手术切除坏死组织，但早期坏死组织清除术与高病死率、感染性并发症和长期住院密切相关，其实施应相当谨慎，那么如何进行早期干预？你进一步查阅相关指南，发现基于经皮导管引流（PCD）的"升阶梯"治疗方法似乎可以避免手术处理胰周坏死所带来的额外风险，同时该治疗方案的有效性和安全性已被一系列临床试验所证实。可惜的是目前指南推荐在坏死性包裹形成后再行 PCD，这意味着在 SAP 发生后的前 4 周内，你采取不了 PCD。而该患者的临床症状也不允许你不对腹腔积液及胰周病变做任何处理，此时你该怎么办？

要解决该主治医生的困惑，首先我们可以用 PICOS 模式，提出一至两个目前需要解决的问题：①对于合并有胰腺坏死、大量腹腔积液的 SAP 患者，早期的治疗措施有哪些？②相较于 PCD，还有哪些治疗方案能够更早地对此类患者进行处理（表 2-6-6）？

表 2-6-6 根据临床问题组成的 PICOS 模式，进行治疗方案初步探索性检索

P：患者人群	重症急性胰腺炎伴有胰腺坏死与大量腹腔积液
I：干预措施	
C：对照措施	PCD 治疗、早期保守治疗
O：结局指标	全因死亡率、额外感染风险
S：研究类型	这一部分可先不设置，先进行初步检索

初步探索性检索后，你发现对于腹水量大于 100ml 的 SAP 患者，在 PCD 之前似乎可以先行腹腔穿刺引流（APD）。同时近期，一项观察性研究结果表明，在 PCD 之前行 APD，相较于单纯 PCD 治疗更有利于改善 SAP 患者的预后。分析 APD 是否适用于该患者，可以从有效性与安全性两个方面提出以下问题：①早期 APD 治疗能否降低 SAP 患者的全因死亡率？②早期 APD 治疗会不会额外增加患者感染风险？作为主治医生的你需针对上述两个问题设计合理的检索式，进而寻找最佳证据。

二、如何依据问题制定合理的检索方案

如同上述初步探索性检索一样，在确定具体的临床问题后，我们应按照 PICOS 模式来制定相应的检索式。对于第一部分所提出的两个问题，其 PICOS 模式如表 2-6-7 所示。

表 2-6-7　根据 PICOS 制定最终检索方案框架

P：患者人群	重症急性胰腺炎伴有胰腺坏死与大量腹腔积液
I：干预措施	早期 APD
C：对照措施	PCD 治疗、早期保守治疗
O：结局指标	全因死亡率、额外感染风险
S：研究类型	RCT 研究与观察性研究

检索的数据库包含 PubMed、Embase、Cochrane Library、MEDLINE、CNKI 及万方数据库，检索年限定为 2012～2022 年，检索采取主题词和自由词相结合的方式进行，英文检索词包括：pancreatitis，acute pancreatitis，acute pancreatitides，severe acute pancreatitis，abdominal paracentesis drainage，step-up approach，percutaneous catheter drainage 等；中文检索词包含胰腺炎、急性胰腺炎、急性水肿性胰腺炎、重症急性胰腺炎、腹腔穿刺引流、升阶梯治疗、经皮穿刺引流等。

三、如何对检索出的治疗性证据进行质量评价与分析

（一）证据检索结果与质量评价

经过检索共有 8 篇研究被纳入，其中观察性研究 5 篇，RCT 研究 3 篇。分别采用 ROB-2 及 ROBINS-1 工具对 RCT 和观察性研究的偏倚风险进行评价。其中 ROB-2 工具共包含随机化过程中的偏倚、偏离既定干预措施的偏倚、结局数据缺失的偏倚、结局测量的偏倚和选择性报告结果的偏倚 5 个领域，共计 22 个问题；ROBINS-1 则包含 7 个领域，分别为混杂偏倚、研究对象选择的偏倚、干预分类的偏倚、偏离既定干预的偏倚、缺失数据的偏倚、结局测量的偏倚和结果选择性报告的偏倚，共计 34 个问题。GRADE 分级工具以结局指标来进行证据体质量评价，包括 8 个方面，分别为不一致性、间接性、偏倚风险、不精确性、发表偏倚 5 个降级因素以及效应值很大、可能的混杂因素会降低疗效、剂量-效应关系 3 个升级因素，最终结合各个因素将证据体的整体质量分为"高"、"中"、"低"和"极低" 4 类，各纳入文献质量评价结果见表 2-6-8。

表 2-6-8　根据 ROBINS-1 对纳入观察性研究进行质量评价

研究者	混杂偏倚	研究对象选择的偏倚	干预分类的偏倚	偏离既定干预的偏倚	缺失数据的偏倚	结局测量的偏倚	结果选择性报告的偏倚	总体风险
Liu	低	低	低	低	低	低	低	低
Li	高	低	中	低	低	中	低	高
Liu	低	低	低	低	低	低	低	低
Ma	中	低	低	低	低	低	低	中
Huang	低	低	低	低	低	低	低	低

1. 方法学质量评价 采用 ROBINS-1 对纳入的 5 项队列研究进行方法学质量评价，最终结果显示，三项研究被归类为低偏倚风险；Li 等人的研究中由于缺乏必要的基线比较，因此无法确定该试验中每组的结局指标是否同时测量，被归类为高偏倚风险；Ma 等人的研究中未描述采用适当的方法来控制治疗起始时间不同，将其归类为中等偏倚风险，详见表 2-6-8。采用 ROB-2 对纳入的 3 项 RCT 进行方法学质量评价，最终结果显示，Liang 等人的研究被归类为低偏倚风险；Luo 等人和 Zhang 等人的研究中未描述隐藏分配的方式，被归类为有一定偏倚风险，详见图 2-6-4。

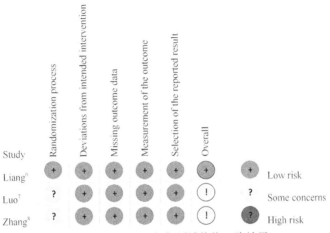

图 2-6-4 RCT 研究各领域偏倚风险结果

2. 证据质量评价 运用 GRADE 系统评估工具对 5 个结局指标进行证据质量评价，其中微生物感染发生率为极低级，全因死亡率、住院时间、菌血症发生率和脓毒症发生率为低级，详见表 2-6-9。

表 2-6-9 各结局指标的 GRADE 证据等级

结果	研究类型	纳入研究数	样本量（实验组/对照组）	间接性	不精确性	效应值大	混杂因素	剂量-效应关系	GRADE证据分级	结果重要性
全因死亡率	RCT	1	83/87	直接性	高不精确度				低	重要
	队列研究	5	336/323	直接性	不精确	大	无	无	低	
微生物感染发生率	RCT	1	84/84	直接性	高不精确度				极低	重要
	队列研究	3	142/130	直接性	不精确	无	无	无	低	
脓毒症发生率	队列研究	3	222/217	直接性	不精确	无	无	无	低	重要
菌血症发生率	队列研究	3	222/217	直接性	不精确	无	无	无	低	重要
住院时间	RCT	3	216/211	直接性	不精确				低	不重要
	队列研究	4	210/194	直接性	不精确	无	无	无	低	

（二）相关诊断证据分析

1. 全因死亡率及住院时间 Liu 等人的研究中共纳入 102 例急性胰腺炎患者，其中 PCD 治疗组患者的全因死亡率为 8%（4/49），ICU 住院为 8.5±6.75 天，行早期 APD 组为 3.8%（2/53），ICU 住院时间为 8.3±4.52 天。在 Zhu 等人的研究中，APD 组 SAP 患者的全因死亡率高达 14.06%（9/64），而 PCD 组患者仅为 7.35%（5/68），两组差异具有统计学意义；在住院时间方面，APD 组总住院时间为（52.78±22.51）天，而 PCD 组为（66.13±33.07）天。一项比较 APD 与 PCD 疗效的 meta 分析结果表明，与单独 PCD 相比，早期行 APD 治疗可显著降低 AP 患者住院期间全因死亡率（OR 0.48，95% CI 0.26～0.89，$P=0.02$）与住院时间（观察性研究：SMD –0.31，95% CI –0.53～–0.10，$P=0.005$；RCTs：–0.45，95% CI–0.64～–0.26，$P < 0.001$）。

2. 早期 APD 治疗的安全性　我们从感染相关并发症发生率方面进行评估。Liu 等人报道，APD 组多重微生物感染、单一微生物感染、肺炎及菌血症发生率分别为 79.2%（42/53）、11.3%（6/53）、9.4%（5/53）和 49.1%（26/53），PCD 组上述感染事件发生率分别为 79.6%（39/49）、10.2%（5/49）、8.2%（4/49）和 49%（24/49），两组在上述事件发生率上的差异均无统计学意义。中南大学湘雅二医院李盈团队的一项回顾性研究同样表明，两组患者在微生物感染方面的发生率均无显著差异。Lu 等人的 meta 分析结果表明，相较于 PCD，早期行 APD 并不会额外增加患者微生物感染（观察性研究：OR 1.05，95% CI 0.52～2.12，P=0.89；RCTs：OR 1.56，95% CI 0.53～4.60，P=0.42）、菌血症（观察性研究：OR 0.93，95% CI 0.58～1.48，P=0.75）及脓毒症（观察性 OR 0.69，95% CI 0.41～1.16，P=0.16）的发生率。

综合上述证据，得出以下结论：①对于急性重症胰腺炎患者，早期应该积极完善相关液体复苏、营养支持和胰酶抑制剂等保守治疗，密切关注患者各脏器功能，对出现脏器衰竭的患者及时加强脏器支持治疗；②对于合并有较多腹腔积液的患者，早期 APD 治疗可以显著降低患者住院期间的全因死亡率与住院时间，同时并不会增加额外的感染风险。

四、治疗性证据的应用和后效评价

以上述"急性重症胰腺炎合并腹腔积液，无严重心、肺等器官衰竭及消化道恶性肿瘤史"患者的治疗方案为例，在查阅关于胰腺坏死伴大量腹腔积液的 SAP 患者的早期治疗措施的相关研究证据评估后，做出如下决策：

患者入急诊后立即开通静脉通道，进行液体复苏，连续性评估患者容量与肾功能；禁食，胃肠减压，同时放置鼻胃管，行肠内营养；同时使用奥美拉唑、生长抑素分别抑制胃酸和胰酶的分泌。使用床旁超声对腹腔积液进行实时评估，当积液量大于 100ml 时，在超声引导下，使用一次性中心静脉穿刺包于积液最低点进行穿刺。每日密切评估患者病情状态，待症状改善后行胆囊切除术。

经上述方案治疗后，患者症状明显改善，并于 APD 后第 6 天，导管引流量显著减少，连续 2 天引流量小于 10ml 时，拔出导管。于治疗后 1 个月，患者全身症状稳定，炎症消退，行胆囊切除术，后顺利出院。

第四节　预后证据的评价与应用

在完善了患者的诊断、病因识别与相关治疗措施后，临床医生往往也关心患者的预后会是如何。尤其对于急危重症医学科大夫，被家属咨询患者的预后可能亦是常有的事，例如，对于那些接受了有创治疗的患者，如机械通气，我们常常思考患者何时才能脱机，是否存在脱机失败的风险；而对于那些病情较重且预后不佳的患者，我们则更多地关心患者的总体死亡风险与康复后的生活质量。此外，患者早期预后的识别也有助于临床医生及早地开展相关干预、合理地分配医疗资源并且避免一些不必要的医疗纠纷。

对于疾病预后的早期、准确判断，不仅仅建立在对于患者病情、病史及治疗过程的充分把握上，还需要临床医生学会查阅、检索相关循证学证据，在经过充分的评价后，将患者特异性的临床指标与一些表现较好的预后生物标志物或预测模型相结合，从而做出合理的预后推测，进而指导相关临床实践。在本节中，我们基于一例院外心脏骤停患者的急诊抢救记录，依次按照循证医学相关临床实践原则，完整演示临床中如何对患者的预后进行早期评估。

一、如何提出合理的临床问题

（一）具体临床案例

陈某，女，25 岁，突发意识障碍 6 小时入院。患者为在校大学生，18 时许在操场运动时突发晕厥、呼之不应，目击者在判断其呼吸及颈动脉搏动消失后，立即行心肺复苏，并拨打120。18点20分待急救人员到达现场后给予电动胸外按压、电除颤等措施，并在转运途中完成气管插管并连接呼吸机。患者于18点30分入我院急诊中心抢救室，查体：BP：0，P：0，R：2次/分，意识丧失，颈动脉搏动消失，双侧瞳孔等大等圆直径3.5mm，脑功能表现分级（CPC）评分4级，立即给予心电监护、机械通气（VCV模式，FiO$_2$ 100%，R 10次/分，TV 550ml）、开放静脉通路并维持心肺复苏术（CPR）。18点32分心电为室颤，立即除颤（双向波200J）并继续CPR。18时34分心电为心室停顿，予肾上腺素1mg静脉注射。18时36分心电为室颤，后再次除颤（双向波200J），并予胺碘酮300mg静脉注射。18时38分心电还是为室颤，第三次除颤（双向波200J），并予肾上腺素1mg静脉注射。18时40分心电出现无脉性电活动，持续CPR。其间抽取血常规、凝血常规、急诊生化6项、血气分析、心肌酶。18时42分再发室颤，行第四次除颤（双向波200J），并予胺碘酮150mg静脉注射。18时44分，患者恢复自主心律，P：72次/分，BP：75/45mmHg，无自主呼吸，持续呼吸机通气。复苏后患者仍处于昏迷状态，对光反射迟钝，床旁心脏彩超提示患者心功能较差，估测左心室射血分数（LVEF）0.30。在与家属沟通协商后，转入ICU继续治疗。考虑到该患者在入院时CPC级别较高，急诊抢救期间反复出现室颤，且多次行电除颤，患者缺血缺氧时间较长，自主循环恢复后（ROSC）出现神经功能损伤的风险较高，ICU医生在与家属谈话，征得同意后对该患者行血管内亚低温治疗，通过股静脉穿刺置入温度交换导管，并连接亚低温仪，迅速将患者核心温度降至33℃，并维持48小时，随后再以0.25℃/h的速度复温至36℃。其间进一步完善血流动力学、脑电图监测和相关药物治疗。在亚低温治疗期间，家属多次咨询医生患者病情状态，主要的问题概括如下：①患者何时能醒来？②会不会影响患者的智力与日常生活状态？

（二）提出初始预后问题

针对于该患者家属所提出的问题，临床医生需做出准确、科学严谨的答复。在回答之前，首先应充分了解患者的相关病史及药物服用史，同时完善体格检查、实验室及影像学检查做到胸有成竹。其次，要善于归纳总结，有些时候患者及其家属所提出的问题应准确转化为某几个具体的临床问题，并结合自身的专业知识与临床经验做出有针对性的回答。最后，如何寻找到那些对预后影响至关重要的因素及指标，以及如何运用这些指标对患者预后做出合理推断同样至关重要。对于本节案例中，患者家属所提出的问题，经过进一步分析，他们所关心的问题其实是患者的神经功能预后如何？而这又是一个典型的预后问题。

（三）构建临床问题并进行初步检索

目前评估院外心脏骤停患者ROSC后的神经功能预后主要是基于脑功能表现分级（CPC）评分量表、格拉斯哥昏迷评分量表-运动反应评估（GCS-M评分）、格拉斯哥预后评分（GOS）及改良Rankin评分量表。其中CPC评分量表在临床中使用最为广泛，该量表一共分为5个级别，其中CPC评分1~2为神经功能预后良好，3~5级为神经功能预后不良。

但上述各个评分系统较为主观，单一使用的情况下，其预测效能并不特别理想。于是临床医生需要通过查阅文献，初步挑选出一些新兴的，表现较好且临床适用性较高的神经功能预后预测工具。为了解决临床医生的问题，我们可以基于PICOS原则来初步制定主要关键词，进行初步分析来明确后续进一步精确检索方向。值得注意的是，对于预后预测问题，其干预（I）为想要使用或探究的预测工具。对于该节案例，其初步检索的PICOS模式见表2-6-10。

表2-6-10　根据临床问题组成的PICOS模式，进行初步探索性检索

P：患者人群	院外心脏骤停患者ROSC后
I：干预措施	这一部分可先不设置，先进行初步检索
C：对照措施	这一部分可先不设置，先进行初步检索

续表

| O：结局指标 | 神经功能预后 |
| S：研究类型 | 这一部分可先不设置，先进行初步检索 |

经过初步检索，目前在心脏骤停患者 ROSC 后神经功能预后预测方面，研究较多的为：①神经电生理检测：其主要包含脑电图、躯体感觉诱发电位和脑电双谱指数；②神经影像学：包括头颅 CT 与 MRI；③一些特异性的生物标志物；④脑灌流检测；⑤基于多维度数据的机器学习（ML）预测工具。在对比各个工具效能与临床实际后，临床医生最终决定使用一些 ML 工具并结合患者体格检查与实验室、影像学数据对该患者的神经功能预后进行评估。在明确了使用工具后，所面临的问题变为：①存在哪些 ML 工具可以早期评估心脏骤停患者的神经功能预后；②其各自的预测效能如何；③对于该患者，哪些 ML 工具较为适用。临床医生，在回答家属问题前需针对上述问题设计合理的检索式，并对证据加以评价、选择和适用。

二、如何依据问题制定合理的检索方案

在完成上述初步探索性检索，并明确将要使用的预测工具后，我们根据新提出的三个问题按照 PICOS 模式来制定相应的检索式，PICOS 模式如表 2-6-11 所示：

表 2-6-11　根据临床问题组成的 PICOS 模式所制定的最终检索

P：患者人群	院外心脏骤停患者 ROSC 后
I：干预措施	ML 预测
C：对照措施	不设置
O：结局指标	神经功能预后
S：研究类型	不设置

检索的数据库包含 PubMed、Embase、Cochrane Library、MEDLINE、CNKI 及万方数据库，检索年限定为 2012~2022 年，检索采取主题词和自由词相结合的方式进行，英文检索词包括：artificial intelligence，machine learning，cardiac arrest 及 neurologic manifestations 等；中文检索词包含人工智能、机器学习、心脏骤停、神经预后等。

三、如何对检索出的预后模型证据进行质量评价与效能评估

数据库一共检索到 2215 篇相关研究，在删除重复并进行筛选后，共排除了 2195 篇文章。最后，共 20 篇研究被纳入分析与评价。

（一）质量评价

结局与风险预测模型其本质上是通过将多重权重分配给各个预测变量以期获得相对性的风险与概率，随后加以组合从而形成一个多变量预测工具。然而目前对于预测模型的质量评价缺乏统一的标准，同时以往针对诊断或干预的质量评价工具也不适用。目前常用临床预测模型偏倚风险和适用性的评估工具 PROBAST 对临床预测模型的偏倚风险进行评估。

PROBAST 评估工具则包括 4 个领域：研究对象、预测因素、结果和分析。每个领域都包含不同的信号问题来帮助决策。回答结果为“是”，“可能是”，“可能不是”，“否”及“未能提供信息”。对回答为“是”的问题不存在任何偏倚风险。任何回答为“可能不是”或“否”的问题都表明存在偏倚的可能。对于各个领域中的结果参考了“短板理论”，即如果 4 个领域均被评为“低风险”，才能将整体视为“低风险”；如果有一个领域被视为“高风险”，则整体视为“高风险”；

同理如果有一个领域的偏倚风险不清楚，尽管其他区域偏倚风险较低，总体偏倚风险依旧为"不清楚"。在适用性评价方面，其包含了前三个领域，判断过程与偏倚风险相似，但没有提出信号问题。如果上述四个领域的适应度都很低，预测模型应被视为不适合的。如果有一个领域的适应度高，则该模型被评为高。如果存在一个领域的适用性被认为不明确，且不存在至少一个领域的高适应度，则模型评价的总体适用性不明确。PROBAST 评估工具四个领域中各个关键信号问题见表 2-6-12。

表 2-6-12　PROBAST 评估工具中四个领域的关键信号问题

研究对象	预测因素	结局	分析
各个领域的关键信号问题			
所采用的数据来源是否合适？	1. 所有研究对象的预测因素定义和测量是否一致或相似？	1. 结局的测量方法是否合适？	1. 发生结局的研究对象数量是否合理？
研究对象的纳入与排除标准是否合适？	2. 预测因素的测量是否与结局无关？	2. 结局是否采用预先确定或标准的定义？	2. 连续变量、分类变量是否都处理恰当？
—	3. 在模型使用的时点是否能够得到所有预测因素的信息？	3. 结局的定义中是否排除预测因素的信息？	3. 所有纳入对象是否都纳入了统计分析？
—	—	4. 所有研究对象的预测结局定义和测量方式是否一致或相似？	4. 研究对象的缺失数据是否处理恰当？
—	—	5. 结局的确定是否与预测因素无关？	5. 预测因素的选择是否基于单变量分析？
—	—	6. 预测因素的测量与结局确定之间的时间间隔是否合适？	6. 数据中复杂问题的处理是否恰当？（如缺失、竞争风险和对照抽样）
—	—	—	7. 模型评价是否恰当？
—	—	—	8. 是否考虑了模型的过度拟合或拟合不足等问题？
—	—	—	9. 最终模型中预测因素及其权重是否与报告的多变量分析结果一致？
评价偏倚风险			
研究对象的选择	预测因素或其评估	结局或其确定	分析
评价适用性			
纳入的研究对象或环境设置与综述问题不匹配	预测因素的定义、评估或时间与综述问题不匹配	结局的定义、评估或时间与综述问题不匹配	—

该部分以检索结果中 Jeong 等人的研究为例，我们使用 PROBAST 评估工具进行偏倚风险评估后，其四个领域的各自等级见表 2-6-13。

表 2-6-13　基于 PROBAST 评估工具的案例偏倚风险评估

相关信号问题	问题回答	问题评价	该领域偏倚风险
1.研究对象	横断面研究	是	低风险
1.1 所采用的数据来源是否合适？	一项韩国全国性，前瞻性院外心脏骤停（OHCA）登记数据库	是	

相关信号问题	问题回答	问题评价	该领域偏倚风险
1.2 研究对象的纳入与排除标准是否合适?	所有OHCA患者,排除了关键治疗信息缺失的患者	是	低风险
2. 预测因素			不清楚
2.1 所有研究对象的预测因素定义和测量是否一致或相似?	所有资料信息均按照设定标准提取自登记表	是	
2.2 预测因素的测量是否与结局无关?	未提及提取人员的分配和相应盲法	未能提供信息	
2.3 在模型使用的时点是否能够得到所有预测因素的信息?	都可以从登记表中获取	是	
3. 结局			低风险
3.1 结局的测量方法是否合适?	合适,有明确的记录和标准	是	
3.2 结局是否采用预先确定或标准的定义?	该研究事先已确定好神经功能状态的分类	是	
3.3 结局的定义中是否排除预测因素的信息?	未包含	是	
3.4 所有研究对象的预测结局定义和测量方式是否一致或相似?	均一致	是	
3.5 结局的确定是否与预测因素无关?	结局的发生后于预测因素的测量	是	
3.6 预测因素的测量与结局确定之间的时间间隔是否合适?	合适	是	
4. 分析			高风险
4.1 发生结局的研究对象数量是否合理?	在包含15 888例OHCA患者的训练集中,存活率为23.4%,良好神经功能预后为14%,符合流行病学数据	是	
4.2 连续变量、分类变量是否都处理恰当?	恰当	是	
4.3 所有纳入对象是否都纳入了统计分析?	所有纳入的研究对象均被随机分为训练集与验证集	是	
4.4 研究对象的缺失数据是否处理恰当?	该研究未详细报道数据缺失比与处理方式	否	
4.5 预测因素的选择是否基于单变量分析?	预测因素的选择基于临床专业知识	是	
4.6 数据中复杂问题的处理是否恰当?	并未详细报道	可能不是	
4.7 模型评价是否恰当?	主要评价预测效能,但未提供校准度	可能不是	
4.8 是否考虑了模型的过度拟合或拟合不足等问题?	无相关内容	未能提供信息	
4.9 最终模型中预测因素及其权重是否与报告的多变量分析结果一致?	一致	是	

(二)相关预后模型效能评估

在最终纳入的20项研究中,共有6种ML算法被使用,包括随机森林(3篇)、支持向量机(2篇)、朴素贝叶斯(3篇)、人工神经网络(2篇)、集成树模型(3)及常规的逻辑回归(7)。同时共计104个变量被用于构建模型,频次前三的分别是CPC评分、心脏骤停时间与年龄。我们按照模型的类型对曲线下面积AUC、敏感度、特异度及诊断优势比分别进行合并估计。结果如表2-6-14所示。

表 2-6-14 预后模型效能评估结果

合并效能/模型	逻辑回归	随机森林	支持向量机	朴素贝叶斯	人工神经网络	集成树模型
AUC	0.65 (0.57~0.81)	0.71 (0.62~0.84)	0.70 (0.62~0.85)	0.69 (0.60~0.80)	0.82 (0.74~0.91)	0.79 (0.70~0.89)
敏感度	0.74 (0.62~0.86)	0.78 (0.65~0.87)	0.79 (0.67~0.90)	0.76 (0.61~0.84)	0.94 (0.87~0.99)	0.90 (0.80~0.96)
特异度	0.45 (0.38~0.53)	0.51 (0.42~0.59)	0.52 (0.41~0.62)	0.51 (0.40~0.61)	0.75 (0.68~0.82)	0.73 (0.66~0.80)
诊断优势比	18.11 (12.13~26.74)	20.31 (15.71~28.23)	19.84 (10.65~27.16)	18.85 (11.46~26.19)	24.78 (20.44~31.82)	22.99 (16.32~29.74)

四、预后模型证据的应用和后效评价

经过检索，我们发现结合患者的相关病史、年龄、性别、心脏骤停与早期 CRP 间隔、相关体格检查结果（如瞳孔大小，对光反射敏感性，CPC 评分）、心脏骤停时间、是否使用亚低温治疗及一些实验室检查（如乳酸和 pH）与脑电图检查结果，利用 ML 模型可以很好地预测出心脏骤停患者 ROSC 后的神经功能预后。该患者年纪较小，询问家属得知其之前无其他病史、服药史，在心脏骤停后第一时间进行了 CPR 予以复苏，同时在复苏后给予亚低温治疗。但该患者心脏骤停持续时间较长，期间多发室颤，入院时 CPC 评级较高，复苏后心功能较差，同时在 ICU 治疗期间多次脑电结果提示多发抑制性电压，偶见正常电压与癫痫电压。临床医生利用 ML 模型推算出该患者神经预后较差的概率为 84%。在与家属交代完病情后，家属同意继续治疗。患者总亚低温治疗持续时间为 72 小时，治疗结束后减轻镇静肌松剂量，患者仍处于昏迷状态，CPC 评分 4 级，GCS-M 2 分，心功能较之前有所恢复。后再次完善脑电图与体表诱发电位检查，结果显示脑电幅度依然较低，但正常脑电持续时间较之前有所延长，同时 N20-b 与 N20-P25 分别为 0.93μV 和 0.87μV。神经元特异性烯醇化酶水平为 58μg/ml。最终该患者于第 6 日苏醒，左侧肢体活动受限，经相关治疗病情稳定后转外院行后续康复治疗。

思 考 题

1. 控制相关危险因素后是否能减少消化性溃疡患者再出血的发生？
2. 请查阅并复述特异度、敏感度、假阴性和假阳性的定义及计算公式。

第七章　文献计量学研究

科学研究是在巨人的肩膀上进行的。那么巨人的肩膀在哪里呢？已出版的文献是获取信息的重要途径之一。然而，在"大数据"时代，面对不计其数的科学文献，研究人员可能需要耗费他们大量的研究时间与精力进行文献筛选并重新获取他们所需要的文献和信息。如果他们缺乏相关的专业知识和文献检索技能，可能很难找到准确的文献。那么我们如何找到真正需要的文献资源呢？我们怎样才能找到我们感兴趣的领域的热点呢？本章将介绍一种新兴的文献分析方法——文献计量分析。本章通过三个部分介绍了文献计量学的相关概念、软件使用方法与技巧、文献计量分析策略。通过对本章内容的学习，希望读者能够理解和掌握文献计量学的基本理论、方法和技能，并将所学知识应用到实际中，学以致用。

人们对文献定量化的科学研究，可以追溯到 20 世纪初。科尔（Cole）和伊尔斯（Eales）在 1917 年首先尝试通过运用定量的分析方法，研究了 1543 年至 1860 年发表的比较人体解剖学文献，对这些有关的书籍和医学论文进行统计和分析，并严格按其国别进行分级。1923 年休姆（Hulme）提出"文献统计学"（statistical bibliography）这一名词，并且将其解释为"通过对书面交流的统计及对其他方面的分析，以观察书面交流的过程，及某个学科的性质和发展方向"。1969 年英国著名文献学家普里查德（Pritchard）提出用文献计量学（bibliometrics）代替文献统计学（statistical bibliography），他把文献统计学的研究对象由期刊扩展到所有的书刊资料，这一观点很快得到图书馆学、情报学界的普遍认可。这一专业术语的诞生标志着一门新兴学科——文献计量学问世。

第一节　文献计量分析的方法理念

一、文献计量的相关概念

文献计量学（bibliometrics）是指以各种文献系统特征与各种文献的计量技术特性等作为主要研究的对象，运用各种数理、统计方面的研究方法，对各种类型文献系统的各种计量技术特性等进行综合统计与分析，从而系统地发现并综合研究各种文献情报系统的计量变化的规律、特点和与发展趋势有关的一门学科。简言之，文献计量学是运用各类数理与统计等科学方法来对历史文献情报资料进行综合定量分析和研究的科学。普里查德把文献计量学的研究对象从刊物扩张到全部的期刊杂志。他认为文献计量学是"将数学和统计学的方法运用于图书及其他交流介质研究"的一门学科。文献计量学的理念明确提出后，在学术界造成强烈反响，经过数十年的发展，文献计量学已经成为了一门单独的学科。

文献计量分析（bibliometric analysis）是指用数学和统计学分析的方式对全部专业知识媒介开展定量分析的交叉学科，它是集应用统计学和文献学于一体，注重量化分析的综合型知识体系。顾名思义，文献计量学主要运用于文献科学研究，是对有关文献特征的数据分析，利用数据信息来叙述或表述文献的数据信息特征和变化趋势。

文献计量研究对象主要是：出版物（图书、期刊、科技报告、专利文献、网页等，尤以期刊论文和引文居多）、术语或主题词、研究者（研究机构）。

二、文献计量分析的特点

目前，学术界对于文献计量学的界定尚不统一，但都具备下列共同的特点：

第一，文献计量学的研究内容主要是关于科学文献情报流的机制探讨。例如，论文的数据库索引、被引文献、引用文献以及关联、文献运用、参考书目、文献、数据库索引等。

第二，文献计量学的关键是定量分析，即运用量化分析方式解决和剖析科学合理文献的特性。其选用情报学与应用统计学紧密结合的研究方法，根据搜集和解析的数据信息，可以深层次精确地查看和叙述各种各样文献相关状况和规律。

第三，运用基本定律和规律分析与研究科学文献的分布：文献增长规律、文献老化定律、布拉德福定律、洛特卡定律、齐普夫定律等定律的出现，为文献计量学打下了坚实的方法学基础。

三、文献计量学的方法学基础

（一）文献增长定律

文献增长规律（growth law of literature）用以描述科学文献总数随时间总计转变的规律，即文献总数目随时间提升。普赖斯探寻了"指数增长规律"，制作了文献总数随时间增长的曲线图（普赖斯曲线），最先发现科学文献的增长与时间呈指数关联。其公式计算为：

$$F(t) = ae^{bt}（b>0）\tag{2-7-1}$$

式中，$F(t)$ 为时刻 t 的文献量；t 为时间（以年为单位）；a 为条件常数，即在统计分析初始时间时的文献数量；b 为文献增长率。这一规律可以精确反映以往时代文献的增长状况，但其局限在于难以预测分析未来文献的增长发展趋势。

（二）文献老化定律

文献老化定律（aging law of literature）是指科学文献伴随着其"年龄"，其内容老旧落伍，作为信息源的使用价值降低，甚至其科学研究价值彻底丧失。评价文献信息老化的指标主要有以下两个：①半衰期（half-life）是指某学科（专业）现时尚在利用的全部文献中较新的一半是在多长一段时间内发表的。②普赖斯指数（Price indicator）是指出版年限不超过5年（相对于被统计论文发表年份）的被引文献量同被引文献总量之比。既往的研究表明，文献信息老化的影响因素主要有：①文献信息的增长；②文献的种类与性质；③学科性质及其发展的阶段；④用户信息需求的特点与信息环境质量等。

（三）布拉德福定律

关于特定主题、学科或领域的论文在这里称为相关论文。相关论文在期刊上的分布并不均匀，但有明显的集中和分散规律。人们已经注意到这一点很长时间了，但从定量的角度进行深入研究开始于20世纪中叶。英国著名语言学家布拉德福德最早发现了文献传播规律，并提出了著名的布拉德福德文献分散规律，简称布拉德福德定律或布氏定律。具体内容如下：如果科学期刊按照某一主题的论文数降序排列，则可以在这些所有期刊中区分出其载文率最高的核心部分以及包含与核心部分等相同论文数量的后继各区。这时核心区和后继各区中所含的杂质数成 $1: \alpha: \alpha_2: \cdots$ 的关系（$\alpha>1$）。

（四）洛特卡定律

洛特卡定律的基础是科学生产率（scientific productivity）。它指的是研究人员在科学研究中呈现出的能力与工作效能，通常以生产的科学文献总数来考量。洛特卡定律的基本内容是揭露创作者分布与参考文献总数的关联，阐述科学生产效率的频率分布规律性。

如果设 $f(x)$ 为写了 x 篇论文的作者数占作者总数的比例，则洛特卡定律可表示为

$$f(x) = \frac{C}{x^a}\tag{2-7-2}$$

或者写成

$$f(x)x^a = C \tag{2-7-3}$$

式中，C 为某主题领域的特征常数。

（五）齐普夫定律

1949 年，齐普夫的书《最省力原则：人类行为生态学导论》出版发行。在这本书中，他尝试证实自然语言理解语汇的分布遵循一个简便的标准，他称作"最省力原则"。因而，他在前人科学研究的基础上，搜集了大批量的数据统计，开展了操作系统的剖析。发觉一切文章内容中的词频都遵循下列规律性。

如果将一篇较长的文章（约 5000 字）中每个词出现的频次统计起来，按照高频词在前、低频词在后的递减顺序排列，并用自然数给这些词编上等级序号，即频次最高的词等级为 1，频次次之的词等级为 2，……，频次最小的词等级为 D（或 L）。若用 f 表示频次，r 表示等级序号，则有

$$f \times r = C \tag{2-7-4}$$

在此公式中，C 为常数。但这里的常数并不是一个绝对不变的恒量，而是围绕某个中心数值上下波动的值。齐普夫认为，在任何语言中，高频词所发挥的作用都不会太大。

四、文献计量分析的方法

文献计量分析的方法主要包括了文献统计分析法、数学模型分析法、引文分析法、高频词分析法、系统分析法、网络分析法、聚类分析法和计算机辅助信息计量分析法等方法，本书将介绍五种较为常见的分析方法。

（一）文献统计分析法

文献统计分析法（literature statistical analysis）是应用统计学方法对文献开展统计分析，用信息叙述与揭露文献的总数特点和变化趋势，以实现一定科学研究目标的分析研究思路。这里所说的文献统计分析法的分析方式包含两个部分：第一类是一些专业的统计和文献计量的统计术语，如收集量、发行量、引文量、时差系数和词频分析；第二类是数理统计，主要包括随机抽样、参数估计、假设检验、回归分析、方差分析和聚类分析等统计方法。总而言之，概率统计的分析主要包含两个层面：一是科学研究怎么从整体中抽样，抽取多少样本以及如何抽取样本，即抽样方法的问题；二是探讨怎样有效分析抽样结果并做出科学合理推论，即统计推断。文献统计分析法适用于解决处理随机性的统计对象。

（二）数学模型分析法

文献计量分析承担着对各种数据进行定量分析的日常任务，这充分体现了它的定量分析课程特性。因此，数学模型方法不仅构成了文献计量分析的核心方法之一，同时也呈现出一种常见而合理的研究和分析思路。这些数学模型是根据对系统软件的结构特征和运作机制的详细描述来建立的。除开从宏观环境视角系统模拟的结构特征和运动规律，关键从宏观和定量分析的视角叙述系统软件的构造、关联和运动规律。因而，数学模型分析具备精度和精确度的优势。依据不一样的规范和方式，模型可以分成不一样的种类。例如，依照表达形式可以分成三类：①解析式和图像模型。②方程式模型。③数据图表模型。创建模型的具体步骤如下所示：①明确总体目标。②搜集原始记录。③创建基础理论模型。④明确主要参数。⑤验证理论模型。⑥预测分析和决策。数学是一门重要的基础学科，日后必将在文献计量分析的发展中发挥重要作用。

（三）引文分析法

引文分析（citation analysis）是一种信息内容计量研究思路，运用各种各样统计分析方法开展

比较、汇总、抽象化和归纳，分析科学期刊、毕业论文、研究者等分析目标的引入和被引用状况，揭露其总数特点和本质规律性。文献的互引是由科学发展观和学术活动的周期性决策的。引文分析的基础理论建立在文献间的引入关联和文献间专业知识迁移的痕迹之上。引文分析方式的种类大体可以分成两大类：第一类，从获得引文数据获取信息的方式看，有立即法和间接性法；第二类，从分析的内容与出发点看，引文分析大概有三种主要种类：引文量分析、引文网状分析和引文链状分析。当然，很多种类的引文分析可以从引文的其他不一样特点中派生出来。例如，从语言表达、国家、年份、作者等领域开展引文分析。引文分析方法的测度指标包括自引率、被引率、影响因子、印证率、即时指标、引文耦合、同被引等。

$$自引率 = \frac{主体的自引次数}{主体引用的文献总数} \tag{2-7-5}$$

$$被引率 = \frac{主体文献被引的次数}{主体被引用的总数} \tag{2-7-6}$$

$$影响因子 = \frac{某年引用某刊前两年论文的总数}{前两年该刊所发表的论文总数} \tag{2-7-7}$$

$$印证率 = \frac{参考文献量}{载文量} \tag{2-7-8}$$

$$即时指标 = \frac{某刊某年发表的论文当年被引用的次数}{该刊当年发表的文章总数} \tag{2-7-9}$$

引文耦合：当两篇（多篇）论文同时引用一篇或多篇相同的文献时，这种现象称引文耦合，这两篇论文就具有耦合关系。

同被引：当两篇（多篇）论文同时被别的科学文献引用时，则称这两篇文献具有"同被引"关系。

引文分析具有应用范围广、简单易用、功能独特等优点；然而，它也有以下不足：①错误连接对引文关系的影响；②文献被引用并不完全等于该文献的重要程度；③研究者对引文的引用和选择受到引文可用性的影响；④马太效应的影响。尽管有以上缺陷，引文分析仍是一种独特的文献计量分析方法，在信息检索和信息预测方面广泛应用。

Box：马太效应

马太效应（Matthew effect）是一种强者为强、弱者为弱的现象，广泛应用于社会心理学、教育、金融和科学等领域。

（四）聚类分析法

聚类分析（cluster analysis）是指将一组物理或抽象对象分组为由相似对象组成的多个类的分析过程。聚类的目的是搜集数据信息，并依据相似性将研究对象开展分类的过程。聚类来源于许多领域，包含电子计算机科学、应用统计学、数学、生物科学和社会经济学。在不同应用领域，研究者研发了很多集群技术。这种新技术和方式用以描述数据信息，精确测量不一样数据源中间的相似性，并将数据源区划到不一样的聚类中。科学文献的聚类分析通常包括文本数据预处理、文本展示和文本聚类等主要环节。

（五）计算机辅助信息计量分析法

计算机辅助分析（computer aided analysis）是在相关计算机系统的帮助下，对特殊目标开展信息统计分析、分析、模拟仿真和逻辑推理，并得出相对应统计分析结果的分析方法。计算机辅助信息分析系统由四部分组成：数据库、信息分析方法、信息分析软件和信息分析员。在现如今

"互联网大数据"时代，计算机辅助文献计量分析的探讨越来越多，获得了许多成效，其应用领域也更加普遍。计算机辅助定量分析方法的建立和成熟，标志着我国文献计量研究的方法体系已基本形成并日趋完善。

五、文献计量分析的应用

（一）在核心期刊测定方面的应用

核心期刊的研究和测定是文献计量学应用中较早、较为成熟，且影响较广泛的应用领域，也是文献计量学在实际运用中的一项重要内容。目前，国内对于期刊的评价，大多数的指标沿用的是文献计量学相关评价指标。

（二）在把握学科发展趋势方面的应用

文献计量分析有利于用文献客观事实，推动新基础理论的萌生，推动学科内核的发展趋势，揭示学科行业的发展前景。学者应用文献计量学的统计分析方法，根据对某学科论文总数、作者状况、刊物由来、主题分布情况、发表年代等视角的数据分析，客观地研究该学科的现状和发展趋向。

（三）在科学评价中的应用

科技论文是学术活动的存在形式，是研究者研究成果的固化，贯彻于科研的整个过程。文献的总量和质量也是科学研究能力的体现和反映。因而，应用文献计量学的基础理论和方式定量分析评价科学研究是一种新的办法和有效的办法。

文献计量学评价主要包含学科评价、刊物评价、学术研究群体和个人评价、机构评价等，在医学绩效评价中被广泛应用。

（四）在科研创新中的应用

现阶段，我国科研创新评价基本上遵循文献计量学相关指标，对科研创新评价指标体系的科学研究只停留在基础理论探讨或定义探讨上。可用以科研业绩考核评价和创新评价的指标包括：数量、引用量、影响因素等。

（五）在科研论文写作中的应用

文献计量分析方法能够直接地展现学科研究过程、研究现状、研究重点和发展趋向，在临床医学、公共卫生、护理学等领域中广泛应用。学者在进行文献计量分析科研论文写作时需要注重研究主题明确，文献资料准确全面，分析角度丰富，还需要在"综"的基础上"述"出自己的观点，通过深度论述挖掘出对学科未来发展的价值。

第二节 文献计量分析软件

据我们所知，以往传统的科研查阅文献的手段，主要是由研究人员人工手动查阅和摘录相关的文献信息，并根据需要整理插入论文。然而，随着计算机技术和信息技术的高速发展，传统的文献计量分析软件难以满足科研人员对文献高效利用和分析的需要，而文献计量分析软件作为一种基于文献计量学原理对文献有效分析的工具开始出现。

文献计量分析软件，针对研究文献的结构分布情况、变化规律、数量关系等方面，采用了多元的统计学计量方法，对文献的相关信息进行整合和计量分析，包括关键词、词频、同被引、引文耦合、共引、共现等。不仅被广泛应用于对某一学科发展的动态评估上，并且可以更好地分析和荟萃学科最新的发展趋势。

一、文献计量分析软件的介绍

（一）CiteSpace

1. 基本介绍 随着计算机技术和网络技术的普及，各种文献可视化分析硬件和软件应运而生，其中 CiteSpace 是一款使用非常广泛的软件，它是由美国德雷克赛尔大学（费城）信息科学与技术学院的 ChaomMei Chen 教授研究开发的一款基于 JAVA 的提供免费使用的应用软件。CiteSpace 作为一款可以通过可视化手段呈现文献结构、规律分布等科学知识的文献计量分析软件，其分析得到的可视化图谱有着"科学知识图谱"的著称，其基本理论基础主要包括库恩的科学革命的范式转换理论、结构洞理论和结构变异理论。

2. 应用介绍 CiteSpace 在海量的文献数据中以简单的操作步骤挖掘所需信息，主要包括：

（1）研究热点分析：利用关键词、主题词共现分析寻找学科热点。

（2）研究前沿探测：包括共被引、耦合、共词、突发性监测等。

（3）研究群体发现：国家、机构和作者之间的合著网络、学科/领域/知识交叉和流动分析。

（4）研究方法：CiteSpace 提供了不同类型的分析方法，包括对引文的共被引分析、期刊共被引情况、聚类分析以及作者合作网络等不同领域的可视化分析。

3. 操作步骤

（1）从 Web of Science、PubMed 或 CNKI 数据库下载与研究方向相关的文献数据，并保存为 .txt 的文件，进行数据的预处理和去重。

（2）建立新的 Project 文件和 Data 文件：Project 文件用来保存分析的结果，不需要添加其他内容；Data 文件则是用来存放将要被分析的数据。

（3）选择处理好的文献数据，分别设置相应的参数，在时间区域确认分析的年份，在聚类词来源中选择数据内容，在节点分析中选择分析的类型，选择合适的阈值，对于连线修剪和视图显示形式可以根据分析所需选择，最后得到相应的网络分析界面。

（4）对聚类分析显示在轮廓显示、呈现方式、节点属性等方面进行调整所得到的分析结果保存在相应的 Data 文件中。

4. Citespace 的网络选择

（1）研究目的：研究热点、研究趋势。

1）节点类型：Keyword，Term。

2）研究热点可以认为是在某个领域中学者共同关注的一个或多个话题，Citespace 提供了对研究主题的词频、词汇的网络属性、话题趋势等分析功能。

（2）研究目的：研究方向领域。

1）节点类型：Category。

2）使用 Citespace 提供的科学领域共现网络进行分析，还可以结合期刊的共被引聚类分析。

（3）其他：针对一篇参考文献引用，可以选择引文年环，轮的整体大小反映论文被引用的次数，环的颜色表明相对应引用的时间，环的大小与相对应时间区间的引用频次正相关。

5. Citesapce 的评价 Citesapce 的出现，成为了近年来信息分析领域中应用最为广泛的信息可视化分析软件，以其强大的文献共被引分析受研究人员采纳。表 2-7-1 从作者、机构、地区、关键词、术语、领域、文献和期刊等方面展示了 Citespace 的应用功能表 2-7-1。

表 2-7-1 Citespace 软件功能情况

数据库源	作者	机构	地区	关键词	术语	领域	文献	期刊
Web of Science	√	√	√	√	√	√	√	√
CNKI	√	√	×	√	×	×	×	×

续表

数据库源	作者	机构	地区	关键词	术语	领域	文献	期刊
CSSCI	√	√	×	√	×	√	√	√
CSCD	√	√	×	√	√	×	√	√
Scopus	√	√	√	√	√	×	√	√

注:"√"表示参考文献分析软件支持该功能;"×"表示参考文献分析软件暂不支持这个功能。

（二）Bibliometrix

1. 基本介绍　Bibliometrix 是意大利拉科鲁尼亚费利克斯二世大学经济统计系教授的 Massimo Aria 博士基于 R 语言开发的文献计量分析软件。不仅有着丰富的测算统计分析、聚类分析、数据可视化的工具箱，能让全世界开发者迅速、持续不断地升级提升，而且是完全开源免费的。截至目前，Bibliometrix 已被广泛应用于 SCOPUS、Web of Science、PubMed 等数据库中。其主要功能在于，从不同数据库导入文献创建数据矩阵对文献内部信息进行统计分析，尤其是共被引、共词、关键词等方面实现可视化处理。

2. 具体应用

（1）文献计量分析和衡量指标获取。

（2）发掘与文学类有关的定义、知识与社会制度。操作步骤如下所示。

1）安装运行：Bibliometrix 组装软件环境需要安装下载最新版的 Rstudio 和 R 语言工具箱。参照网站地址安装（https://cran.r-project.org/和 http://www.rstudio.com）。安装完成后，使用 library（bibliometrix）指令方可调用 bibliometrix 函数。

2）数据采集预处理：检索有限的资源课题研究，将导出来的文献信息转换成 Bibtex 文本格式，再进行去重预处理。

3）统计分析：在 Rstudio 中，选用 cmd 命令行，根据指令导进储存在计算机桌面上的文本文件中。依据文献种类、出版发行年份、引用次数等，构建关键字之间引入、组成、共现等有关的结构网络，绘制文献共被引相关的网络图谱。

3. Bibliometrix 的评价

（1）优点

1）减少了研究人员对文献分析可视化处理上的复杂操作，提升了工作效能，适用于可重复性高、繁杂的统计工作。

2）基于 R 语言环境，实现脚本制作模式中运作，省时省力高效率。

3）根据 R 语言开发出来的 Bibliometrix 是免费开源的，故研究人员无须考虑成本可以编写有关的 R 语言编程代码，实现一站式处理文献计量分析工作。

（2）缺点

1）此软件是海外专家学者开发出来的文献计量软件，能够很好地解决英文文档，暂时不适用中文文档。

2）因为发布软件时间较短，仍须借助实践应用的意见反馈进行调整和优化。

（三）VOSviewer

1. 基本介绍　VOSviewer 是荷兰莱顿大学科技研究中心的 van Eck 和 Waltman 于 2009 年开发的一款基于 JAVA 的免费软件，至今已更新至 1.6.6 版本，主要面向文献数据，侧重科学知识的可视化。它能通过 www.VOSviewer.com 官网免费试用，可以直接从网站上实行，其必要条件是配置完整的 JAVA 自然环境。

2. 应用功能

（1）VOSviewer 通过从不同的文献数据库导入下载完全的文献数据建立共现关系网。共现网络数据就是指用户可自行建立节点，选取所需的共现词汇实现聚类。其中文本数据支持 txt、逗号分隔文档、RIS 文档、GML 文件等。

（2）VOSviewer 所提供的数据可视化视图包括以下几种。

1）聚类视图：以圆聚类算法视图为代表，是一个圆和一个标识组成一个元素，元素尺寸在于连接点度、连接紧密程度、引用次数等。元素颜色表明它所属簇，并以不同颜色进行区分和标记。

2）标签视图：使用者要根据个人的研究需要，从文档分数或颜色（红、绿、蓝）字段名中连接点代表不同类型的颜色。

3）密度视图：用于了解相关领域的科学知识研究密度，图像里的每一个点依据该点相对密度来填充颜色。密度越大，越接近红色，反之则越接近蓝色。

（3）数据清洗功能：主要依赖于 Thesaurus file 文件，适用于文献数据和文本数据，不兼容自定义网络数据。

（4）高级功能：适用 cmd 命令应用以及内存扩展，支持网页页面发布，连接点和连线信息的展现基于 HTML（仅限自定义数据）。

3. 分析步骤

（1）检索数据库，从 Web of Science/PubMed/CNKI 等数据库文件中选择符合条件的课题方向，检索全部参考文献转化成制表符隔开文件。

（2）导入数据后，用户可结合实际情况设定阈值。设定阈值后，系统需要选择分析所需条目的详细信息。选择所需的单元类型为 co-occurence、all keyword，参数设置为 full counting，选择节点所需过滤的节点出现频次，确认后点击完成即可生成图谱。

（3）调节聚类算法主要参数和合理布局，导出数据，融合图像最后存储。

4. VOSviewer 的评价　VOSviewer 能够分析某一学科的研究概况、最新研究成果、共同合作作者团体以及重要文献信息内容，直观地展示了研究领域的发展趋势及热点问题，同时其可视化功能较优于其他文献计量分析软件，操作简便且功能全面。

（四）Ucinet

1. 基本介绍　Ucinet（University of California at Irvine NETwork）是通过加州大学凯里欧文分校的网络分析师设计得到的。Ucinet 软件被用于处理以矩阵格式为代表的原始数据，具有强大的数据转化及处理工具箱，其本身并不具备可视化处理的分析程序，可以直接地将数据处理结果转换至 Pajek 和 NetDraw 软件绘制得到相应的图谱。作为一个菜单驱动 Windows 程序，其特色功能是具有全面多样的聚类算法的社会网络分析技术。

2. 应用方法　Ucinet 软件的可视化分析以社会网络分析技术为主，主要有中心性分析、凝聚子群分析、网络密度等方面。

（1）中心性（centrality）：指的是利用中心位置的城市获取信息，并估量整体城市群网络的整体中心化程度，包括点度中心度、接近中心度及中间中心度。在 Ucinet 软件中选择 network—> centrality—> Degree，即可得到相应的 Degree centrality。

（2）凝聚子群：即在某一集合中的个体具有紧密、直接的关联，主要用以处理关系的互惠性、子群内部结构的关系密度和出现频次。

（3）网络密度：是指内部网络结构之间的联系越多，整体网络的密度越大，通过内部网络中实际关系联系和理论联系对比得到。

3. 分析步骤

（1）检索数据库，在 Web of Science/PubMed/CNKI 等数据库选取相应的限定研究主题，检索所有的文献，并进行去重，Uninet 要求以矩阵的形式，可以通过 EXCEL 最后将所有提取的数据转换为二值化处理并对数据的属性进行计算。衡量中心性有三个指标：分别是度数中心性，中间中心性和接近中心性。

（2）导入属性数据，结合实际情况设定主要参数，调节线条粗细、圈圈大小、色调实际效果等，获取可视化分析网络图谱。

（3）调节全部主要参数和合理布局，导出数据得到图谱并保存。

4. Ucinet 的评价 Ucinet 与其他文献计量学分析软件相比，主要是基于矩阵数据，支持网络密度计算和中心性分析、凝聚子群分析及功能强大的聚类功能。不仅可以快速提取网络内部共性特征，计算和绘制得到个性化和复杂的共线性网络。显然，Ucinet 软件功能更具有专业性和针对性，操作难度较高，需要研究人员具备更多的社会网络分析技术知识。

二、不同文献分析工具的比较

文献计量学工具根据研究领域的主题和发展的热点概况，识别生成包括关键词、合作作者、共词、共被引、词频及标题等相关信息的计量分析，总结文献内部的规律和分布特点，以动态观察学科的发展态势。而文献计量工具的不同应用和支持功能，针对研究人员不同的文献处理需要可以得到不同的可视化结果。从实际应用的角度出发，对文献分析软件的特色功能从数据来源、研究主体、研究方法及研究内容的方面对比，有利于研究人员选择合适的分析软件，最大程度地发挥文献计量工具的使用价值，文献分析软件特色功能对比如表 2-7-2 所示。

表 2-7-2 文献分析软件特色功能对比

软件名称	数据来源	研究主体	研究方法	研究内容
CiteSpace	支持 Web of Science、PubMed、ADS、NSF Award 等数据	作者、机构、国家等频次统计分析与排序	来源期刊、引文、基金、单篇文献等频次统计与聚类和相关可视化	标题、摘要、关键词频次统计与自动聚类，可视化共现图谱和关键词共现图等
Bibliometrix	支持 Web of Science 等任何数据文件	作者、部门、机构、国家、地址等频次分析与排序	年份、来源期刊和引文的频次分析及共被引分析	关键词、主题词等共现频次与排序
VOSviewer	支持 Web of Science、PubMed、Scopus 等数据	作者、机构、国家的频次统计，构建聚类网络	年份、来源期刊、单篇被引、共被引分析等共现网络构建	关键词频次统计、关键词自动聚类与共现矩阵和知识图谱
Ucinet	可导入 .dl,.prn,.txt,.xls 等格式的文本数据或 Pajet 等文件	作者合著关系网络	共引网络	关键词共现网络

第三节 文献计量分析的策略

一、文献计量特征及表示方法

（一）文献计量特征

文献计量学统计分析的对象是指文献的各种计量特征。我们知道，通过现象认识事物运动的规律性，是认识的一般过程，文献计量学也不例外。文献系统中存在许多计量现象，它们是文献系统运动中通过大量数值化的特征所表现的一种外部形态和联系。通过对这些文献计量现象和特征的统计分析，人们可以发现各种文献规律。

文献特征有两种类型：不可计量特征和计量特征。部分文献特征不可计量的原因，一是因为它们的抽象化程度较高，没有计量研究所必须有的简明性，如文献的学术价值就属于这类特征。另一个原因是它们移动、重复的次数太少，没有统计意义，如文献的载体类型就属于这类特征。而引文量、文献增长量等特征，既简明，又以较大的频次出现，是理想的计量特征。文献计量学研究文献的计量特征，文献计量特征可分为三种类型。

1. 书目特征　是指将文献加工成为书目所必须著录的款项和符号，如分类号、书（篇）名、著者、来源项等。这些特征是文献生产过程产生的，常可利用目录、索引等书目工具进行统计。书目特征用途广泛，获取方便，是一类极有价值的文献计量特征。可写成 $u(x, y)$ 形式，u 是根据研究需要确定的一个文献集合，x 和 y 至少一个为随机变量。

2. 引文特征　科学文献发表时，作者将文献写作过程中参考或引用过的文献列出，形成引文（或称参考文献），文献的引用与被引用关系形成一种重要的文献计量特征。文献计量学家对文献引用原因做过较为细致的研究，指出引证与被引证之间存在一种十分可靠的联系。这种联系目前除了引文特征外还没有其他特征可以测定，引文特征便成了文献计量特征中最重要、最经常用到的特征。

3. 其他特征　除书目特征和引文特征外，下面几个特征也经常用到：

（1）文摘量：指文摘刊物报道某一学科的文献数量。重要文摘刊物的编辑部门聚集着一批对特定学科有较深了解的专家，文摘刊物对学科文献的报道一般要经由这些专家的选择，因而文摘量特征较之书目特征更精确地揭示了文献的学术价值。

（2）词频特征：一篇文献或一个数据库中的词汇（特别是检索词）出现的频率，经研究表明呈现某种规律性变化。文献计量学利用词频特征了解文献规律，已用于自动标引和检索等文献工作中。

（二）文献计量规律

文献计量学研究必须寻找文献规律。文献计量特征是研究的理论材料，寻找文献规律才是目的。作为一个文献计量学研究者，仅仅能够观察文献计量特征，有能力获取文献统计数据是不够的，必须学会探索文献规律。

1. 文献的规律类型　文献计量学中有许多著名的定律，如布拉德福定律、洛特卡定律。文献计量学中大部分定律均在一定程度上表现了文献规律，这些定律的英文名"law"也可译为规律。因这些定律带有较强的经验色彩，尚不足以上升到规律的高度，所以国外有些学者正确地称它们为经验定律，以区别于规律。

事物运动的规律有绝对规律和趋势规律两类。如果说规律是事物发展过程中的本质联系和必然趋势，是反复起作用的，那么绝对规律则在这种作用中以不折不扣的形式出现。趋势规律则不同，它表明的是某种趋势，这种趋势不以人的意志为转移，但在起作用时可能因环境的变化而变化。绝对规律偏重质的分析，抽象化程度高，计量化困难大，而趋势规律则在质的分析的同时，尚有量的分析，但一般的趋势规律是定量的，运用定量方法得到趋势规律。计量规律可以用文字、图表表示，也可用数学模型表示。寻找以数学模型形式表示的文献规律，是文献计量学的主要任务之一。

2. 趋势规律的特点

（1）客观性：文献计量规律的客观性是以文献计量特征为客观依据，以科技文献增长规律为例，普赖斯证明科技文献的增长在时间上是指数函数，这一规律的客观依据就是，以往多种科技文献的数量都恰好对应于特定时间的函数值。

（2）不定性：趋势规律揭示事物运动的某种趋势，但不排除随机误差的存在。即，计量观察值是可以在规律规定的值的附近变化的。个别文献计量值不可避免地因外部干扰而产生随机偏差。

（3）可检验性：任何规律都应经受得起理论和实践的检验，趋势规律也不能例外。由于趋势规律受到外界干扰而具有不定性，它的检验也更为困难。

3. 文献计量规律的表示方法

（1）非数学模型表示：主要有两种方法。

1）文字表示：文献计量规律可以直接用文字描述。

2）图表表示：正确运用图表，能使文献计量规律的数量关系更为形象化。有些问题只能用图表才能表示清楚，如布拉德福分散曲线中的格鲁斯下垂，迄今仍无合适的方程描述，必须借助图表才能表示清楚。

（2）数学模型表示：一般说来，文献计量规律应尽可能表示为数学模型。

1）数学模型和计量规律有相同的结构。

2）数学模型表现规律具有文字、图像形式表现规律所不具有的高度精确性和严谨性，在传播和应用时不易走样。

3）文字、图像只能表示变量与参数较少的简单规律，主要在文献计量学早期使用，而数学模型适合表达复杂的规律，是现代文献计量学的主要工具。

4）数学模型为文献计量规律提供了简洁的形式化语言，提供了变换、比较、检验和计算的可能性，对理论推导、探寻内部机制十分方便。

二、文献统计的原则和指标

（一）文献统计的原则要求

我们在对文献进行统计的时候，为了使我们获得的数据更加标准并能达到研究的统计目的，需要遵守以下几点原则要求。

1. 针对性 针对不同的具体统计项目，进行研究时应该对统计的内容、纳入研究的指标、拟采用的统计方法等方面有针对性地选择，而不能一成不变。

2. 准确性 纳入研究的数据和统计结果的准确性是文献统计的核心要求。为了达到这一核心要求，我们需要具有代表性的统计工具及严谨的数据来源，以确保数据的有效性及统计结果的准确性。

3. 代表性 在对文献进行统计的过程中，尽管有些学者的研究采取的是全样本的综合统计方法，但对于大部分研究来说，主要选用的是对样本进行抽样的统计方法。因此，必须使样本具有科学的代表性，这样得出的结果才有准确性。

4. 可比性 在文献统计的分析过程中，常常需要使用对比分析的方法。因此，在对纳入文献指标所获得的数据进行统计分析时，必须要注意数据的可比性。

5. 累积性 在文献统计研究中，经常使用文献的累积数量来体现统计结果的准确性。文献累积的数量越多，文献统计的准确性就越高。

（二）文献统计的指标体系

统计指标是指反映总体现象的数量概念及具体数值，统计指标体系是指一系列相互联系的统计指标所形成的整体。在对文献进行统计的过程中，用于分析的统计指标主要包括期刊量、相关论文量、作者量、流通量等。为了从不同的角度对统计指标进行全面的描述，根据分类方法的不同，统计指标可分为以下几种。

1. 按描述对象分类 统计指标可分为藏书指标、引文指标、流通指标、读者指标等。引文指标包括引文的数量、来源及各种分布。

2. 按数据形式分类 统计指标可分为绝对数指标和相对数指标。绝对数指标是简单的具体数值，相对数指标是一个成比例的标准化数值。

3. 按管理用途分类 统计指标可分为工作评价指标和工作控制指标。工作评价指标是人们用于评价系统的工作情况、进行系统之间比较的指标。而工作控制指标是管理者用来调节和控制系统的工作指标。

三、文献统计分析的基本程序

（一）确定研究的对象与目的

在从事文献计量分析之前，研究者必须要透彻地了解此次研究的对象与目的，以便确定研究文献的主题范围、文献类型及研究的方法和程序。在确定研究的对象与目的时，需要做如下准备工作：

1. 明确要解决的问题　此次研究要解决的问题是什么？是发现规律还是指导工作？是决策还是评价？是回顾还是预测？均应事先明确。

2. 了解现有成果　在所研究的领域中已有的研究成果对设计研究方案影响极大，发展前人的研究应尽可能用新的数据，纠正前人的偏差则应采用更加完备的数据或更合理的方法，前人的成果还提供了比较、借鉴的基础。

3. 了解学科及文献状况　一般说来，研究者对所研究的学科的基本知识及理论动态应有一定了解。同时，研究者要了解这个学科的文献状况，如类型、品种、语种及研究者利用文献的大致特征。

4. 熟悉研究方法。

（二）数据收集与组织

文献计量学研究中用到的统计方法与一般社会统计学方法相同。统计学对数据收集和组织的要求，文献统计工作均要遵从。数据收集和组织的方法虽然简单、直观，但却是统计的重要环节。

1. 数据收集原则　在统计学中，人们将某一种计量现象的全体，包括看得见与看不见的、已发生的和未发生的，称为总体。为了解总体，人们运用数理统计方法从样本中推断总体。数理统计方法根据概率论的理论，解决了如何从总体中抽出样本，抽多少，怎样抽的问题，即抽样方法问题。从样本推断总体将会产生误差，这就要求我们了解产生误差的因素，主要有四个：

（1）总体各特征值的差异程度越大则抽样误差越大，反之则小。

（2）样本数量越多，误差越小。

（3）抽样方法有重复抽样与不重复抽样，重复抽样的误差较大。

（4）抽样的组织方式越是符合随机原则抽取的样本，误差越小。

2. 抽样方式

（1）简单随机抽样：指按随机的原则进行，即总体各单位 X_1，X_2，…，X_N 具有相互独立性，总体中每个单位被抽中的机会是相等的，具体方法有：

1）抽签法：此法最典型的应用是从图书馆索书单中随机抽取几十张，以统计文献拒借率。抽签法的另一类应用是构造理论模型以探讨文献规律的机制。

2）随机数表法：对于有序号而总数太多的总体，抽签法制签工作量大，应采用随机数表法。随机数表是一种根据随机原则编制的表，使用时按表中数字连续取号，直到号码个数达到样本，得到的号码即为样本号码。

（2）类型抽样：又称分层抽样，其做法是先对总体各单位按主要标志加以分类，然后再从各类型组中按随机原则抽选一定单位构成样本。类型抽样通常按各组单位占总体单位数的比例来抽取，单位数多的组多抽，反之少抽。

（3）等距抽样：又称机械抽样或系统抽样。事先将总体各单位按某一特征排列，然后依固定顺序和间隔来抽选样本。等距抽样的距离应根据样本大小确定，但必须避免抽样间隔和现象本身的周期一致。

（4）整群抽样：其做法是将总体划分为若干群，然后随机地选取一些群，将群中所有单位均作为样本。最典型的整群抽样是洛特卡对化学领域作者的抽样。

3. 数据分组整理 统计学中组织数据的方法，主要是分组整理，当一次统计的数据较多时，经过分组整理，可以减少数据量，简化数值（如变成整数、十进数），还可以直方图表示，便于判断分布形式。分组整理的步骤是：

（1）确定组数：确定组数的原则是，组数少则计算简便，但误差大；反之工作量大，但较精确。在实际工作中，对于超过 50 个数据的样本，分 10～20 组为宜，不要超过 20 组；对少于 50 个数据的样本，可少分一些组，但不少于 5 组。

（2）确定组距：设样本中最小数据为 x_1，最大数据为 x_n，组数为 k，则对于 $a \leqslant x_1 \leqslant x_2 \leqslant \cdots \leqslant x_n \leqslant b$，有组距 $= (b-a)/k$，式中 a，b 的作用在于使组距尽可能变成整数或其他便于统计的数。

（3）确定组界：从 a 开始，依次加上组距，则得到各组界。为了避免有的统计数据正好等于组界，在统计时不知该入何组的情况，可采用以下办法：

1）规定组界值入上组或下组，如入下组，则上面第一例的组界分别写成第一组（0，10），第二组（10，20），……，第十组（90，100）。统计时若有数据恰好为 10 则入第二组。

2）使用比样本数据更为精确的组界值，如对上例，假设该 150 个数据均无小数，组界可分别定为 0～9.5，9.5～19.5，……，89.5～100。

（4）确定组中值：组中值代表该组数据的值，组中值 $=$（上组距 $+$ 下组距)/2。

（5）统计样本数据的频次分布：经过唱票或其他方法，使每个数据归入某一组并统计各组的频次分布。不仅更方便地计算样本均值，也可绘制直方图观察。

（三）建立数学模型

1. 建立模型的程序 建立数学模型是文献计量学研究的重要阶段，通过建立模型，可以完成从紊乱的统计数据到文献计量规律性认识的飞跃过程。建立数学模型需要较好的数学素养和创造性思维能力，其中包括两层意思：第一，建立表示新文献规律的数学模型；第二，在已知基本文献规律的前提下，建立针对特定数据的具体模型。

（1）选择模型类型：建立数学模型首先要假定所研究的数据服从何种数学分布，将经过整理的数据绘于坐标纸上，然后判断这批数据大致服从何种分布。

（2）确定参数：初步确定了样本数据可能服从的模型分布后，还要依据具体数据，进一步确定参数的数值。

2. 检验数学模型的方法 通过数理统计方法确定了随机数据的分布及参数后，仍可能存在两个问题：第一，这批数据是不是真的服从这种分布？例如，对于任何一组随机数据，均可用线性回归分析方法确定唯一的直线，而有许多数据组却根本不是线性分布。这时需要判断，究竟数据与模型的偏差允许有多大。第二，假如同一组数据可得到两种分布，究竟哪一种更好？这时也要判断哪个模型与数据组更吻合。要解决这些问题，必须对模型进行假设检验。

（四）利用模型进行分析

在建立了模型之后，下一步则是如何利用该模型进行分析研究。利用模型进行分析研究主要有两个方面：

1. 对过去历程的评价分析

（1）自身在过去各段不同的历史时期的比较分析。

（2）不同的对象在过去历程中的比较分析。

2. 对未来发展趋势的预测

（1）自身在未来一段时间发展趋势的预测。

（2）不同的对象在未来一段时间发展趋势的比较预测。

思　考　题

1. 什么是文献计量学，文献计量学常用的分析方法有哪些？

2. 请试着利用 Web of Science 了解国外针对肺癌近 10 年的研究情况，并基于 VOSviewer 对关键词自动聚类生成图谱。

3. 请在中国知网（CNKI）和 PubMed 搜索有关"肺癌"在 2010～2022 年的国内全部综述类文献，并分别用 Bibliometrix、VOSviewer 生成关键词共现网络，以及作者合作情况密度视图。

4. 请阐述文献统计的原则要求。

第八章 医学文献的管理

21世纪是生命科学飞速发展的世纪，医学技术也迎来了十分迅猛的发展。随着医学研究信息化程度提高，信息技术管理能力成为了从事医学研究人员的必备技能。良好信息素养有助于医疗工作者和医学科研人员学习能力、创新能力和科研能力的提高，也是他们在未来信息化社会中生存和发展的重要保障。因此掌握良好的文献信息收集、加工、整理、分析技能，对于我国医学人才素质的提高具有十分重要的意义。

因此，本章主要通过对三种文献管理软件的使用介绍，以帮助读者了解医学文献管理软件的基本功能及学习其相关操作。表2-8-1简单总结三种软件基本特点，后文将详细介绍各个软件具体功能及使用方法。

表 2-8-1　三种软件功能对比

软件名称	系统支持	语言支持	个人数据库检索	内置PDF阅读器	网络同步	全网下载	输出样式	笔记功能
EndNote	MacOS Windows IOS	中文、英文、日文、韩文	支持题录、笔记检索，支持全文检索	支持	支持	支持（仅限OA文献），不支持中文文献全文下载	6000+预置格式，支持拓展与手动修改	不支持图形绘制，只能以关联方式链接图片、表格
NoteExpress	Windows IOS Android	中文	支持题录、笔记检索，不支持全文检索	暂不支持	暂不支持	支持中文文献批量下载（仅限已购数据库范围内下载）	3700+预置格式，支持拓展与手动修改	支持记录图片、表格、公式
Citavi	Windows	英文、德文、法文	支持题录、笔记检索，支持全文检索	支持	支持	支持（仅限OA文献），不支持中文文献全文下载	5000+预置格式，支持拓展与手动修改	支持记录图片、表格、公式

第一节　EndNote软件

在科研过程中，需要阅读大量文献，每篇文献要经历检索、下载、阅读的过程。随着文献的积累，管理成千上万的文献则将花费大量时间，而文献管理工具的使用能极大地提高科研效率。EndNote是SCI（Thomson Scientific公司）的官方软件，集文献检索、文摘、全文管理及文献共享等功能于一身。EndNote能直接连接上千个数据库，整合Word编辑软件，管理数十万条参考文献，提高文献的检索与管理效率。本章使用的软件版本为EndNote X9.3.3。

一、EndNote软件简介

（一）EndNote功能介绍

首先新建一个本地数据库，每个数据库都包括 *.enl 文件和同名文件夹 *.Data。数据即文献可以通过以下方式添加：

1. 数据库检索并导入。

2. EndNote 在线检索并导入。

3. PDF 文件导入。

4. 手动新增文献信息

（二）EndNote 工作界面介绍

1. 窗口介绍　首次打开 EndNote 程序时，出现由组面板、PDF 查看面板、文献列表面板、搜索面板和分页面板组成的界面，并且可以通过右下角 Layout 调整面板布局，见图 2-8-1。

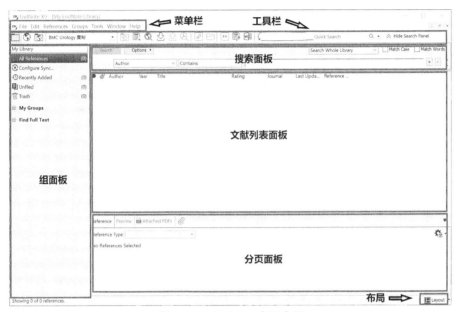

图 2-8-1　EndNote 窗口介绍

2. 菜单栏的主要功能

（1）File：用于新建数据库、打开已有数据库、导入/导出数据等。

（2）Edit：用于拷贝/粘贴数据、查找/替换、编辑参考文献格式、导入/编辑滤件等。

（3）References：用于新建/编辑/拷贝参考文献、编辑附件、与网页建立链接、筛查重复文献等。

（4）Tools：用于在线搜索等。

二、创建个人数据库

利用 EndNote 建立数据库，把所有相关文献放置在一个数据库中，以便于高效管理、分析和编辑冗杂的文献。本节主要介绍几种数据库的建立方式。

首先，先建立一个本地数据库，依次点击菜单栏 File≫New 即可建立新的数据库，选择保存位置。

（一）数据库检索并导入

分别以 PubMed 和中国知网（CNKI）为例，演示英文文献和中文文献检索及导入过程。

1. PubMed　首先登录 PubMed 数据库查询文献，勾选需要导出的文献，依次选择 Send to≫Citation manager≫Create file，导出后界面左下角显示以 *.nbib 为格式的文件。运行 EndNote 数据库，依次打开菜单栏 File≫Import≫File，选择刚下载的文件。在 Import Option 中选择合适的转换格式，例如，本文件来源于 PubMed 则选择 PubMed（NLM）即可。点击 Import 导入文献，导入的文献归于 Imported References 组，见图 2-8-2。

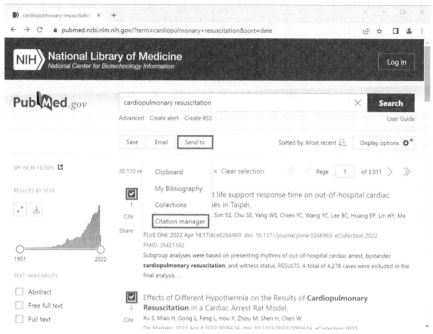

图 2-8-2　PubMed 检索、选择文献界面

2. CNKI　首先登录 CNKI 数据库查询文献，勾选需要导出的文献，依次选择：导出与分析 >> 导出文献 >>EndNote，导出后界面左下角显示以 *.txt 为格式的文件。运行 EndNote 数据库，依次打开菜单 File >>Import >>File，选择刚下载的文件，在 Import Option 中选择 EndNote Import。点击 Import 导入文献，导入的文献归于 Imported References 组。

很多数据库均支持直接导出文献到 EndNote 数据库，大部分导出时会自动选择导入文件，偶尔需要手动选择导入文件。

（二）EndNote 在线检索并导入

EndNote 拥有强大的检索功能，提供了数千个在线资源数据库，可以利用 EndNote 的检索功能在线检索，并将所需文献导入数据库。首先选择显示模式，选择 Online Search Mode 或者 Integrated Library & Online Search Mode。Online Search Mode 为在线模式，只显示在线数据库，如若保存检索结果则需手动拷贝至本地数据库中；Integrated Library & Online Search Mode 为整合模式，同时显示本地数据库和在线数据库，此模式下保存的检索结果会自动拷贝至本地数据库中。建议选择整合模式，自动保存文献到本地数据库，避免重新查询，或关闭文献时遗失尚未保存的文献。

依次点击菜单栏 Tools>>Online Search 或者左侧组面板中 Online Search 下方的 more，选择一个在线数据库，输入检索式进行检索，可以通过增加检索关键词的方法筛减检索结果，多项检索式间可以通过布尔运算符 AND、OR 或 NOT 进行组合。本例选择 PubMed（NLM）在线数据库，输入检索式，共检索到 16 条符合条件的数据，点击 OK 下载保存全部检索结果，导入的文献归于 PubMed（NLM）组中，见图 2-8-3。若只需要前 10 条检索记录，修改数字 16 为 10 即可。

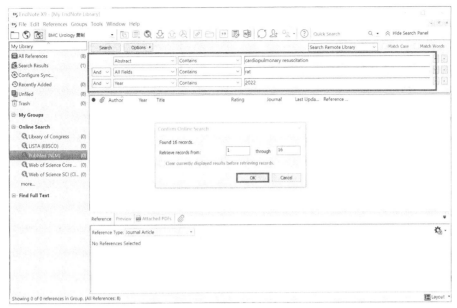

图 2-8-3　EndNote 在线检索界面

（三）PDF 文件导入

对于已下载的 PDF 文件，可以直接导入 EndNote，EndNote 能够根据 PDF 文献的 DOI（digital object identifier）信息自动检索并完善相应数据，缺少 DOI 信息的文献导入后可能会导致数据不全。运行 EndNote 数据库，依次点击菜单栏 File＞Import＞File，选择需要导入的 PDF 文件，在 Import Option 中选择 PDF。点击 Import 导入文献，导入的文献归于 Imported References 组。

PDF 文件也可以以文件夹的形式导入 EndNote，同样，有完整 DOI 信息的 PDF 文献才能够自动检索并完善相应数据。运行 EndNote 数据库，依次点击菜单栏 File>>Import>>Import Folder，选择需要导入的 PDF 文件夹，在 Import Folder 下可根据需求选择 Include files in subfolders 或者 Creat a Group Set for this import，Include files in subfolders 为同步导入子文件夹中的文献；Create a Group Set for this import 可为导入的文献新建一个组群。在 Import Option 中选择 PDF，Duplicates 中选择 Import All，Discard Duplicates 或者 Import into Discard Duplicates Library。Import All 为导入所有的 PDF；Discard Duplicates 为不导入重复文献，题目、作者、发表年份和文章类型一样的文章会被 EndNote 认定为重复文献，Import into Discard Duplicates Library 为将重复文献导入一个新的数据库。点击 Import 导入，导入的文献归于 Imported References 组。

（四）手动新增文献信息

手工引入文献是最简单、最原始的方法，多用于来自纸质期刊、书籍的文献。运行 EndNote 数据库，依次点击菜单栏 Reference＞New Reference 或者在工具栏直接点击添加符号或者快捷键 Ctrl+N，打开一个新的 New Reference 窗口。在 Journal Article 窗口中选择参考文献类型，如 Journal Article，Book，Patent 等常见的文献类型。不同的文献类型会出现不同的填写选项，根据选项填写作者、杂志、年代、期刊等。值得注意的是，多个作者时需要换行输入，一个作者占一行，输入作者名字时有两种方法可以选择，第一种名在前，姓在后，中间不加点，如 Brainu Lu；第二种姓在前，名在后，姓和名中间加英文逗号，如 Lu，Brainu。若作者名字和期刊名字首次出现在此数据库中，则显示为红色，若非首次出现则显示为黑色。信息输入完毕后保存退出，该记录将保存在当前数据库中，见图 2-8-4。

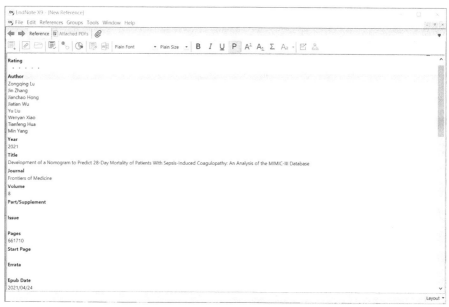

图 2-8-4　手动导入文献

三、EndNote 个人数据库的管理

数据库中的参考文献可以通过鼠标右键快捷菜单中提供的删除、编辑、剪切、复制等功能编辑管理。

（一）参考文献的编辑与分析

1. 编辑管理　EndNote 菜单栏中 Reference 栏可以对各条文献记录进行删除、编辑、剪切、复制等编辑，利用 Find Duplicates 命令可以查找重复文献，蓝色标亮文献的不同之处，由用户决定保留哪篇。EndNote 默认题目、作者、发表年份和文章类型一样的文章会为重复文献，且其重复标准不可更改。

2. 排序管理　EndNote 默认以第一作者姓氏排序，用户可以根据需求，自定义排序。点击菜单栏 Tools ＞ Sort Library，选择排序字段顺序，最多不超过 5 个，在每个字段右侧可选择升序/降序，点击 OK 即可排序。

3. 文献分析管理　EndNote 可以对多渠道整理的资料信息进行简单的整合统计分析，基于关键要点，快速挑选并分类已有信息。点击菜单栏 Tools＞＞Subject Bibliography，出现 Subject Fields 界面，可按照字段信息（如 Author、Year、Title 等）进行分类输出，如选择 Year，点击 OK，即可得到每个年份的文献数量。基于感兴趣的年份查看文献，如选择 2020 与 2022，点击 OK，即可列出所选择年份的每篇文献，见图 2-8-5。

（二）附件的添加和管理

EndNote 支持对文献添加各种类型的附件（图表、Word 文档、电子表格、PDF 等），便于用户在使用时查找相关的图片或表格等。插入的附件有两个保存方法：绝对路径和相对路径。选择相对路径时，EndNote 能把附件复制到数据库的 Data 文件夹中，即使在原来附件的位置进行删除或编辑，也不会影响 EndNote 数据库的完整性，但占用空间较大。选择绝对路径时，附件保存为相对链接，依旧保存在原文件夹中，原来附件的位置变动会引起链接的丢失。用户可根据实际需求选择一种方式。

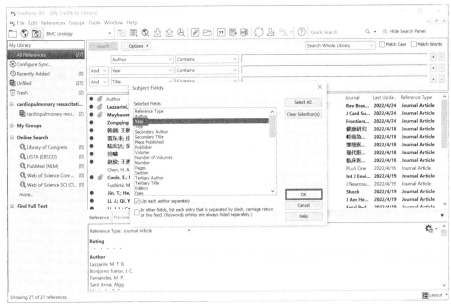

图 2-8-5　参考文献年份管理

1. 参考文献添加附件　选中一条文献，点击菜单栏 References>>File Attachments>>Attach File，选择所需要的文件，最下栏 Copy this file to the default file attachments folder and create a relative link 选项，若选中则保存为相对路径，反之则保存为绝对路径。或者双击文献，将所需附件拷贝粘贴或直接拖拽到 file Attachments 栏，最多可添加 45 种不同格式的附件。

2. 附件的管理　添加有附件的文献前带有回形针图案，可点击图案对包含附件的文献快速分类排序。若要删除附件，双击文献找到 file Attachments 栏，选中附件右击＞＞clear 或选中附件直接按 Delete 键。

无论是绝对路径还是相对路径保存的附件均可以备份，双击文献找到 file Attachments 栏，选中附件，依次点击菜单栏 References＞＞ File Attachments＞＞ Save As 或者右键打开扩展菜单选择，在新对话框中选择保存位置与文件名，点击保存即可。

（三）数据库内检索

EndNote 拥有强有力的检索能力，当我们需要数据库里的某篇特定文献时，可以点击菜单栏 Tools＞＞ Search Library，在搜索面板中搜索区域选择 Any Field，比较运算符选择 Contains，在文本框输入相关检索词后点击 Search 即可，检索的文献暂时归入 Search Results 组。EndNote 同时也支持文献内信息查找。当文献拥有大量文本时，若要查找文献内的某个信息，可以点击菜单栏 Reference＞＞ Go To，输入查找信息后点击 Next，符合的内容将标记高亮。

（四）EndNote 常用的快捷方式

EndNote 有诸多快捷键，快捷键的使用能够简化操作步骤。Ctrl+O：打开数据库；Ctrl+W：关闭数据库；Ctrl+R：查找与替换；Ctrl+N：创建新文件；Ctrl+Alt+A：添加附件；Ctrl+Alt+P：打开附件；Ctrl+Shift+S：附件另存为；Ctrl+鼠标左键：选择多个文件；Shift+鼠标右键：选择一定范围内的文献；Ctrl+Tab：在 EndNote 窗口间切换。

四、EndNote 与 Word 的对接

EndNote 可以自动实现 Word 与 EndNote 之间的对接，用户可根据自身需求，按照期刊格式要求插入参考文献，快速调整参考文献等。

（一）插入参考文献

打开 Word 文档，光标位于需要添加参考文献的位置，选中工具栏中的 EndNote，在 Style 中选择合适的参考文献格式，点击 Insert Citation 后出现新窗口，输入检索词汇，选中所需要的参考文献，可以点击 Insert 直接插入选择的文献，也可以选择 Insert 下拉菜单，选择 Insert & Display as：Author（Year）[以作者（年代）形式插入]；Insert & Exclude Author（不插入作者）；Insert & Exclude Year（不插入年代）或 Insert in Bibliography Only（只在文末的参考文献中显示），见图 2-8-6。如果参考文献没有自动格式化，可以选中 EndNote 栏，选定输出格式后点击 Update Citations and Bibliography 格式化。

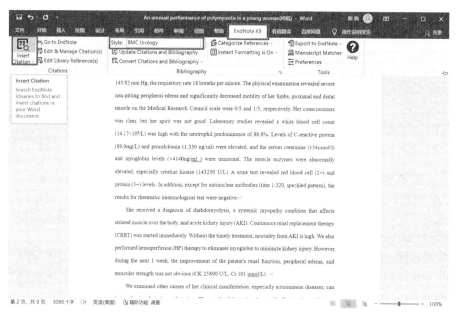

图 2-8-6　Word 文档中 EndNote 工作栏

也可以打开 Word 文档，将光标位于需要添加参考文献的位置，打开 EndNote 数据库后选中所需文献，在 EndNote 直接点击 Insert Citation 图标或者 Alt+2 快捷键插入参考文献。

（二）参考文献格式

EndNote 数据库提供约 4500 种参考文献格式，但是在 Style 下拉菜单中只列举出一些偏好输出格式。如果 EndNote 数据库中没有包含所投期刊格式，可以打开菜单栏 Edit ＞＞ Output Style ＞＞ Open Style Manager，双击显示更多信息，选择一个与所投期刊格式相近的格式编辑修改即可。

五、文献的备份与共享

多种情况都会导致文献的损坏，随着 EndNote 数据库储存的文献越来越多，要注意及时备份数据。EndNote 数据库由 *.enl 文件和同名文件夹 *.Data 组成，备份数据时，一定要同时备份这两个文件夹，数据库的备份不等于单纯地导出数据。

EndNote 数据库备份为以 *.enlx 为扩展名的压缩文件，可以随时恢复压缩备份为正常数据库。创建数据库压缩备份时，运行 EndNote 数据库，依次点击菜单栏 File ＞＞ Compressed Library（.enlx），新窗口包含三个选择框，依次为 Creat（创建压缩文件夹）或 Creat&Email（创建压缩文件夹并发送邮件）；With File Attachments（包含附件）或 Without File Attachments（不包含附件）；All References in Library（备份整个数据库），Selected Reference（备份选中的文献）或 All

References in Group/Group Set（备份某一组内的文献）。按需求选择后点击 Next，即可创建一个 *.enlx 压缩文件。勾选 Creat&Email 选项的用户，EndNote 会自动创建新邮件，并将数据库压缩文件添加到邮件附件中。双击 *.enlx 压缩文件可自动解压为 *.enl 文件和相对应的 *.Data 文件夹。

当用户参与团队协作与研究时，EndNote 可以实现同步并共享数据库，有助于更好地提高组员的互动性，实时了解 Library 的更新状态。

运行 EndNote，依次点击菜单 Edit ≫ Preferences，在新窗口左侧栏选择 Sync 栏，登录个人账户，如果没有注册的用户点击 Enable Sync ≫ Sign Up 按照提示注册登录即可。登录后点击菜单栏 Shear Library 分享图标，在新窗口中填写被邀请人的邮箱账号，设置分享权限，Read Only（只读）或 Read & Write（读取和改写），点击 Invite 即可，邀请后用户还可以右击具体邮箱的设置图标更改分享权限。被邀请人邮箱会收到邀请信，接受邀请后可使用"Open Shared Library"打开共享数据库。

六、EndNote 常见问题及解决方法

1. 问题一　打开 Word 时没有出现 EndNote 选项框。

解决方法：打开 Word 文档，依次点击左上角文件 ≫ 选项 ≫ 加载项，选择 COM 加载项，在新弹出的窗口中勾选 EndNote Cite While You Write 选项，点击确定即可。

2. 问题二　插入的文献乱码。

解决方法：打开 Word 文档，选择 EndNote 工具栏中 Bibliography 区块，点击 Instant Formatting，将 Turn On 调整为 Turn Off 即可。当为默认 Bibliography Preferences 格式错误导致时，选择 EndNote 工具栏中 Bibliography 区块，点击 Convert Citations and Bibliography，然后选择 Convert Reference Manger Citations to EndNote。在新弹出的窗口内选择 Temporary Citations 栏展开针对性修改，如加上 {} 符号。

3. 问题三　文献格式编辑错误或插入后的参考文献不是期刊要求的格式。

解决方法：文献格式编辑错误最简单的解决方法是更新参考文献，用数据库内的参考文献格式替代现有格式，打开 Word 文档 EndNote 工具栏中 Bibliography 区块，点击 Update Citations and Bibliography 即可。当插入的参考文献期刊格式不正确时，可选择 EndNote 工具栏中 Bibliography 区块，点击 Style 栏更改格式为目的期刊格式。注意每当更改这个选项时，之前成功插入的参考文献格式会随之改变。如果用户在 Style 栏中找不到投稿杂志的参考文献格式，最便捷的方法是从网上下载一个，然后把它放在 Program files/EndNote X9/Styles 这个文件夹内，重启 Style 栏即可看见。

4. 问题四　用 EndNote 插入参考文献时总是显示摘要。

解决方法：可能是 EndNote 导出格式 Style 错误所致，需对用户导出的 Style 格式进行修改。例如，参考文献的 Style 是 Annotated，进入 EndNote，依次点击 Edit≫Output Styles≫Edit "Annotated"，在左侧的目录栏中找到 Bibliography，选择 Layout，将 End each reference with 里的内容即 abstract 删除即可。

第二节　NoteExpress 软件

一、NoteExpress 功能介绍

NoteExpress 是北京爱琴海乐之技术有限公司开发的一款专业级别的文献检索与管理系统，其核心功能涵盖"知识采集，管理，应用，挖掘"的知识管理的所有环节。NoteExpress 同时兼具文献检索与下载功能，也可以用来管理参考文献题录或以附件方式管理多种格式的文档、文件。除了管理以上显性的知识外，类似日记、科研心得、论文草稿等瞬间产生的隐性知识也可以通过 NoteExpress 的笔记功能记录，并且可以与参考文献的题录联系起来。综上，NoteExpress 软件具

有的功能将一定程度上提高科研效率，为科研事业提供便捷。

二、NoteExpress 工作界面介绍

NoteExpress 软件可在互联网进行下载，下载地址为 inoteexpress.com。目前最新的版本是 NoteExpress v3.6.0.9155。NoteExpress 安装版提供了标准的 Windows 应用程序安装向导。双击安装文件，根据向导提示即可完成安装，安装完毕后，可通过桌面快捷方式启动 NoteExpress，工作界面见图 2-8-7，其包含结构如下：

1. 文件夹栏 展示当前打开数据库的目录结构，NoteExpress 支持建立多级文件夹结构，支持同时打开多个数据库。

2. 标签云 展示当前数据库中题录含有的所有标签，并可以通过标签组合进行快速筛选。

3. 工具栏 汇集了 NoteExpress 所有常用的功能按钮以及快速搜索框。

4. 题录列表栏 展示当前选中文件夹内存储的题录，题录是 NoteExpress 管理文献的基本单位，由文献的元数据信息、笔记和附件三部分构成。

5. 题录预览栏 快速查看和编辑当前选中题录的元数据信息、综述、笔记、附件、预览格式化引文样式和在数据库中的位置。

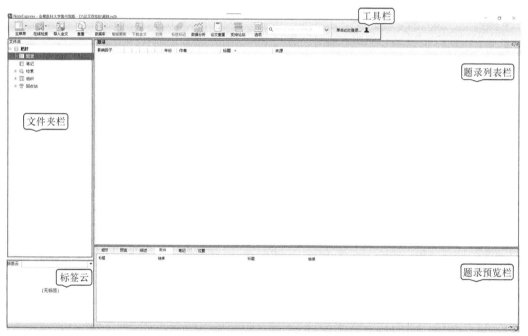

图 2-8-7　NoteExpress 工作界面

三、个人数据库的创建

NoteExpress 数据库是以题录（文献题录，其内容涉及参考文献标题、作者、摘要、关键词等，在 NoteExpress 中，书目、手稿、软件也称为题录）为核心进行管理使用的。安装后需要新建数据库，点击菜单栏文件"新建数据库"。之后对数据库进行命名，并选择储存位置。建立题录数据后，导入题录的方式主要有以下几种方式：本地导入、手动导入、批量导入、快捷导入、文献 DOI 导入。

（一）本地导入

直接导入本地 PDF、CAJ 格式文献。

（二）手动导入

首先，选择要将文献导入的文件夹，只有"题录"下面的文件夹可以导入文献，而"笔记""检索""组织""回收站"是不能直接导入文献的。题录栏右键可以新建文件夹：右键单击"题录"，选择"新建文件夹"。可将新建的文件夹命名为相关名称。选择你要导入的文献的文件夹，然后单击左上角"导入文献"，或单击右键后再选择"导入文件"。

跳转至子菜单栏后，选择"添加文件"跳转至文件浏览页面，此时找到存放文献的位置，并将指定文件选中，即可完成文件导入。

（三）批量导入

通过点击"添加目录"来选中整个文件夹导入。选中后单击即可导入整个文件夹内文献，软件会自动识别文献信息并完成导入。

（四）快捷导入

已有本地文献的导入还有更快捷的操作方式，直接将文献拖入到 NoteExpress 界面内。文献导入完成后，文献信息可能不是最新或存在缺失，可以通过智能更新完成补足。

（五）文献 DOI 导入

每篇文献都有特定的 DOI，我们可以将 DOI 填入题录对应的字段，进行保存，点击工具栏"智能更新"，完成题录数据字段信息的补全，见图 2-8-8。在题录栏空白处单击右键，选择"新建题录"，并定义"期刊文章"跳转至新建题录窗口。跳转后在 DOI 一栏输入 DOI 后保存。

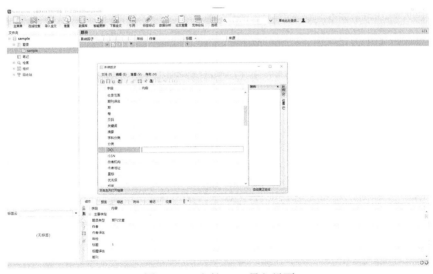

图 2-8-8 文献 DOI 导入界面

保存之后完成新建题录，此时选中该题录并点击"智能更新"，更新完成后文献信息就完整了。

四、在线检索

NoteExpress 有在线检索功能，可以通过在线检索直接保存需要的文献。

首先，单击左上角"在线检索"，选择需要的数据库如"PubMed"跳转至检索界面，选择合适的检索词以及检索范围，然后单击"开始检索"，检索完毕后选中需要的检索结果，单击"保存勾选的题录"即可保存。

五、网 站 导 入

NoteExpress 可以从网站输出后再导入。以 CNKI 为例，打开网站检索页，输入相关关键词，并进行检索，检索到相关文献后，打开需要的文献，单击右上角双引号图标，见图 2-8-9，点击右下角"更多引用格式"。

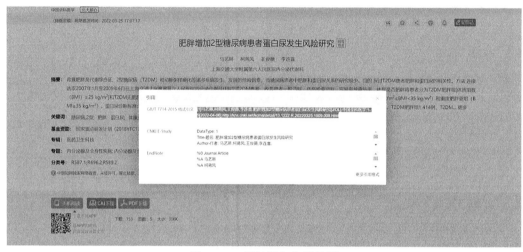

图 2-8-9　网站导入文献界面

跳转页面后，选择 NoteExpress 文献格式导出，导出后格式为 NoteExpress Reference Import File。随后返回 NoteExpress 首页，点击主菜单，选择文件，并选择导入题录，选择文件导入，并找到储存题录文件夹进行导入。

六、个人数据库管理

（一）删除重复题录

功能：查找指定数据库内的重复题录，可以更加有效管理题录信息，增加存储空间。

单击"查重"按钮，跳转至查重对话框。选择需要查重的文件夹以及需要查重的内容后，点击"查重"按钮，查重结果会以深色显示标记出来。可在题录窗口中单击鼠标右键，选择"从所有文件夹中删除"，确定之后重复题录即被删除。

（二）查看期刊影响因子

功能：期刊影响因子在一定程度反映文章质量，可以有助于我们快速对文章情况进行区分。

题录窗口顶部的信息栏默认存在年份、作者、标题等。在信息栏上右键单击，选择"自定义"。跳转至自定义窗口，从"显示的字段"中下拉找到"影响因子"，选中后单击添加，添加到右侧"显示的列"栏中，可通过"上移""下移"来调整需要显示的先后顺序。添加完成后，信息栏即可看到题录影响因子。单击"影响因子"栏可以按文献影响因子大小进行升/降排序。

另外，选中单篇参考文献后，单击"细节"，再选中"查看近五年影响因子"即可查看期刊历年影响因子变化趋势。

（三）文献添加标识

功能：为文献添加标识可以更好地将文献进行分类和查找。

1. 添加星标与优先级　可以直接在题录栏中直接单击"星标"或"优先级"对文献进行标记；或选中单边题录，右键选中"星标"和"优先级"，见图 2-8-10。

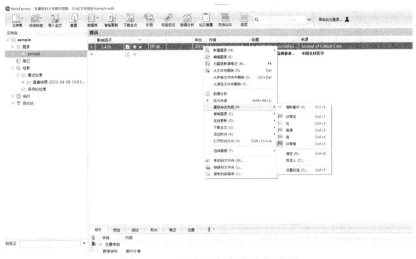

图 2-8-10　添加星标与优先级界面

2. 给文献添加标签　选中单篇文献，单击工具栏"标签标记"后弹出对话框，此时输入需要添加的标签即可。不同的标签需用空格或英文分号分隔，同时该窗口也可添加星标和优先级。标签添加完成后，可按照星标和优先级对文件进行升降序排序，亦可通过标签云栏中存在的标签查找相同标签的所有题录。

（四）文献添加笔记

功能：阅读文献中会记录笔记，NoteExpress 则可通过阅读相关题录直接查看笔记。选中单个题录后，再点击题录预览栏中"笔记"，然后在文本框输入笔记内容即可。保存的所有笔记均可在文件夹栏的笔记栏查找。

（五）添加附件

添加图片、视频、文件夹、网络连接等多种形式附件可以构建详细的链接网络，方便信息的统一管理。选中单个题录，点击题录预览栏中"附件"，然后在空白处右键，选中"添加"，并选中子菜单栏的"文件"。选中目标附件，点击打开即可添加。添加的附件双击即可打开。

（六）文件夹信息统计

功能：通过不同字段统计相关文件中的信息。

在文件夹上点击鼠标右键，选中"文件夹统计信息"，见图 2-8-11。

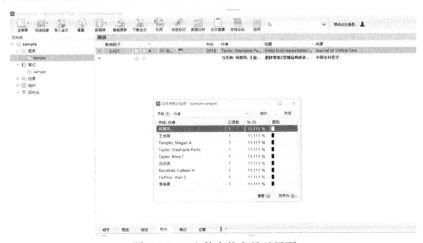

图 2-8-11　文件夹信息显示界面

（七）题录信息更新

功能：补足题录缺失信息。

更新分为手动更新、自动更新和智能更新，手动更新适用于更新单个题录以及需标注的特殊信息，自动更新适合批量更新。

1. 手动更新　选中待更新题录，右键点击，选中"在线更新"，选中手动更新，即可根据题录信息进行精确查找，选中需要题录，即可完成更新。

2. 自动更新　选中待更新题录，右键点击，选中"在线更新"，选中自动更新，选择要更新查询的数据库，然后选择目标题录进行查询，即可完成更新。

3. 智能更新　选中待更新题录，直接点击菜单栏智能更新即可。

（八）回收站

功能：将不需要的题录和文件夹进行删除，便于管理。

鼠标右击选中的题录或文件夹，选中"从文件夹中删除"即可。

（九）NoteExpress 常用的快捷方式

掌握一些键盘快捷键，通常可以提高软件的使用效率，下面就是一些常见的 NoteExpress 使用快捷键。F2：文件夹重命名；F3：在本地数据库中高级检索；F4：为选择题录添加笔记；Ctrl + A：全部选择（光标所在位置的不同选择的不同内容，如光标在题录列表，Ctrl+A 选择全部题录）；Ctrl + B：显示文件夹下所有题录；Ctrl + M：导入题录；Ctrl + D：导入全文；Ctrl + O：打开数据库；Delete：删除题录；Ctrl + Del：从所在文件夹中删除题录；Ctrl + N：在题录列表界面新建题录，在笔记界面新建笔记；Ctrl + Q：退出 NoteExpress；Ctrl + J：打开全文下载窗口；Ctrl + X：剪贴所选内容；Ctrl + Z：退回到上一步操作；Ctrl + Up：将所选文件夹向上移动；Ctrl + Down：将所选文件夹向下移动；Ctrl + Left：将所选文件夹向上级目录移动；Ctrl + Right：将所选文件夹向下级目录移动；Ctrl + Alt + O：选项设置；Ctrl + Alt + R：清除字段并重新编辑；Ctrl + Alt + Shift + Enter：在期刊编辑器页面，编辑选中期刊；当选中题录时，以下快捷键用来在文献预览窗口的 TAB 之间切换；Alt + D：切换至文献"细节"；Alt + P：切换至文献"预览"；Alt + S：切换至文献"综述"；Alt + K：切换至文献"附件"；Alt + N：切换至文献"笔记"；Alt + L：切换至文献"位置"。

七、利用 NoteExpress 撰写论文

NoteExpress 不仅能够提高管理效率，还能够在论文中插入格式化的参考文献，提高论文书写效率。

（一）插件介绍

计算机安装 NoteExpress 后，会在 Word 文档中的工具栏出现 NoteExpress 插件。工具栏包括：①转到 NE；②论文查重；③选择引用；④检索引用；⑤插入笔记；⑥格式化参考文献；⑦编辑引文；⑧更新题录；⑨样式；⑩定位引文；⑪ 查找引文；⑫ 清除域代码；⑬ 去除格式化；⑭ 设置；⑮ 帮助，见图 2-8-12。

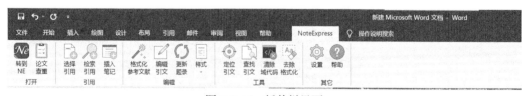

图 2-8-12　插件栏界面

（二）论文撰写

1. 插入引文　首先点击"转到 NE"打开 NoteExpress，待打开软件后，选中需要插入的题录，单击需要插入文献的位置，再从菜单栏选择"选择引用"即可完成添加。如若同时需要引用多篇文献，在 NoteExpress 中选中多篇题录，按照以上步骤即可完成多篇文献引用。

2. 格式化参考文献　点击菜单栏"格式化参考文献"弹出对话框，可以选择模板颜色、起始编号等，还可以点击"浏览"选择你需要杂志社的引文格式。

3. 编辑引文　将鼠标光标停留在引文处，单击菜单栏"编辑引文"，即可对引文进行编辑。弹出对话框后可选择"编辑"，会跳转出引文的详细信息，点击需要修改项目进行修改即可。

4. 定位引文　将鼠标停留在待查找的引文处，点击插件中的"定义引文"按钮，就会在参考文献中对应显示。

八、NoteExpress 的常见问题

1. 问题一　NoteExpress 题录中特殊字体（粗体、斜体等）的实现。

解决方法：选择你要添加特殊字体的题录，点击打开编辑窗口。

光标放置在你需要添加特殊字体的字段（比如在标题中对某个关键词加粗），见图 2-8-13。选中加粗的关键词，然后点击"加粗"符号即可，斜体、上下标、下划线等的操作与加粗一样，只需要点击相应的符号即可。

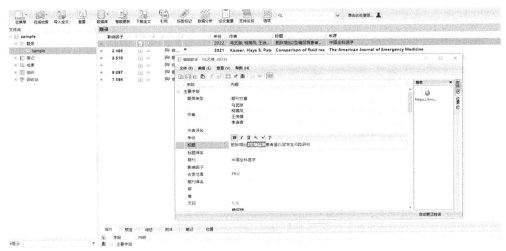

图 2-8-13　更改题录字体界面

2. 问题二　NoteExpress 参考文献格式化中的样式修改。

解决方法：或许在参考文献格式化后，文献列表的格式并非需要的，比如使用《地球学报》参考文献著录规范样式对文献格式化得到图 2-8-14 结果。

References:

[1]. 马艺琳等, 肥胖增加2型糖尿病患者蛋白尿发生风险研究. 中国全科医学, 2022: 第1-5页.

[2]. Kaseer, H.S., et al., Comparison of fluid resuscitation weight-based dosing strategies in obese patients with severe sepsis. The American Journal of Emergency Medicine, 2021. 49: p. 268-272.

[3]. Ward, M.A., et al., The Effect of Body Mass Index and Weight-Adjusted Fluid Dosing on Mortality in Sepsis. Journal of Intensive Care Medicine, 2022. 37(1): p. 83-91.

[4]. Antal, O., et al., Initial Fluid Resuscitation Following Adjusted Body Weight Dosing in Sepsis and Septic Shock. The Journal of Critical Care Medicine, 2019. 5(4): p. 130-135.

图 2-8-14　引文格式示例

3. 问题三　NoteExpress 笔记样式设置的问题。

解决方法：在 NoteExpress 中，笔记的默认样式字体是宋体，字号为小初，段落行距是单倍行距，左对齐，背景色为透明色等。当需要编写笔记时，可以根据自己的需要对笔记进行格式调整，但如果数据库需要统一笔记格式，避免每次调整的麻烦，则需事先定义好笔记样式，然后再应用该样式。NoteExpress 默认笔记样式是 General，如需修改或新建，步骤如下：

（1）点击打开笔记编辑窗口（快捷键 Ctrl+Enter）。

（2）点击新建样式，输入样式名称（需要编辑样式的请右键点击样式名称，选择编辑），见图 2-8-15。

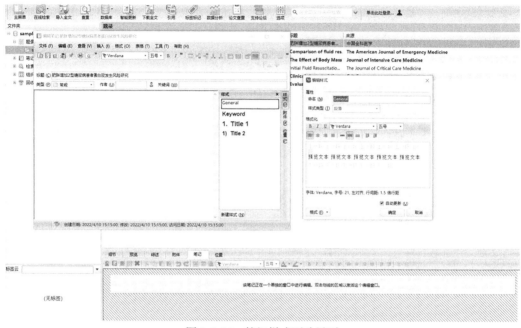

图 2-8-15　笔记样式更改界面

（3）在样式设置对话框中，选择你需要的样式类型进行设置：比如字符、段落都可以下拉设置（如字体设置）。

（4）如果需要编辑项目符号和编号、边框与背景等需在格式下选择，然后进行编辑。

第三节　Citavi 软件

一、Citavi 功能介绍

Citavi 是瑞士学术软件公司开发、广受研究者欢迎的应用程序，它的功能主要可以分为五大项：收集及储存文献数据，查询及管理文献数据，以及帮助研究者快速地使用正确的论文格式撰写文章，知识组织整理，日常任务规划。可以实现多群组数据归类，数据类型包括图书、期刊论文、影像资料、图片等。Citavi 软件能够提高科研效率，便捷数据管理。

二、Citavi 工作界面介绍

Citavi 软件可在互联网进行下载，下载地址为 softhead-Citavi.com。演示软件使用版本为 Citavi6.8。Citavi 安装版提供了标准的 Windows 应用程序安装向导。双击安装文件，根据向导提示即可完成安装，安装完毕后，可通过桌面快捷方式启动 Citavi，其包含结构如下：

1. 参考编辑器中，知识管理器和所述任务规划器之间切换。
2. 使用快速过滤器或显示关键字，类别，组或进口组列。
3. 项目中的所有引用显示在导航窗格中。
4. 短标题 Citavi 自动创建。
5. PDF 阅读各种注释工具。
6. 不同的布局视图之间切换。
7. 项目做出查看最近的变化。
8. Citavi6 新功能，团队协作在线人数显示以及在线聊天功能。
9. 云同步中，以及完成的图标。

三、数据库的创建

Citavi 可以创建的数据库包括 2 种，云项目和本地项目。可以根据团队或个人相对需求进行，打开方式如下：打开 Citavi。在开始页面，点击"New Project"，可根据弹出页面选中所需建立数据库类型。点击"Folder"可选择存储位置，见图 2-8-16。

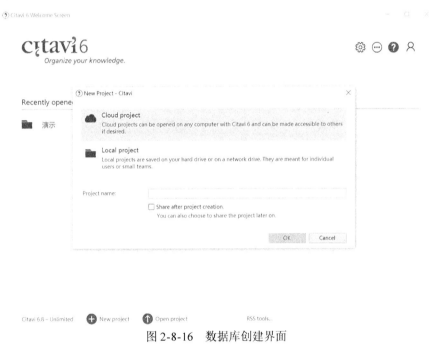

图 2-8-16　数据库创建界面

四、添加文献

（一）手动添加题录

1. 单个题录信息导入　鼠标单击"Reference"，从列表中选择适当的题录类型，输入题录信息。具有 ISBN 号码的书籍，可以直接添加到项目中。只需输入 ISBN 号码，Citavi 会自动从选择的数据库目录中添加书目信息。

2. 多个题录同时导入　鼠标单击左上角"File"，在其子菜单栏中选中"import"，接着会弹出对话框，选中 PDF 格式，点击"Next"。选中"Folder of files"，单击"Browse"即可跳转出所需选中文件夹，点击"Next"，然后 Citavi 则会默认选中文件夹内所有 PDF 格式，单击"Next"，软件将会自动识别文献信息，最后单击"Add to project"即可完成多个题录导入，见图 2-8-17。

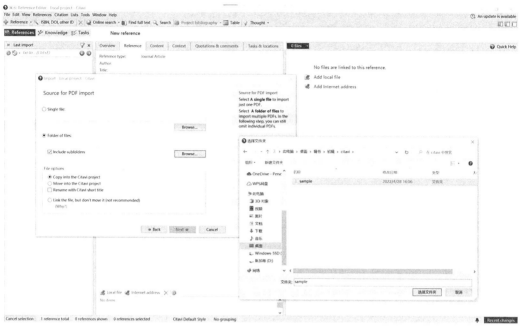

图 2-8-17　题录导入演示界面

（二）如何在线检索

点击菜单栏"Online search"，弹出子菜单中可以点击"add database or catalog"添加需要的数据库，选中数据库，并在"Search terms"中加入所需要文献的检索词和相关限定词，点击"Search"即可完成在线文献检索并添加需要的文献，见图 2-8-18。

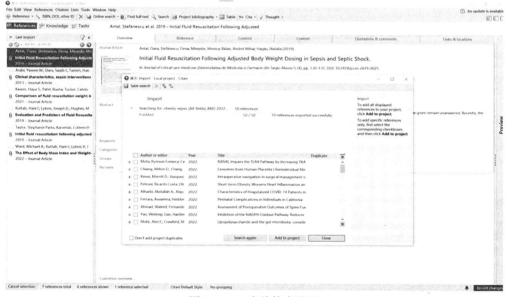

图 2-8-18　在线检索演示

（三）阅读与标记

双击打开已经导入的题录（以 PDF 格式为例），可以在阅读工具栏选中高亮选项，对所需文本进行高亮选择。也可通过文本选取工具选中内容，右键单击"add as quotation"对选中内容进行标记。左侧则会生成备注信息，可以根据需求添加关键字和分组，最后单击右下角绿色对号即可保存。另外也可以对选中内容进行"间接引用"，用自己想用的文字注释，可以添加摘要和评论。

如若想要添加笔记或者注解，可以点击工具栏的"Thought"，点击后即可编辑笔记和想法。

图片注解与文本注解类似，选中工具栏图片捕捉工具，即可截取图片，右键选择"add as image quotation"即可完成图片注释。

Citavi 也可完成单独的段落分配任务，选中段落，右键单击选中"add task"即可对段落进行高亮标记，并且根据标记，快速找到段落所在。

（四）学习任务规划

可以选中所需要规划的题录，右键单击"add task"添加任务，弹窗中任务的内容可以自由编辑。也可多个题录同时选中进行任务添加。另外可以通过工具栏中"Project task"进行自由任务编辑。添加的任务可以在左上角任务栏中"Tasks"进行查看。

"Tasks"中可以查看全部的任务，同样可以通过左侧的筛选器进行筛选，可以根据任务规划的时间、地点、重要程度来筛选，并能够通过工具栏中"Task list"进行打印。

（五）大纲规划

点击左上角"Knowledge"即可进入大纲规划部分。可以右键单击选中"New category"来添加大纲内容，也可通过选中大纲目录右键选中"New subcategory"来添加子目录，并可根据左上角菜单栏箭头调整目录顺序。"All"中包含所有注释和笔记，"No category"则是尚未进行分配的注释。可以通过单击右侧注释编辑大纲目录分组，也可直接通过拖拽完成分组。

五、Word 协作书写

（一）插件介绍

计算机安装 Citavi 后，会在 Word 文档中工具栏出现 Citavi 插件。工具栏包括：①打开 Citavi 软件；②引用；③审阅；④帮助等，见图 2-8-19。

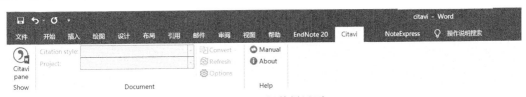

图 2-8-19　插件栏界面

（二）论文撰写

1. 插入引文　首先单击"Citavi pane Show"，待打开软件后，文档左侧会弹出工具栏，选择所需项目，则会在左侧出现所需项目大纲。打开大纲分组内包含的题录信息，双击即可完成引文添加。如若同时需要引用多篇文献，在 Citavi 中选中多篇题录，按照以上步骤即可完成多篇文献引用。

2. 格式化参考文献　在菜单栏中选中"Citation style"，选择"Add Citation style"即会弹出引用格式对话框，可根据引文系统、语言、学科进行检索选择。选中后，引文格式即可自动变成所选模式。

3. 写作大纲使用　在 Word 中，先前 Citavi 书写的大纲可以直接使用，不同大纲下的题录和图片也可进行引用。打开项目后，右键点击大纲，在子菜单栏中点击"Insert categories and knowledge items"，再选中"All categories"即可完成大纲目录的导入。

如若需添加大纲下所包含的题录信息，双击题录信息即可完成，题录信息的插入，见图 2-8-20。

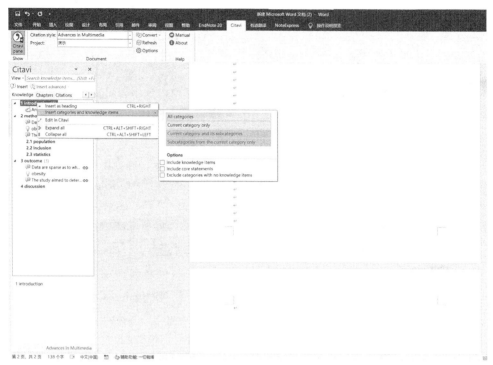

图 2-8-20　题录信息插入界面

思　考　题

1. 请简要描述一下各个文献管理软件的优缺点。
2. 数据库中自动搜索最新信息，可以利用哪些文本信息进行搜寻？
3. 如何依照各期刊需求调整文献的引用格式？

第九章　医学文献实例解析

科学引文索引（Science Citation Index，SCI）是美国科学信息研究所（ISI）的尤金·加菲尔德（Eugene Garfield）于 1957 年在美国费城创办的引文数据库。SCI（科学引文索引）是除 EI（工程索引）和 ISTP（科技会议录索引）外的世界著名的三大科技文献检索系统之一，也是目前国际公认的进行科学统计与科学评价的主要检索工具。如何检索 SCI 论文，如何撰写好 SCI 文章，是广大科研工作者最为关心与重视的问题。本文主要就医学 SCI 文献检索和医学 SCI 文章写作两个方面进行实例解析。

第一节　医学文献实例检索（以 PubMed 为例）

医学文献检索通常是由文摘型数据库中获得线索后，再通过各种途径来获取全文。常用的西文文摘型数据库有 PubMed、Embase、SciFiRder 等。PubMed 是一个权威的生物医学文摘型数据库，由美国国立医学图书馆下属国家生物技术信息中心开发，主要收录生物医学和健康科学以及生命科学相关领域的文献。PubMed 具有界面友好、收录文献范围广、更新速度快、检索功能强大、检索体系完备及可免费获取部分全文的特点。

本节以 PubMed 为例，介绍医学文献检索的内容及检索方法。

一、PubMed 常规检索

打开 PubMed 主页面（https://pubmed.ncbi.nlm.nih.gov/）可见如下界面（图 2-9-1）。

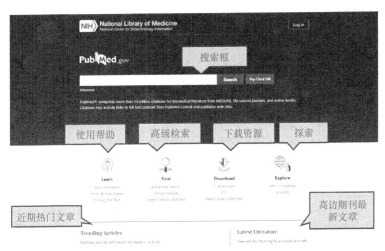

图 2-9-1　PubMed 的主页面

PubMed 的布尔运算符，AND、OR、NOT 分别表示逻辑"与""或""非"，运算规则是按检索式从左到右顺序运算，圆括号内优先运算，如：leukemia AND（therapy OR treatment）。若直接输入一个或多个检索词，系统默认空格为 AND 检索，如：asthma treatment，则系统默认认为 asthma AND treatment。同时支持截词检索，截词符"*"表示 0～N 个字符。

例 1：检索"干细胞移植"相关的文献

如检索"stem cell transplantation"，系统执行自动词语匹配功能（Automatic term mapping），实际 PubMed 执行的检索式为"stem cell transplantation"[MeSH Terms] OR（"stem"[All Fields] AND "cell"[All Fields] AND "transplantation"[All Fields]）OR "stem cell transplantation"[All Fields]。这涉及 PubMed 自动词语匹配功能的智能检索，会自动对输入的检索词进行相应的分析、匹配、转化后检索，是 PubMed 最具特色的检索功能之一。其基本原理是：对输入的检索词，首先在多个索引词表（MeSH 转化表、刊名转化表、著者索引等）进行搜索、比对，并自动转换为相应的 MeSH 主题词、著者或刊名，再将检索词在所有字段（all fields）中检索，并执行"OR"布尔运算。如有多个检索词或短语词组，则继续将其拆分为单词后分别在所有字段中检索，单词之间的布尔逻辑关系为"AND"。从而达到"宁滥勿缺"的效果。但也可以看出，此种检索方式检索结果达 148 720 条文献之多，因此查准率有所欠缺（图 2-9-2）。

Search	Actions	Details	Query	Results
#1	•••	⌄	Search: **stem cell transplantation** Sort by: **Most Recent** "stem cell transplantation"[MeSH Terms] OR ("stem"[All Fields] AND "cell"[All Fields] AND "transplantation"[All Fields]) OR "stem cell transplantation"[All Fields]	148,720

图 2-9-2 stem cell transplantation 的检索结果

接下来，可以采用短语限定符" "来进行短语检索。当短语加上" "进行精确检索时，PubMed 会关闭自动词语匹配功能，将"stem cell transplantation"作为一个不能拆分的词组进行全字段检索。实际 PubMed 执行的检索式为"stem cell transplantation"[All Fields]，而检索结果也缩减到 114 959 条文献。但这种检索方式也有漏检掉诸如"stem cell derived transplantation"等词条的可能（图 2-9-3）。

Search	Actions	Details	Query	Results
#2	•••	⌄	Search: **"stem cell transplantation"** Sort by: **Most Recent** "stem cell transplantation"[All Fields]	114,959

图 2-9-3 "stem cell transplantation" 的检索结果

另外，也可以通过字段限定符 [] 进行检索。在检索词的后面加上想要限定的字段，并用 [] 号括起来。常用的字段限定词如所有字段 [ALL]、题名 [TI]、题名和摘要 [TIAB]、期刊名 [TA]、著者 [AU]、文献类型 [PT]、语种 [LA] 等。比如检索标题中含有 stem cell transplantation 的文献，在检索框中输入 stem cell transplantation[TI]，或想要检索期刊《新英格兰医学杂志》，在检索框中输入 New England Journal of Medicine[TA] 即可。

二、PubMed 高级检索

点击 PubMed 主页面检索框下方的"Advanced"进入高级检索页面。高级检索主要由"PubMed Advanced Search Builder"（检索式编制）及"History and Search Details"（检索历史及详情）两部分组成。检索式编制（search builder）通常认为是通过字段限定和索引选词来构建复杂检索式。

例 2：检索"研究更年期抑郁症激素替代疗法的非中文文献"。可以将其拆解为"更年期抑郁症 Involutional Depression" AND "激素替代疗法 Hormone Replacement" NOT "中文 Chinese"，检索步骤如图 2-9-4 所示。

最后检索出 79 条文献记录，检索历史及详情中显示检索式及检索记录如图 2-9-5 所示。

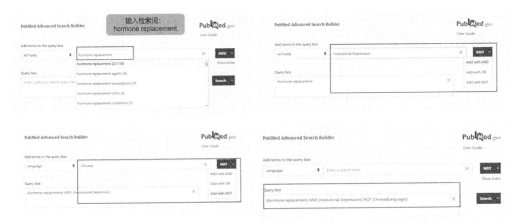

图 2-9-4　PubMed 高级检索示例

Search	Actions	Details	Query	Results
#7	•••	∨	Search: (((Involutional Depression) AND (Hormone Replacement))) NOT (Chinese[Language]) Sort by: Most Recent (("depressive disorder, major"[MeSH Terms] OR ("depressive"[All Fields] AND "disorder"[All Fields] AND "major"[All Fields] OR "major depressive disorder"[All Fields] OR ("involutional"[All Fields] AND "depression"[All Fields]) OR "involutional depression"[All Fields]) AND ("hormone replacement therapy"[MeSH Terms] OR ("hormone"[All Fields] AND "replacement"[All Fields] AND "therapy"[All Fields]) OR "hormone replacement therapy"[All Fields] OR ("hormone"[All Fields] AND "replacement"[All Fields]) OR "hormone replacement"[All Fields])) NOT "Chinese"[Language]	79

图 2-9-5　PubMed 高级检索显示检索式及检索记录示例

　　单击检索历史 "Actions" 下方 "…"，在弹出的选项窗口中，可选择对每条检索式记录进行 AND in builder、OR in builder、NOT in builder 逻辑组配检索。

三、MeSH 主题词检索

　　MeSH 主题词检索（MeSH Database）是 PubMed 特色的检索方法，可以提高文献的查全率和查准率：①主题词对同一概念的不同表达方式进行了规范；②可以对主题词进行扩展检索，即同时检索该主题词下的专指词；③可以与专指的副主题词进行匹配，限定检索主题词某方面的文献（图 2-9-6）。

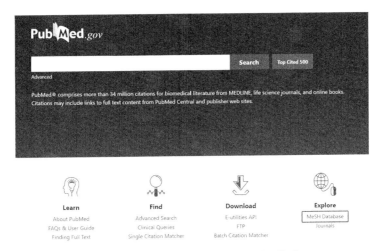

图 2-9-6　PubMed 中的 MeSH 主题词检索

例3：比如需要查找有关"外周血造血干细胞移植的护理和治疗"方面的文献，输入检索词"stem cell transplantation"，浏览相关主题词，此处列出 5 个主题词，选择我们所需要的"Peripheral Blood Stem Cell Transplantation"，注释为：Transplantation of PERIPHERAL BLOOD STEM CELLS。点击进入主题词检索界面。可以看到主题词定义、副主题词选择表和树状结构图（图 2-9-7）等内容。副主题词是对某一主题词的概念进行限定或者扩展，PubMed 一共有 83 个副主题词，如果不选择默认全部副主题词。在本次的检索中应勾选副主题词治疗（therapy）和护理（nursing），点击"Add to search builder"，即可在检索框中自动生成检索式。点击"Search PubMed"，即完成该主题词和副主题词组配的检索。如果检索题目涉及多个主题词，可在"MeSH Database"检索框中继续输入检索词，重复上述步骤。或分别检索单个主题词，最后在上述高级检索的检索历史中进行逻辑组配检索。

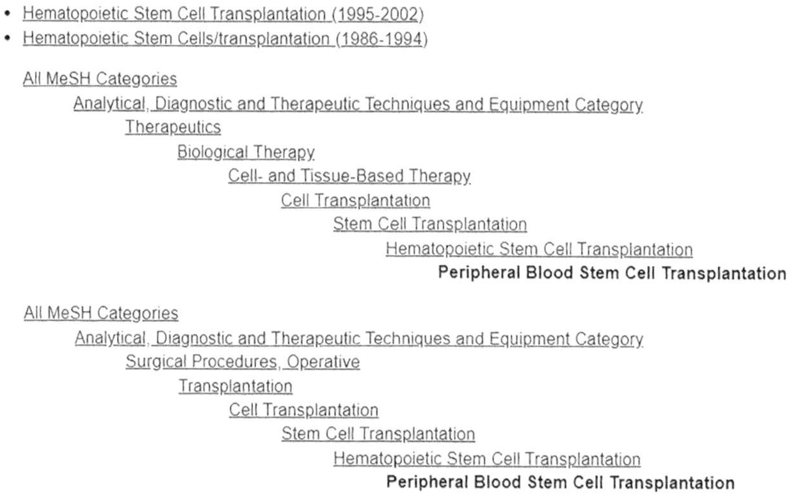

- Hematopoietic Stem Cell Transplantation (1995-2002)
- Hematopoietic Stem Cells/transplantation (1986-1994)

    All MeSH Categories
      Analytical, Diagnostic and Therapeutic Techniques and Equipment Category
      Therapeutics
        Biological Therapy
          Cell- and Tissue-Based Therapy
            Cell Transplantation
              Stem Cell Transplantation
                Hematopoietic Stem Cell Transplantation
                  Peripheral Blood Stem Cell Transplantation

    All MeSH Categories
      Analytical, Diagnostic and Therapeutic Techniques and Equipment Category
      Surgical Procedures, Operative
      Transplantation
        Cell Transplantation
          Stem Cell Transplantation
            Hematopoietic Stem Cell Transplantation
              Peripheral Blood Stem Cell Transplantation

图 2-9-7　MeSH 主题词的树状结构图

值得一提的还有副主题词下方两个选项，分别为"Restrict to MeSH Major Topic."和"Do not include MeSH terms found below this term in the MeSH hierarchy."，前者是指将检索词限定为主要主题词（MAJR）进行检索，可使检索结果更加精确。后者则表示不扩展检索该主题词的下位词（指树状结构中位于该主题词下一级的主题词），容易造成漏检，可不勾选（图 2-9-8）。

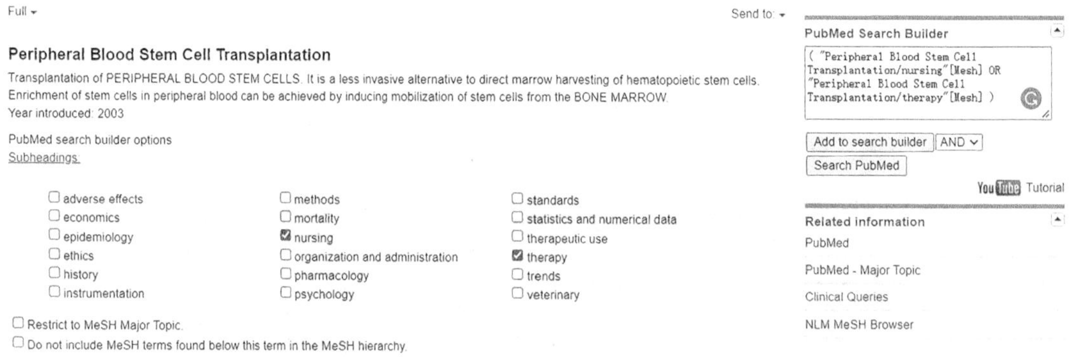

图 2-9-8　PubMed 中的 MeSH 主题词检索示例

四、检索结果的显示

PubMed 的检索结果有多种显示格式，点击检索结果显示页面的 Display options 按钮，Format 里有包括 Summary，Abstract，PubMed，PMID 几种格式可以选择；Sort by 里可以选择结果显示的排序方式，如 Sort by: Best match/most recent 等，可以点击箭头选择排序方式；Per page 里可更改每页显示记录条目数（图 2-9-9）。

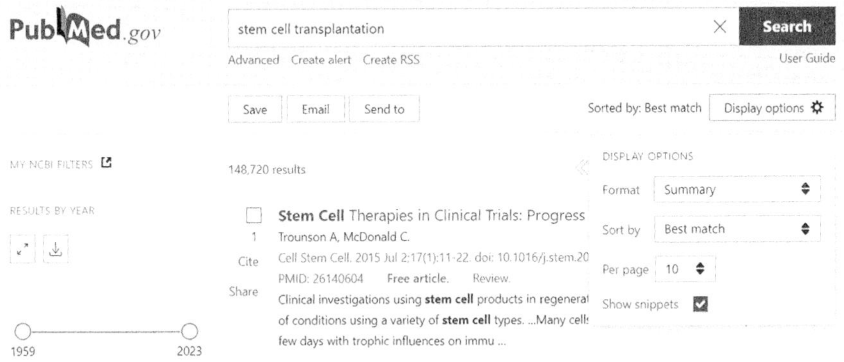

图 2-9-9　PubMed 检索结果中 Display options 示例

　　例 4：以"stem cell transplantation"为检索词检索，可得到 148 720 条文献之多的结果。因此我们可以通过左边的过滤器"my ncbi filters"对文献进行更精确的筛选。常用的限定有（顺序由上至下）① "text availability"，是指文本可获得性，可选择文献有 Abstract（摘要）、Free full text（免费全文链接）、Full text（全文链接）。② "article type"，是指检索的文献类型，如 Clinical Trial（临床试验）、Meta-Analysis（meta 分析）、Review（综述）等。③ "publication date"，可选择相应年份。其他如更为细化的 Article type，Species 研究对象限定（Humans/Other Animals）、Languages（语种）等可以在"Additional filters"按钮中进一步限定（图 2-9-10）。

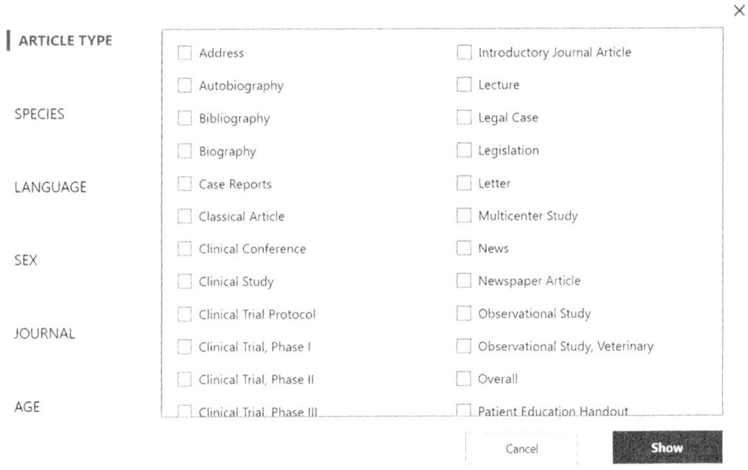

图 2-9-10　Additional filters 示例

　　例 5：比如我们需要检索近两年有关细胞凋亡的综述文献，要求检出免费全文。首先我们在检索框中输入"cell apoptosis"，可以检索出 472 705 条结果。接下来我们再利用左边的过滤器筛选出"Last 2 years"，"Review"和"Free full text"等几个关键特征。值得注意的是，一旦勾选了过滤器选项，那么过滤将会一直保留，如果不想继续过滤可选择过滤器最底部的"Reset all filters"按钮进行重设（图 2-9-11）。

　　PubMed 也提供了多种保存及输出方式，如"Save"（以文档格式保存检索结果），"Email"（发送文件至邮箱），"Send to"（发送至）：Clipboard：剪贴板，可暂存每次检索需下载的记录，多次检索，最后一起保存；Email：通过邮件发送；Collections：将检索结果收集到 My NCBI 中；My Bibliography：按书目分类进行文献收集；Citation manager：文献管理软件（图 2-9-12）。

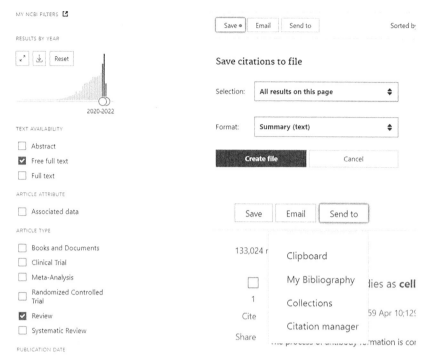

图 2-9-11　检索页面过滤器示例　　　　图 2-9-12　保存及输出方式示例

五、PubMed 常用工具

(一) 单篇引文检索

单篇引文检索 (Single Citation Matcher),是一种输入文献外部特征信息,查找特定文献的检索方法。要求刊名要准确,缩写要标准,同时这种检索对著者姓名大小写不敏感。例如,我们需要检索查找"杨仁池"在 2020 年发表在 *British Journal of Haematology* 上的文献 (图 2-9-13)。

PubMed Single Citation Matcher

Use this tool to find PubMed citations. You may omit any field.

Journal
Journal may consist of the full title or the title abbreviation.
`British journal of haematology`

Date
Month and day are optional.

Year	Month	Day
2020	MM	DD

Details

Volume	Issue	First page

Author
Use format lastname initials for the most comprehensive results, e.g., Ostell J. See also: Searching by author.
`Yang, Renchi`

Limit authors　　☐ Only as first author　　☐ Only as last author

Title words

Search　　Clear

图 2-9-13　单篇引文检索示例

在 PubMed 主页面 (http://www.ncbi.nlm.nih.gov/PubMed) 的"Find"下点击"Single Citation Matcher",将已知条件期刊名、作者、年份等信息输入对应检索框,其他检索框可有空缺,点击"Search"键,可以迅速缩小查找文献范围,这是一种比较快速的查找引文的方法 (图 2-9-14)。

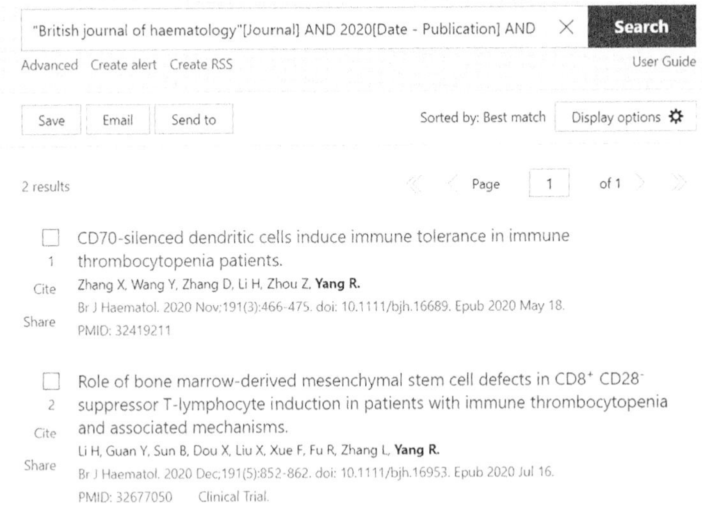

图 2-9-14　单篇引文检索结果

（二）临床问题

临床问题（Clinical Queries），专门检索临床研究方法学（循证医学）文献，在新版的 PubMed 中，以前的 Systematic Reviews filter 已成为上述主检索结果页面左侧检索过滤器 "Article Type" 中的一个选项。现在只需要在检索框中输入检索条目，在 Filter 中选择治疗、病因、诊断、预后、临床预测指南这几个方向之一进行查询，还可以对查询范围进行 Narrow（特异性查询）或 Broad（敏感性查询）的限定。

例如，我们需要精准查询外周血造血干细胞移植的临床预后问题，就可以在检索框中输入 "Peripheral Blood Stem Cell Transplantation"，在 Filter 中选择 "Prognosis"（预后），Scope 中选择 "Narrow"，即可在查询结果中进行进一步筛选（图 2-9-15）。

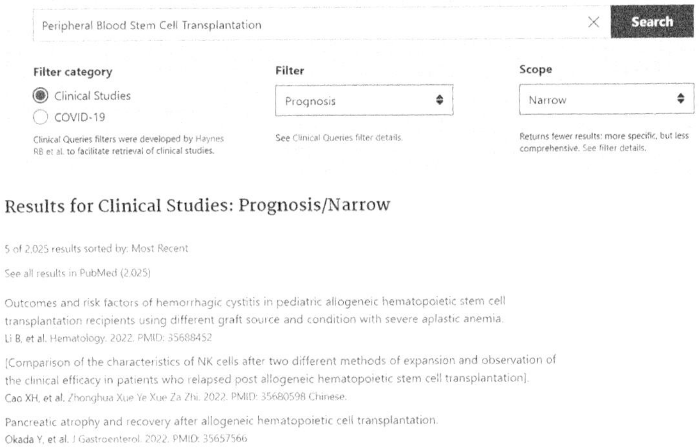

图 2-9-15　临床问题检索示例

第二节　实例检索策略

检 索 示 例

以"树突状细胞在原发性免疫性血小板减少症中的作用"为例在 PubMed 上进行检索。
检索范围：自 2010 年至今。

确定检索词：首先确定检索词，本例"树突状细胞在原发性免疫性血小板减少症中的作用"可提取检索词为"树突状细胞"，"原发性免疫性血小板减少症"，转换为：dendritic cell 及 immune thrombocytopenia，输入检索框，可得 150 条检索结果（图 2-9-16）：

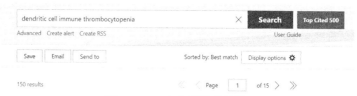

图 2-9-16　自由词检索结果

例 6：查找题目中包括"原发性免疫性血小板减少症"的文献。

可在上面的检索词"immune thrombocytopenia"后加上 [TI]，此时检索结果减少至 50 条（图 2-9-17）。

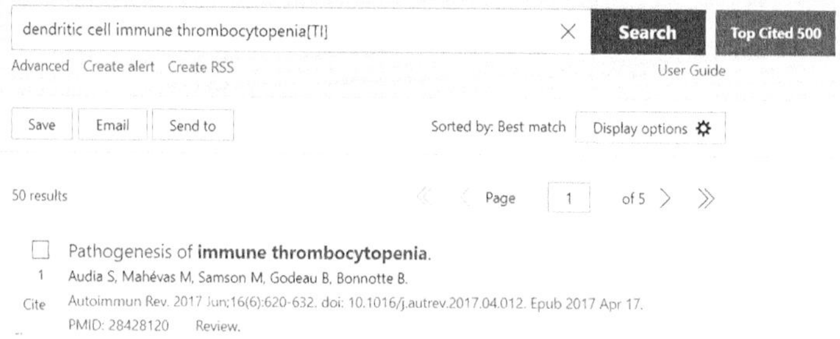

图 2-9-17　限定词检索结果

此外，还可以通过限定"dendritic cell"或"immune thrombocytopenia"作为不能拆分的短语进行检索。如果知道想要查找的文献中的作者，还可以在检索框中输入著者姓的全称和著者名的首字母缩写，姓在前、名在后，一般格式为"著者姓（空格）著者名首字母缩写"，例如，输入 Yang R，也可将作者姓名用引号""引起，如"Yang R"进行作者精确检索。2002 年以后的文献，PubMed 可实现对姓名全称的检索，而且姓名排列先后顺序不限。另外，亦可结合著者单位、主题、期刊名称等信息进行检索。

例 7：需要在 PubMed 中精准检索"树突状细胞在原发性免疫性血小板减少症中的作用"的文献。

可以采用高级检索的方式精准查找我们需要的文献，点击 PubMed 主页面检索框下方的"Advanced"进入高级检索页面。首先，在检索框左侧的下拉菜单中选择检索字段（系统默认为 All Fields），在检索框中输入检索词 immune thrombocytopenia 后，可以点击检索框右下角"Show index"选项，显示输入检索词的相关索引词，帮助正确选词；选择布尔运算符 Add with AND 检索词及运算符就会进入到"Query box"框中，在检索框中输入检索词 dendritic cell，点击"Search"进入检索结果页（图 2-9-18）。

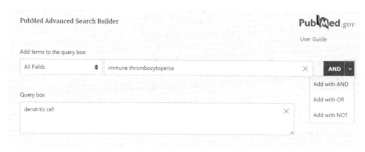

图 2-9-18　高级检索示例

此时检索结果仍有 150 条，为进一步缩小检索范围，可以加入作者姓名。在高级检索界面的下方的 History and Search Details 框中，可见本次检索以来所有检索式的具体内容，包括检索式序号、检索提问式、检索结果数、检索时间等。找到"（dendritic cell）AND（immune thrombocytopenia）"检索式，点击检索式前方"Action"栏的"…"，点击"Add with AND"后，该条检索式便会进入到"Query box"框，在检索框中输入检索词"Yang R"，可在"Query box"框中继续构建新的检索式。点击"Search"进入检索结果页，可以进一步精确检索结果。

例 8：使用 MeSH 主题词检索"树突状细胞在原发性免疫性血小板减少症中的作用"的文献。

首先从 PubMed 主页面的 Explore 栏目下方进入 MeSH Database，在检索框中输入 dendritic cell，dendritic cell 本身即为一个主题词，进入检索结果页面，点击页面右上角的"Add to search builder"，检索框中便会出现"Dendritic Cells"[Mesh] 检索式，选择"Add to search builder"右边的布尔运算符 AND 进行逻辑组配，在上方检索框中输入 immune thrombocytopenia，点击 Search 按钮。值得注意的是，"原发性免疫性血小板减少症"旧称"特发性血小板减少性紫癜"，因此，MeSH 主题词中并没有"immune thrombocytopenia"，而是由"Purpura, Thrombocytopenic, Idiopathic"主题词代替，再次点击页面右上角的"Add to search builder"，最后点击"Search PubMed"，即可以得到搜索范围精准的结果（图 2-9-19）。

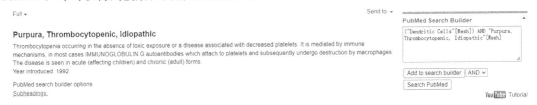

图 2-9-19　MeSH 主题词检索示例

例 9：如何处理"树突状细胞在原发性免疫性血小板减少症中的作用"文献的检索结果。

在检索结果页面中，点击页面右上角的"Display options"选项，可对检索结果的显示和排序方式进行选择。检出文献的显示格式系统默认为 Summary 格式，包括篇名、作者、刊名、出版年月、期卷码、DOI 号、PMID 号、非英文文献的原文语种、综述类型文献会在下方显示"Review"；如果文献能够免费获取全文，则会在下方显示"Free PMC article"。除了默认的 Summary 格式外，选择 Abstract 格式会显示篇名、作者、刊名、出版年月、期卷码、DOI 号、PMID 号、摘要、关键词、出版类型、引用次数、MeSH 主题词等信息。一般较少选择 PubMed 格式和 PMID 格式。

另外，在 Sort by 选择框，可以按照 Best match（最佳匹配）、More recent（最近新增）、Publication date（出版时间）、First author（第一作者）、Journal（期刊名称）等方式进行排序，并可设置每页显示条数（10 条、20 条、50 条、100 条或 200 条）。

例 10：限定检索结果为以成人为研究对象的，五年内有全文的综述。

在页面左侧的过滤器"MY NCBI FILTERS"中，可以通过对过滤器的限定对文献进行进一步的筛选。将搜索范围确定在五年内，选择有免费全文的文献，选择文献类型为综述（Review），在"ADDITIONAL FILTERS"里，可以选择研究对象为"Adult：19+years"（图 2-9-20），通过一步步限定条件缩窄筛选范围。

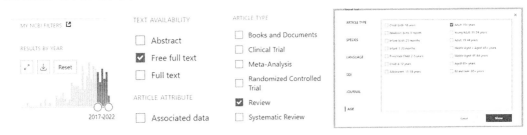

图 2-9-20　过滤器筛选示例

例 11：对选中的检索结果进行保存和输出。

在检索结果上方，我们通过点击 "Save"、"Email" 和 "Sent to" 选项可对检索结果进行保存和输出。

（1）Save：点击 "Save" 后，在 Selection 选择框会出现 "All results in this page"，"All results" 或 "selection" 选项，此时我们选择 "All results in this page"，在 Format 选择框中选择 Summary（text）格式，点击 "Create file"，可以 .txt 文本形式对检索结果进行保存。

（2）Email：将检索的结果发送到指定的邮箱中，文献选择及格式选择同前。

（3）Send to：点击 "Send to" 后，会有多种导出类型的选择，如 Clipboard、Collections、Bibiography、Citation manager 等。其中，选择 "Clipboard"（剪贴板）后，点击 "Go to the Clipboard page" 选项可在剪切板中找到选中的文献；选择 "Collections" 则是让注册了 My NCBI 账号的用户可以将检索结果发送到 My NCBI 的 Collections，以后再登录 My NCBI 时可以调用这些文献记录；选择 "My Bibiography" 是指让注册了 My NCBI 账号的用户可以将检索结果发送到 My NCBI 的 My Bibiography（我的书目），以便后续对检索结果进行管理；选择 "Citation manager" 则会生成一个后缀名 .nbib 的文件，该文件可导入文献管理软件（如 EndNote）中使用。

例 12：对选中的检索结果如何进行阅览和查找全文

选择 "CD70-silenced dendritic cells induce immune tolerance in immune thrombocytopenia patients" 这篇文献，点击进入该篇文献的细览页。页面显示出刊名、出版年月、期卷码、篇名、作者、单位信息、PMID 号、DOI 号、摘要、关键词、利益冲突申明（Conflict of interest statement）、文献中的图片、相似文献（Similar articles）、被引文献（Cited by）、参考文献、MeSH 主题词、经费支持、外部链接（Linkout）等信息。如需获取全文，可点击页面右上方 "FULL TEXT LINKS" 下方的链接（图 2-9-21），用户所在单位如订购了 "Wiley 电子期刊"，则可以获得该文献全文。如出现 "Free PMC article" 图标，则可直接获取免费全文。

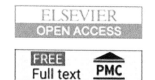

图 2-9-21　免费全文获取图标

第三节　医学文献写作实例（以 SCI 论文为例）

SCI 医学论文撰写有五个基本要求，即 5C：正确（correctness）、清晰（clarity）、简洁（concision）、完整（completion）和一致性（consistency）。一篇完整的 SCI 论文应至少包含：title, abstract, keywords, introduction, methods, results, discussion, acknowledgement, references，有图和表的还应该包括 figure（table）legends。本节以 "CD70-silenced dendritic cells induce immune tolerance in immune thrombocytopenia patients" 一文为例，进行每个部分的逐一讲解。

一、Title

建议题目既不能过长，也不能过短。科技期刊中对题目的词数一般是有限制的，英文题目以 10～12 个单词为佳，最好不超过 100 个英文字符（含空格、标点等），以达到简洁、精练、准确的目的。例如，CD70-silenced dendritic cells induce immune tolerance in immune thrombocytopenia patients。

本题目比较精确地描述了研究对象（dendritic cells）、研究手段（CD70-silenced）、研究结果（induce immune tolerance）及研究人群（immune thrombocytopenia patients）。如果仅用 "A study on immune thrombocytopenia patients" 则显得太过笼统，而用 "A preliminary study on the effect of CD70 of dendritic cells whose silence can induce immune tolerance in immune thrombocytopenia patients" 又明显显得过于冗余。如果内容层次实在过多，难以简化，可以采用主、副题目相结

合的办法，例如，Induced immune tolerance in immune thrombocytopenia patients: a study on CD70-silenced dendritic cells。

另外，题目的格式也值得注意，目前各个期刊对题目的编排格式不尽相同，大致可分为以下三种：

1. 全部字母均大写，例如，CD70-SILENCED DENDRITIC CELLS INDUCE IMMUNE TOLERANCE IN IMMUNE THROMBOCYTOPENIA PATIENTS。

2. 每个实词的首字母大写，虚词小写。这里小写的虚词通常指冠词（a, an, the）、连词（and, but，or）及小于 5 个字母的介词（in, on, of）等。而当这些虚词位于首字时，仍需大写。同时，当介词字母大于等于 5 个时，首字母应大写（between, through）。例如，CD70-silenced Dendritic Cells Induce Immune Tolerance in Immune Thrombocytopenia Patients。

3. 只有第一个字母大写，其余均小写。例如，CD70-silenced dendritic cells induce immune tolerance in immune thrombocytopenia patients。

目前第二种格式用得最多，第三种格式的应用也有增多趋势。投稿时应注意遵循相应出版物的规定和习惯。

通常题目所在页叫标题页（title page），除标题以外，一般还由以下几个部分组成：①小标题或眉题（running title/running head）：有些期刊不需要填写这一项。②作者署名（author name）：署名应本着实事求是的原则，必须是对本文有贡献的作者。署名次序应按贡献大小依次排列。③作者单位（author affiliation）。④通讯作者及其单位、邮箱、电话、传真等（corresponding author）。有的期刊可能要求在标题页写出文章字数，或插图和表格数量，或标明是否有基金资助，是否存在利益冲突等。

二、Abstract

摘要的主要作用为：①为读者服务。一篇好的摘要，应使读者即使看不到全文，仅从摘要就可以看出论文的背景、目的、方法、结果以及与以往研究相比的创新之处。②为数据检索服务。大多数检索数据库均是以摘要的形式收录和展示搜索到的论文的，因此摘要的水平可以直接影响论文的检索率和被引频次。摘要应力求简明扼要，字数一般为 150～300 字。摘要最常见的为一段式或结构式两种，结构式摘要（structured abstract）一般分为五个部分，仍以 "CD70-silenced dendritic cells induce immune tolerance in immune thrombocytopenia patients" 一文的摘要为例说明五部分的具体内容：

1. 背景（background） The hyper-response of dendritic cell（DC）is considered to be participated in the pathogenesis of immune thrombocytopenia（ITP）. The CD70 expression ... which may initiate series of autoreactive immune responses.

2. 目的（objective） To elucidate the roles of CD70 molecules played in the DCs of ITP patients.

3. 方法（methods） we first stimulated the CD70 molecules on the DCs of ITP patients and normal controls.

4. 结果（results） and found that the stimulated DCs from ITP patients exhibited higher ability to induce $CD4^+CD25^-$ T lymphocytes proliferation ... higher IFN-γ and lower IL-10 levels were found in the coculture system of stimulated DCs and $CD4^+CD25^-$ T cells.

5. 结论（conclusions） Thus，the interference with the CD27-CD70 costimulatory pathway might lead to the alleviation of the consequent immune reactions ... autoimmune diseases.

而一段式摘要则是把结构式摘要的五部分以一段来体现。一篇摘要应该回答好为什么开展这项研究（why），如何开展得这项研究（how）和通过这项研究你发现了什么（what）这几个问题。

关键词（key words）是为了满足文献标引或数据检索的需要而从论文中选出来能够反映论文主题内容的词或词组。可选出 3～5 个代表论文主要内容的单词或术语。应尽可能地用 MeSH 中的术语。讲座、综述、病案讨论、误诊教训、临床报道可以不使用。如本文中的关键词即：CD70，dendritic cells，immune thrombocytopenia，lymphocyte。

三、Introduction

Introduction 与 Discussion 是 SCI 论文最难写的部分。Introduction 最重要的是要保持鲜明的层次感和极强的逻辑性。基本内容包括研究的基本背景、阐明研究的创新点和重要性、提出观点、明确研究范围和内容，以及总结性收尾。

1. 研究的基本背景，即将自己研究的相关背景做基础的阐述和解释。以本文为例：Immune thrombocytopenia（ITP）is an autoimmune disorder characterized by immunologic destruction of otherwise normal platelets in response to an unknown stimulus always accompanied by decreased platelet production（Neunert，et al 2011）. ... and the hyper-response of dendritic cells（DCs）are also participated in the occurrence of ITP.

2. 阐明研究的创新点及重要性，指出当前研究的不足，并有目的地引导出自己研究的重要性。以本文为例：Varieties of co-stimulatory molecules expressed on DCs greatly influence the consequences of naïve T cell stimulation. Among these ligand-receptor pairs，CD70-CD27，in addition to the classical CD28-CD80/86 pathway，is the second most important co-stimulatory signal pairs（Goronzy and Weyand 2008），...by enhancing effector functions（Arens，et al 2004，Arens，et al 2001，Matter，et al 2006）. These observations were supported by the studies of mice that express a CD70 transgene in B cells，and the widespread expression of CD70 leads to increased numbers of memory/effector T cells. In addition，a study ...showed that priming of tumor-reactive CD8$^+$ and CD4$^+$ T cells was augmented（Couderc，et al 1998，Lorenz，et al 1999）. It is therefore important to elucidate how DCs control naïve T cell differentiation so as to extend the knowledge about DCs biology and their clinical application.

3. 提出观点，在凝练前人的工作基础上提出自己的观点，并引出下面所要阐述的问题及进行的实验，以本文为例：we proposed to induce CD70-silenced-DCs by silencing CD70 gene expression，elucidate the induced immune tolerance towards antigens，and clarify their biological characteristics and immunoregulatory function.

4. 明确研究范围和内容，Introduction 的另一个作用就是告诉读者文章的主要研究内容。本文的研究内容和观点合在一起。

5. 总结性收尾，目的就是让读者把思路集中到要讨论的问题上来。以本文为例：Our research might provide a theoretical basis for the treatment of CD70-silenced immune-tolerated DCs as a target for ITP patients.

四、（Materials and）Methods

Methods 部分重要在于真实、完整和科学。其主要内容包括对材料和方法进行描述两部分。

1. 对材料进行描述，是指对研究所用的材料、设备等的概述。包括选定材料、设备的理由、步骤或程序等，以及实验材料、仪器、设备等的名称、来源、性质、数量、选取及处理方法。要对仪器型号、生产厂家、实验过程中的用途等做详细说明；设备使用时一些必要的步骤不可或缺。

2. 实验过程。清楚描述实验的整个操作流程，需要注意的是最后的结果和结论也往往与研究过程及方法是一一对应的，要确保实验过程的描述真实、准确。

以本文为例：

Generation of dendritic cells

Peripheral blood mononuclear cells（PBMCs）were isolated from EDTA anticoagulant venous blood from study subjects using the Ficoll-Hypaque density gradient centrifugation at 1800 rpm for 20 min at 20℃. Monocytes were isolated using CD14 antibody-conjugated magnetic microbeads（Miltenyi Biotech，Bergisch Gladbach，Germany）according to the manufacturer's instructions. The isolated CD14$^+$ monocytes（5×10^5/mL）were cultured in RPMI 1640（Gibco，Carlsbad，CA，USA）medium in the presence of granulocyte-macrophage colony-stimulating factor（GM-CSF；50 ng/mL，PeproTech EC，London，UK）and IL-4（50 ng/mL，PeproTech）for 5 days. ...Cells were then washed with 2 mL phosphate buffered saline（PBS）containing 1% bovine serum albumin（BSA）twice and fixed in 4% paraformaldehyde in PBS and analyzed by the BD LSR Ⅱ flow cytometer（BD Biosciences）within 1 hour.

五、Results

结果部分的主要作用是向读者公布我们在实验研究过程中收集的各种数据，展示我们的研究成果，为讨论部分的写作提供依据。结果部分的写作应注意以下两个方面：

1. 呈现的数据要有代表性。结果部分的写作，首先用一两句话对该部分的实验做一个总体描述，但不要简单重复（Materials and）Methods 已经描述过的细节。然后报告实验中有代表性的、有意义的数据，而一些重复性的、次要的数据可简单带过或不描述。

2. 呈现数据的方式要恰当。一般来说，众多结果按照由浅入深、层层递进的方式按主题进行分类描述，每一个分类 Results 的小标题对应一个图（或者表），但是当科研结果比较丰富的情况下，也可出现一个小标题的内容对应多个图表的现象。此外，图表排列顺序应与结果呈现顺序一致，这样就便于读者跟随作者的思路或根据研究过程理解这些数据。

以本文为例：

The CD70-silenced DCs suppressed CD4$^+$CD25$^-$ T lymphocytes proliferation and decreased the differentiation of Tregs（小标题）

Since mDCs might enhance T-cell responses and allow Treg differentiation with an CD70-dependent mechanism（Borst，et al 2005，Darrasse-Jeze，et al 2009），we suggested that CD70-silenced DCs from ITP patients might exhibit diminished capability to induce the proliferation of CD4$^+$CD25$^-$ T lymphocytes and the generation of autologous CD4$^+$CD25$^+$CD127low Tregs. ...（总体描述）

According to the experiments，whether in the presence or in the absence of PHA，the CD70-silenced DCs showed lower ability to induce CD4$^+$CD25$^-$ T lymphocytes proliferation compared with scramble siRNA from ITP patients（$n=15$）in 1∶5（PHA-：1.096 ± 0.060 vs. 0.853 ± 0.089，$P=0.039$；PHA+：2.121 ± 0.108 vs. 1.893 ± 0.116，$P=0.021$；Figure 4A），... However，no similar comparable results were observed in the normal control group（$n=14$）.（实验结果）

六、Discussion

讨论部分（Discussion）通常被认为是 SCI 论文最难写的部分。它最能够显示作者研究问题的深度和广度。深度即介绍研究到了什么样的程度，广度指需从多个角度来分析及解释实验结果。一般按照以下顺序进行撰写。

（一）背景介绍

再次强调本文的临床意义和研究价值。强调文章的研究价值，比如是首次在某个领域有所突破，或者首次发现新的分子/机制/方法，或对现有体系做了重大改进。以本文为例：

Different researches had shown abnormal DCs were involved in the pathogenesis of ITP. In this study，we measured elevated expression and identified a role for CD70 on the surface of DCs in ITP patients. When DCs were stimulated with anti-CD70 antibodies, ...the ability for DCs to convert CD4$^+$CD25$^-$ T lymphocytes to CD4$^+$CD25$^+$CD127low Tregs was impaired，indicating the elevated CD70 expression break the balance of immune tolerance.

（二）研究结果解释和比较

首先，要对自己的研究结果进行归纳和总结，并给予适度的推理和拓展。其次，需要用以往的相关研究，来佐证本文的工作，或者找出以往的相关研究与本文研究的不同之处，并对相同及不相同结果进行分析。如果所有结果均符合预期，那么撰写时以重点指标为主，其他指标可以几句带过。如果部分指标并不符合预期或是阴性结果，则需通过其他的专业文献对该现象进行解释。以本文为例：

In addition to the silence of CD70 on DCs of ITP patients contributing to the Th2 polarization.... Dhainaut et al.（Dhainaut，et al 2015）showed that Tregs could downregulate the expression of CD86 and CD70 on DCs. In our study，combined with the silenced CD70，the probably existence of induced Tregs from CD4$^+$ CD25$^-$ T cells had further effect on the surface molecules of DCs，leading to the long-lasting defect in CD70 expression on the plasma membrane. ...Varieties studies had confirmed the CD27-CD70 costimulatory pathway might be exacerbated in inflammatory situations where Tregs were in defected functions（Oldenhove，et al 2009，Shafiani，et al 2010，Sharma，et al 2009，Zhou，et al 2009），as in our studies the defect in the induction of Tregs played as a consequence of CD27-CD70 costimulatory pathway disruption.

（三）研究的局限性

结合历史文献，说明本文工作还有什么需要改进之处，比如样本量的局限，或是检测手段的局限，或者可能会有的未完成或进一步研究目标等。

（四）总结和展望

这一部分在有些期刊可能会要求作为 Conclusion 单独列出。这一部分主要进行再次总结，本文研究的结果可以得到什么样的结论，本文结果有何科学意义和实际应用效果，本文工作对未来的工作有何重要意义，以本文为基础，如何开展进一步的工作。

In conclusion，our study showed that the CD27-CD70 costimulatory pathway might play a role in persisting autoimmune response and Th1 polarization in ITP patients，and the silence of the CD70 on DCs by siRNAs，which interrupted the CD27-CD70 costimulatory pathway，had led to the alleviation of the consequent immune reactions and the Th2 polarization of the cytokines. The interference with the CD27-CD70 costimulatory pathway may therefore shed light on new treatment of autoimmune diseases.

思 考 题

1. 根据文中所介绍的方法，使用 PubMed 检索自己的课题，并写出简要步骤，导出检索结果报告。

2. 试着按照文中所述写一段 Discussion。

参 考 文 献

本刊编辑部.2015.医学数据库介绍: Medline, EMBase, CBMdisc.中国全科医学,18(7): 2277.

本刊编辑部.2016.医学数据库介绍: Medline, EMBase, CBMdisc.中国全科医学,(4): 374.

曹海霞,黄利辉,任慧玲.2019.我国医学文献资源(1949-2019年)共建共享发展研究.医学信息学杂志,40(9): 2-6, 16.

陈文娟,叶继元,陶蕊.2022.我国医学专题库的演进历程、困境与发展策略研究.图书馆学研究,(5): 2-12.

崔建军.2014.论文文献综述的地位、写作原则与写作方法——以经济学专业论文写作为例.唐都学刊,30(5): 117-121.

崔新琴.1999.Internet上的Medscape.医学情报工作,(3): 4-5.

代涛.2010.医学信息检索与利用.北京: 人民卫生出版社.

丁岚.2015.我国学位论文数据库现状及可用性研究.北京: 中国科学技术信息研究所.

董建成.2009.医学信息检索教程.南京: 东南大学出版社.

杜旭.2019.医学论文写作格式及规范.河南医学研究,28(13): 2496-2497.

范红敏.2020.队列研究在医学科研中的理论、设计和实践.北京医学,42(8): 756-761.

顾烨青.2017.国际图书馆学情报学文摘索引型数据库与中国图书馆学情报学期刊"走出去".大学图书馆学报,35(1): 20-31.

郭继军.2018.医学文献检索与论文写作.5版.北京: 人民卫生出版社.

韩冬,傅兵.2014.文献信息检索与利用.北京: 清华大学出版社.

韩立民,朱卫东.2016.医学信息检索与实践.北京: 科学出版社.

何晓阳,王岩,张静仪.2018.PubMed与Embase的主题标引及主题检索功能比较研究.中华医学图书情报杂志,27(6): 35-41.

黄崇斐,拜争刚,吴淑婷,等.定性系统评价的撰写方法介绍.中国循证医学杂志,15(9): 1106-1111.

黄春晓.2018.基于NoteExpress文献管理软件的学术论文写作应用探讨.中国教育技术装备,(24): 37-39, 42.

黄红稷,程敏,王亚南.2019.医学论文图表的正确制作.中华肺部疾病杂志(电子版),12(6): 815-816.

霍速.2019."双一流"高校图书馆自建数据库的调查与分析.图书馆学研究,(15): 30-36.

吉家凡,王小会.2019.文献信息检索与利用.北京: 高等教育出版社.

赖院根,李俊莉.2013.会议文献出版特点及其资源建设策略研究.数字图书馆论坛,(5): 1-6.

李春萌,王梅.2015.国家科技图书文献中心会议文献服务现状分析.//第十届中国钢铁年会暨第六届宝钢学术年会论文集: 1-6.

李桂芳.2020.实用医学文献检索.北京: 高等教育出版社

李昊,潘宇光,王磊.2018.Bibliometrix: 一款新的基于R语言的文献计量软件介绍与评价.大学图书情报学刊,36(4): 93-104.

李贺,袁翠敏,李亚峰.2014.基于文献计量的大数据研究综述.情报科学,32(6): 148-155.

李永强.2007.计算机医学信息检索.北京: 中国中医药出版社.

李幼平,李静,孙鑫,等.2016.循证医学在中国的起源与发展: 献给中国循证医学20周年.中国循证医学杂志,16(1): 2-6.

李幼平,刘雪梅.2011.系统评价的起源、发展和作用.中国循证医学杂志,11(1): 2-6.

李跃珍.2006.信息检索与利用.杭州: 浙江大学出版社.

刘爱科,谢春妮.2014.NoteExpress在科研工作中的应用.信息与电脑(理论版),(8): 148.

刘凤仪,叶继元.2021.我国开放存取平台学术图书保障现状实证研究.图书馆学研究,(18): 49-56.

刘京虹,黄晓红,潘洪平,等.2016.医学文献综述写作的技巧和基本要求.中国临床新医学,9(12): 1157-1159.

刘琨,魏治国,于健,等.2019.高校图书馆自建数据库生存之道探析.河南图书馆学刊,39(11): 18-20.

刘文娟.2019.知网、万方及维普期刊全文数据库医学文献检索的比较.内蒙古科技与经济,(7): 156-158.

刘银娣,宋晖.2021.从开放存取到开放出版: 学术出版全流程开放路径探析.中国出版,(12): 39-42.

龙家庆.2020.面向内容质量控制的档案知识生产研究——基于OGC、PGC和UGC机制的比较.档案与建设,(7): 28-32, 42.

罗爱静,于双成.2015.医学文献信息检索.3版.北京: 人民卫生出版社.

梅梅,唐小利.2012.医学会议文献的传播模式和获取策略研究.医学信息学杂志,33(4): 69-72.

明蔚,刘凯恒.2021.大学生信息素养评估工具研究——基于国外已有工具的内容分析.图书馆学研究,(24): 15-21, 30.

缪幽竹.2020.医学文献信息检索与利用.苏州: 苏州大学出版社.

彭骏.2020.医学信息检索与利用.北京:人民卫生出版社.

彭亚雄.2014.高职院校视频教学资源建设和共享模式研究.福建电脑,(7):109-111.

乔中,王贤超.2006.生物医学信息检索.北京:高等教育出版社.

秦声.2019.专利检索策略及实战技巧.北京:知识产权出版社.

秦小燕.2015.美国高校信息素养标准的改进与启示——ACRL《高等教育信息素养框架》解读.图书情报工作,59(19):139-144.

邱均平.2019.文献计量学.2版.北京:科学出版社.

任冠华,黄明杰,李娌.2022.基于文献分析浅谈医院图书馆发展及在科研管理中的作用.中华医学科研管理杂志,35(1):65-70.

任胜利,李响,杨海燕,等.2022.2021年我国英文科技期刊发展回顾.科技与出版,(3):73-83.

沈立力.2021.上海图书馆会议文献建设与服务.图书馆研究,51(3):50-56.

史书侠,杨华.2022.2019—2021年国内主要医疗机构在PubMed发表论文情况分析.中华医学科研管理杂志,35(3):197-204.

宋卫平,李小山,杨俏,等.2020.基于搜索引擎与信息即时性的探究.科技资讯,18(33):1-2, 5.

孙雨生,李万蓉.2019.国内数字图书馆信息可视化研究进展:架构体系与关键技术.图书馆学研究,447(4):2-9.

滕超,严妍,叶建州.2016.系统评价概述.医学新知杂志,26(2):119-120, 124.

汪丽萍,顾国庆.2014.新编文献信息检索教程.北京:人民邮电出版社.

王红霞.2011.定题或立项检索的英文医学检索工具选择.中华医学图书情报杂志,20(9):56-57.

王瑞平,李斌.2022.随机对照临床试验CONSORT声明解读.上海医药,43(5):58-62.

王玉琼.2021.基于元搜索引擎的数字图书馆网络信息资源检索系统设计.南京工程学院学报(自然科学版),19(2):36-39.

吴泰相,米娜瓦尔·阿不都,郝园,等.2018.中国临床试验注册10年:现状与问题.中国循证医学杂志,18(6):522-525.

武兰芬,姜军.2018.专利检索与分析精要.北京:知识产权出版社.

项东,孙浩森,赵成龙,等.2017.科技期刊文献综述论文的写作方法.山东建筑大学学报,32(5):507-510.

肖凤玲.2017.医学文献信息检索实用教程.2版.北京:科学出版社.

肖凤玲,李朝葵.2017.医学文献信息检索实用教程.2版.北京:科学出版社.

杨帆.2021.专利检索:从入门到精通.北京:知识产权出版社.

杨倩.2021.常见文献计量学工具的分析功能比较研究.情报探索,(10):87-93.

杨志.2008.一种基于知识挖掘与知识组织的知识型数据库——中国疾病知识总库之临床医药学知识服务系统介绍.中华医学图书情报杂志,(3):63-65, 68.

姚克宇,陈超,朱兰,等.2022.数据库技术辅助的文献检索与筛选方案研究.中国中医药图书情报杂志,46(3):1-6.

佚名.2019.参考文献格式要求.机械设计与研究,(6):I0003.

于双成.医学信息检索.3版.北京:高等教育出版社,2017.

喻佳洁,李琰,陈雯雯,等.2019.循证医学的产生与发展:社会需求、学科发展和人文反思共同推动.中国循证医学杂志,19(1):108-113.

袁帆,梁孟华.2021.中外电子健康档案管理研究热点与前沿趋势——基于VOSviewer与CiteSpace可视化分析.山西档案,(3):150-162.

袁留亮.2021.NoteExpress在外文科技查新中的应用研究.中国新通信,23(13):139-140.

詹思延.2010.第二讲:如何报告随机对照试验——国际报告规范CONSORT及其扩展版解读.中国循证儿科杂志,5(2):146-150.

詹思延.2010.第三讲:如何报告观察性流行病学研究——国际报告规范STROBE解读.中国循证儿科杂志,5(3):223-227.

张成恩.2021.文献综述写作撷谈.应用写作,(9):26-28.

张海波,肖强,赵晓庆.2019.医学视频资源共享平台的建设.中国数字医学,14(4):99-101.

张坤,高小惠,闫宏宇.2021.医学院校建立教学视频资源库的思考和建议.医学信息学杂志,42(9):90-93.

张蕾,何云峰.2021.我国建设世界一流学术数据库的必要性、可行性及策略建议.出版与印刷,(1):1-7.

张士靖,黄薇.2005.医学文献数据库检索实例分析.中华医学图书情报杂志,14(4):45-48.

张晓梅.2020.开放存取期刊的版权理念、版权特征与保护.河南图书馆学刊,40(6):132-134.

张艳芬,王勇.2015.医院图书馆医学视频资源建设.中华医学图书情报杂志,2(24):49-52.

赵丽莹,王利敏,黄英华,等.2016.利用EndNote Web提高医学生文献管理分析与科研写作能力.中医药导报,22(7):107-109.

赵玲秀.2002.医学信息检索.北京:中国协和医科大学出版社.

赵美娣. 2011. 会议文献的检索与获取. 情报理论与实践, 34(8): 84-86.

赵雯. 2020. 硕士研究生论文文献综述写作中的元认知策略应用. 上海: 上海外国语大学.

周芙玲. 2019. 医学文献导读. 武汉: 湖北省科学技术出版社.

周胜生. 2019. 专利检索之道. 北京: 知识产权出版社.

朱旭东, 郭绒. 2022. 论学术论文写作训练: 价值、方式和内容——基于"学术论文写作和规范"课程的经验. 学位与研究生教育, (6): 6-15.

Brooke B S, Schwartz T A, Pawlik T M. 2021. MOOSE reporting guidelines for meta-analyses of observational studies. JAMA Surgery, 156(8): 787-788.

Carey M A, Steiner K L, Petri W A Jr. 2020. Ten simple rules for reading a scientific paper. PLoS Comput Biol, 16(7): e1008032.

Carroll A J. 2020. Thinking and reading like a scientist: librarians as facilitators of primary literature literacy. Medical Reference Services Quarterly, 39 (3): 295-307.

Chiyoda T, Yoshihara K, Kagabu M, et al. 2022. Sentinel node navigation surgery in cervical cancer: a systematic review and meta-analysis. International Journal of Clinical Oncology, 27(8): 1247-1255.

Cuschieri S. 2019. The CONSORT statement. Saudi Journal of Anaesthesia, 13(Suppl 1): S27-S30.

de Jong Y, van der Willik E M, Milders J, et al. 2021. A meta-review demonstrates improved reporting quality of qualitative reviews following the publication of COREQ- and ENTREQ-checklists, regardless of modest uptake. BMC Med Res Methodol, 21(1): 184.

Dicenso A, Bayley L, Haynes R B. 2009. Accessing pre-appraised evidence: fine-tuning the 5S model into a 6S model. Evidence-Based Nursing, 12(4): 99-101.

Djulbegovic B, Guyatt G H. 2017. Progress in evidence-based medicine: a quarter century on. The Lancet, 390(10092): 415-423.

Dong C Y, Goh P S. 2015.Twelve tips for the effective use of videos in medical education. Medical Teacher, 2(37): 140-145.

Dupépé E B, Kicielinski K P, Gordon A S, et al. 2018. What is a case-control study? Neurosurgery, 84(4): 819-826.

Haynes R B. 2006. Of studies, syntheses, synopses, summaries, and systems: the "5S" evolution of information services for evidence-based healthcare decisions. Evidence-Based Medicine, 11(6): 162-164.

Hooijmans C R, Rovers M M, De Vries R B, et al. 2014. SYRCLE's risk of bias tool for animal studies. BMC Medical Research Methodology, 14(1): 43.

Hunniford V T, Montroy J, Fergusson D A, et al. 2021. Epidemiology and reporting characteristics of preclinical systematic reviews. PLoS Biol, 19(5): e3001177.

Lanas A. 2011. Gastrointestinal bleeding associated with low-dose aspirin use: relevance and management in clinical practice. Expert Opinion on Drug Safety, 10(1): 45-54.

Lanza F L, Chan F K L, Quigley E M M. 2009. Guidelines for prevention of NSAID-related ulcer complications. The American Journal of Gastroenterology, 104(3): 728-738.

MacKinnon K A. 2012. User generated content vs. advertising: do consumers trust the word of others over advertisers. The Elon Journal of Undergraduate Research in Communications, 3(1): 14-22.

Martin S, Hussain Z, Boyle J G. 2017. A beginner's guide to the literature search in medical education. Scottish Medical Journal, 62(2): 58-62.

Moons K G M, Wolff R F, Riley R D, et al. 2019. PROBAST: a tool to assess risk of bias and applicability of prediction model studies: explanation and elaboration. Annals of Internal Medicine, 170(1): W1-W33.

National Institutes of Health. Clinicaltrials. https://www. clinicaltrials.gov/美国国立卫生研究院美国临床试验数据库. https://www. clinicaltrials.gov/.

Pearce N. 2016. Analysis of matched case-control studies. BMJ(Clinical Research Ed), 352: i969.

Picardi N. 2016. Rules to be adopted for publishing a scientific paper. Annali Italiani Di Chirurgia, 87: 1-3.

Prato G P, Pagliaro U, Buti J, et al. 2013. Evaluation of the literature: evidence assessment tools for clinicians. Journal of Evidence Based Dental Practice, 13(4): 130-141.

Sena E S, Currie G L, McCann S K, et al. 2014. Systematic reviews and meta-analysis of preclinical studies: why perform them and how to appraise them critically. Journal of Cerebral Blood Flow and Metabolism: Official Journal of the International Society of Cerebral Blood

Flow and Metabolism, 34(5): 737-742.

Sterne J A, Hernán M A, Reeves B C, et al. 2016. ROBINS- I: a tool for assessing risk of bias in non-randomised studies of interventions. BMJ, 355: i4919.

Stewart L A, Clarke M, Rovers M, et al. 2015. PRISMA-IPD Development Group. Preferred reporting items for systematic review and meta-analyses of individual participant data: the PRISMA-IPD Statement. JAMA, 313(16): 1657-1665.

Von Elm E, Altman D G, Egger M, et al. 2007. The Strengthening the Reporting of Observational Studies in Epidemiology (STROBE) statement: guidelines for reporting observational studies. Int J Surg, 12(12): 1495-1499.

Wells G A, Shea B, O'Connell D, et al. 2011. The Newcastle-Ottawa Scale (NOS) for assessing the quality of nonrandomized studies in meta-analyses. http://www.ohri.ca/programs/clinical_epidemiology/oxford.asp[2017-12-31].

Wu J G. 2011. Improving the writing of research papers: IMRAD and beyond. Landscape Ecology, 26(10): 1345-1349.

Zhang X, Wang Y L, Zhang D L, et al. 2020. CD70-silenced dendritic cells induce immune tolerance in immune thrombocytopenia patients. British Journal of Haematology, 191(3): 466-475.